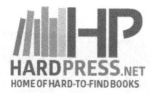

HARDPRESS.NET
HOME OF HARD-TO-FIND BOOKS

Médecine Légale, Et Police Médicale
by Paul Augustin Olivier Mahon

Address:
HardPress
8345 NW 66TH ST #2561
MIAMI FL 33166-2626
USA
Email: info@hardpress.net

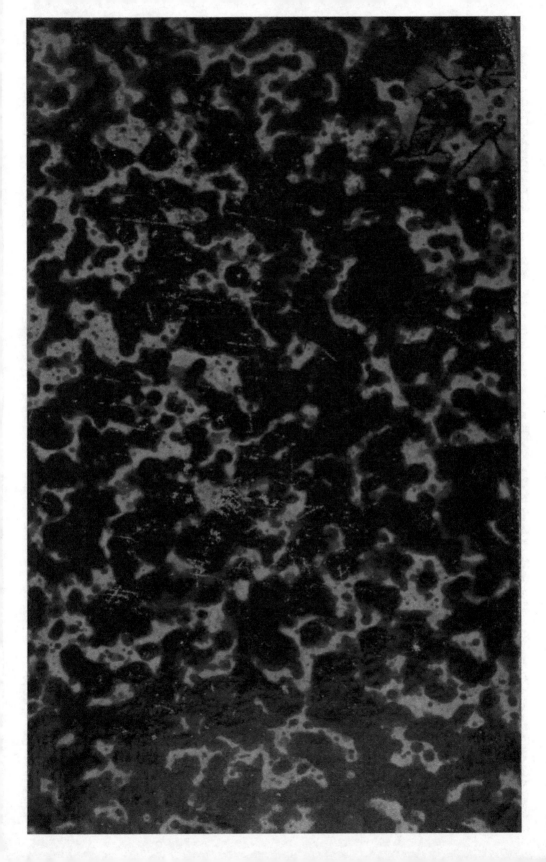

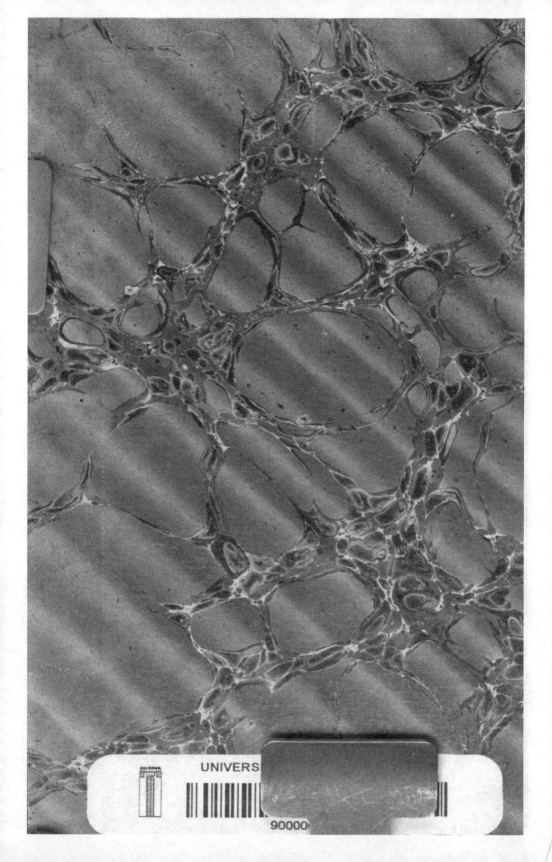

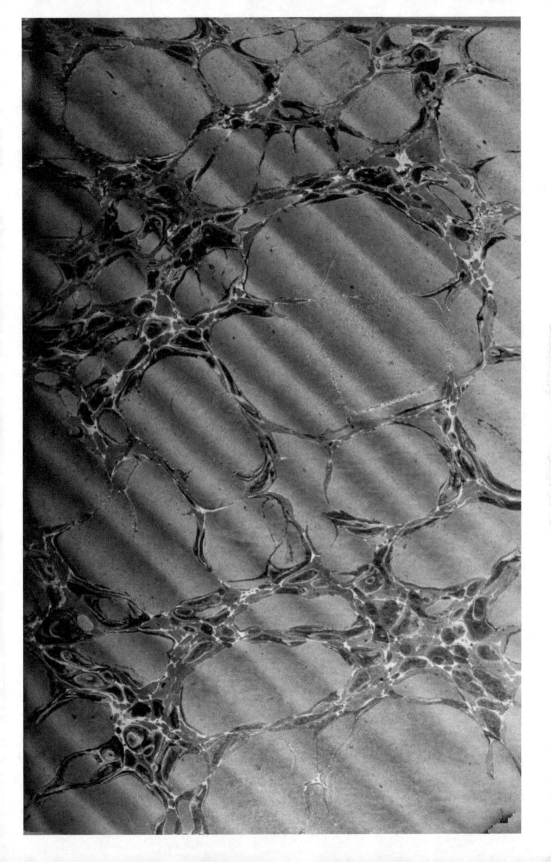

MÉDECINE
LÉGALE,
ET POLICE MÉDICALE.

MÉDECINE
LÉGALE,
ET POLICE MÉDICALE,

DE P. A. O. MAHON,

Professeur de Médecine légale et de l'Histoire de la Médecine à l'École de Médecine de Paris ; Médecin en chef de l'Hospice des Vénériens de Paris ; Membre de la Société de Médecine, etc. etc.

AVEC QUELQUES NOTES DE M. FAUTREL, ancien Officier de santé des Armées.

TOME TROISIÈME.

A PARIS,

Chez Méquignon l'aîné, Libraire, rue de l'Ecole de Médecine, n° 9, vis-à-vis celle Hautefeuille.

1811.

DE LA MÉDECINE
LÉGALE.

NOYÉS.

La contrariété des opinions sur la cause de la mort des *noyés*, rend cette question très-importante à discuter. La multiplicité d'écrits et d'expériences, publiés par les auteurs en differens tems, sembleroit devoir établir incontestablement quelle est la cause qui fait mourir tout homme qui tombe vivant dans l'eau ; mais, par une fatalité presque inséparable de l'esprit de recherche, on voit, le plus souvent, le goût de système défigurer les faits, et prêter à l'expérience des couleurs étrangères. Parmi tous les ouvrages ou les mémoires publiés sur cette question, les uns sont dictés par la prévention ou l'esprit de parti que plusieurs circonstances font naître ; d'autres paroissent le fruit de quelques observations tronquées ou mal vues, et tous, en général,

A

laissent dans l'esprit du lecteur impartial cette incertitude qui rend tout problématique.

Je n'excepte de ce nombre qu'un mémoire de Louis, que la clarté des vues, la simplicité des expériences, et la solidité des preuves, rendent également intéressant, mais dont les principes trop généraux souffrent des modifications que les cas particuliers rendent nécessaires.

On trouve un cadavre dans l'eau : si l'examen circonstancié des signes indique que le sujet y est tombé vivant, il est possible qu'il se soit noyé volontairement, ou qu'il l'ait été par d'autres ; si ce même examen démontre que la mort a précédé la submersion, il semble que l'assassinat doit être présumé, ou tout au moins est-il prouvé que ce cadavre a été précipité dans l'eau par des mains etrangères.

L'objet essentiel des médecins (experts), consiste donc à décider, par l'inspection du cadavre, si l'homme est tombé mort ou vivant dans l'eau ; et les signes qui les déterminent à affirmer l'un ou l'autre de ces deux cas, doivent être positifs, invariables, et nullement soumis aux circonstances accessoires. Voyons si parmi les signes connus ou assignés par les auteurs, il en est qui présentent ce caractère de vérité et d'invariabilité.

Lorsqu'on remarquoit que le cadavre avoit les extrèmités des doigts et des pieds écorchés, ou que le front, les genoux ou les coudes offroient de pareilles excoriations, on concluoit que le sujet avoit été *noyé*, et que ces lésions étoient la suite des efforts qu'il avoit faits pour se sauver, en s'accrochant indifféremment, et avec fureur, à tous les corps.

Ce signe peut fournir des présomptions utiles dans certains cas, et autoriser une recherche ultérieure; mais, outre qu'un cadavre qui flotte au gré de l'eau n'est pas à l'abri de semblables lésions, il me paroît évident que leur absence ne peut jamais prouver la mort antérieure à la submersion.

Les individus qui sont ivres, ou d'une complexion délicate, ceux qu'une syncope subite saisît, ne peuvent guères exécuter les mouvemens nécessaires pour s'écorcher les extrémités. Un homme peut tomber vivant dans l'eau, et se démener en tout sens avec violence, sans rencontrer aucun corps solide contre lequel il puisse se blesser. Outre la première surprise qu'éprouve un homme qui tombe dans l'eau, et dont on peut juger aisément par la sensation singulière qui s'observe dans ceux qu'on arrose inopinément avec de l'eau fraîche, il est sûr que les mouvemens divers et sans ordre qu'exécutent ceux qui se nòient, peuvent les soutenir dans le sein des eaux, et ne point leur permettre d'aller heurter contre le fond. Le défaut d'habitude, de présence d'esprit ou de force, ou même d'autres obsta- cles, empêchant aussi qu'ils ne s'élèvent à la surface de l'eau pour y respirer, ils étouffent en très-peu de tems, ou du moins par un en- gorgement de cerveau, suite le plus souvent inévitable de la respiration supprimée ; ils per- dent tout usage du sentiment et du mouve- ment, et meurent paisiblement sous les eaux.

La proximité des corps solides, tels que des arbres, des rochers, etc., ne prouve pas da- vantage ; en effet, il est très-possible, et même très-naturel, de supposer qu'après quelque sé- jour dans l'eau, un homme dont on trouve le cadavre dans une rivière, ou tout autre lieu semblable, se soit *noyé* dans un endroit de cette rivière, dont la profondeur lui ôte toute ressource à cet effet, et que, par le courant des eaux, son cadavre ait été entraîné dans des lieux différemment disposés.

L'écume ou la mucosité écumeuse de la bouche et des narines a été regardée comme un indice qu'un homme avoit été *noyé* vivant ; on l'attribuoit aux derniers efforts de la respi- ration, et au mélange de l'air inspiré avec l'eau, la salive ou la liqueur des bronches. On regardoit l'existence de cette écume comme inséparablement liée à la mort des *noyés*; mais, outre que sur des fœtus qu'on trouve *noyés*, elle peut être une suite de l'accouchement (voyez *Infanticide* et *avortement*), il est encore possible que l'eau dans laquelle on trouve le cadavre, emporte cette écume par son contact ou son mouvement; il est donc prudent de ne pas conclure sur l'absence de ce signe, qu'un homme n'a été jeté dans l'eau qu'après avoir été mis à mort.

On sait encore qu'à mesure que la putréfaction s'opère dans les corps privés de vie, il se dégage une très-grande quantité d'air qui, devenu élastique de fixe qu'il étoit auparavant, s'accumule et s'échappe enfin par les orifices. Cet air, parvenu dans la bouche et dans les narines, y trouve une mucosité visqueuse avec laquelle il se mêle; il y peut donc très-aisément former une quantité plus ou moins grande de bulles, qui s'échappent par ces ouvertures. Cette supposition devient encore plus admissible, si l'on fait attention qu'un homme déjà mort peut n'être jeté dans l'eau que quelque tems après avoir déjà subi un léger mouvement de fermentation putride. Qu'on ne dise point

que l'odeur de ce cadavre indiqueroit nécessairement ce principe de fermentation ; car,
outre que l'odeur, lorsqu'elle est légère, n'est
pas un signe constant de fermentation putride,
il est possible que les seules matières contenues dans les premières voies, fournissent cet
air dont je parle ; et d'ailleurs, la lotion continuelle de ce cadavre, qui se trouve plongé
dans l'eau, peut aisément masquer un léger
commencement de putréfaction, et ne pas le
rendre sensible à l'odorat.

L'eau, contenue dans l'estomac et les intestins, a été long-tems regardée comme un
signe qu'un homme avoit perdu la vie dans
l'eau : on a regardé la déglutition comme in-
dispensablement nécessaire pour porter ce liquide dans les premières voies ; on a nié qu'il
pût y pénétrer dans un cadavre, et l'absence
de ce liquide a été regardée comme une preuve
de mort antérieure à la submersion. Zacchias, Fortunatus Fidelis, Paré et plusieurs
autres, ont admis cette doctrine, mais elle a
été depuis long-tems victorieusement réfutée
par les modernes. Quoique l'ouverture du
cadavre de ceux qui s'étoient *noyés* ait souvent
présenté des variétés à cet égard, il est tout
au moins démontré que l'eau pénètre en si pe-

tite quantité dans les premières voies, qu'elle ne peut fournir aucune lumière sur le fait dont il est question.

Bohn, professeur de la Faculté de Léipsick, a fait à ce sujet plusieurs expériences sur des chiens ; il rapporte ses propres observations : elles tentent toutes à prouver qu'il n'entre point d'eau dans l'estomac de ceux qui ont été *noyés* vivans. Plater, Valdsmidt avoient déjà avancé la même chose ; Conrad-Becker a fait là-dessus un Traité qui a pour titre : *De submers, morte sine potu aquæ*. ; c'est sur toutes ces considérations que la Faculté de Léipsick déclara ce signe, non-seulement comme suspect, mais comme faux, par un décret de l'année 1689.

Ce n'est pas l'eau qui pénètre dans l'estomac et les intestins qui cause la mort de ceux qui se noient; on en voit peu, lorsqu'il s'en trouve, et l'observation commune prouve qu'on peut en avaler sans danger une bien plus grande quantité.

Mais, trouve-t-on de l'eau dans les bronches d'un noyé ?

Y a-t-il de l'eau écumeuse dans les poumons ?

Cette eau ou cette écume peuvent-elles être apperçues plusieurs jours après sa mort ?

Ces différentes questions sont devenues intéressantes, comme je l'ai déjà dit, par la contrariété des opinions ; et en admettant à cet égard l'existence d'une eau inspirée à la place de l'air, il reste encore à examiner si ce liquide doit nécessairement se rencontrer dans tout homme mort dans l'eau ; et si, au contraire, tout homme mort avant d'être jeté dans l'eau, doit ne renfermer aucun vestige d'eau dans ses poumons.

Si l'on consulte les expériences, on verra, comme l'a démontré Louis, que les bronches et les poumons des animaux *noyés* contiennent plus ou moins abondamment d'eau ordinaire ou d'eau écumeuse. Je me dispense de compiler les observations et les expériences des auteurs là-dessus ; les résultats sont à-peu-près les mêmes, et l'on a trouvé que l'eau pénétroit presque toujours dans la trachée-artère des animaux vivans plongés dans l'eau ; mais il y a encore loin du résultat de ces expériences à la certitude requise pour établir des règles de Médecine légale, et il faut bien plus de précautions pour appliquer sans inconvénient ce résultat aux rapports ordinaires qu'on fait en justice.

Il importe premièrement d'établir, avec précision, l'instant depuis lequel un cadavre est resté sous les eaux, le degré de chaleur ou de froid de ces eaux, la quantité de vêtemens dont il étoit couvert, leur forme, les impressions qu'ils ont pu faire sur les parties.

Les signes les plus positifs, lorsqu'ils sont observés à propos, perdent de leur évidence par le laps du tems ou par le concours de différentes causes qui les dénaturent. La macération que l'eau produit sur les chairs par son contact continuel, ou en s'insinuant par les orifices, les impressions du gravier, des pierres, des racines, des troncs d'arbres, des poissons ou des insectes, la putréfaction qui s'opère successivement dans les parties, la dissolution des liqueurs, sont autant d'agens qui produisent les changemens les plus considérables.

Toutes les parties d'un cadavre ne sont pas également disposées à se putréfier dans le même espace de tems; il en est qui sont très-promptes à concevoir cette fermentation intestine; elles ont déjà perdu leur forme, et leur tissu paroît presque détruit, lorsqu'à peine les autres sont entamées par la putréfaction. Des causes accidentelles font varier cette tendance de certaines parties; les contusions, les meurtrissures, les fortes compressions, hâtent presque toujours la putréfaction des parties qu'elles occupent; les

muscles, les tégumens, les viscères, les os
même contus ou froissés, sont plus prompte-
met attaqués par la putréfaction. Les vices
organiques, les maladies ou infirmités particulières de certaines parties, produisent
encore le même effet. Mais cette putréfaction
n'est pas un point indivisible; il faut considérer la fermentation putride comme le résultat d'une foule de mouvemens intestins
particuliers, dont les gradations et les effets
ne sont pas les mêmes. Il a plu aux chimistes
ou aux physiciens d'appeler de ce nom une
suite de dégénérations qui se succèdent dans les
corps, et qui présentent à la fin un résultat
uniforme. Chaque moment de la fermentation
putride présente des phénomènes nouveaux,
et nul de ces momens pris à part ne ressemble
parfaitement aux autres. Un corps qui tend
à se putréfier ne ressemble en rien à un corps
pourri : qu'on jete les yeux sur l'histoire de
la putréfaction qu'on a étudiée dans ces derniers tems avec tant de succès, on y verra la
suite des changemens qu'éprouvent les parties
avant d'être détruites; qu'on se rappele l'étonn-
nante quantité d'air qui entre, comme principe ou élément, dans le tissu de nos parties;
qu'on observe la manière dont il se dégage
durant la putréfaction ; le volume extraor-

dinaire qu'il présente lorsqu'il se ramasse ou se cantonne dans quelques parties, et l'on concevra aisément combien tant de causes pourront défigurer les parties du corps qui fermente, et rendre impossible, par leur complication, la connoissance précise de la cause qui a pu produire les difformités ou les lésions.

Dans les cadaves qui commencent à subir la fermentation putride, on voit les muscles du bas-ventre perdre leur couleur naturelle, devenir successivement ternes, légérement violets, bleus, livides ; les autres parties se décolorent plus tard : on apperçoit des taches d'un rouge brun sur les parties les plus déclives, ou celles sur lesquelles le cadavre repose ; ces taches s'agrandissent successivement, et c'est toujours dans ces foyers que la vermine se place par préférence.

Les différens viscères contenus dans le bas-ventre, subissent aussi, quoique plus tard que les tégumens, le même mouvement de putridité ; l'air qui se dégage de leur tissu, dans le premier instant de la putréfaction, se ramasse dans l'abdomen ; il en soulève les tégumens, les distend, et à mesure que sa quantité augmente, il fait effort de toutes parts pour s'échapper ; le bas-ventre est alors

boursoufflé et tendu comme un balon, le diaphragme est repoussé avec force vers la poitrine, et tous les viscères qui sont contenus
dans la cavité circonscrite par le diaphragme,
le bassin et les muscles abdominaux, sont
comme foulés et exprimés par l'effort de
cet air.

L'abdomen n'est pas la seule cavité du
corps où ces effets se présentent; le cœur, les
poumons et les différens vaisseaux contenus
dans la poitrine, le sang coagulé dans ces
mêmes vaisseaux, subissent le même mouvement de fermentation que les viscères du bas-
ventre : l'air s'échappe aussi de leur tissu dans
le premier instant de la putréfaction, cet air
se ramasse dans la poitrine ou entre les poumons et la plèvre; il agit avec effort contre
les côtes pour les soulever, il tend à déprimer
le diaphragme vers le bas-ventre; mais le
diaphragme étant violemment repoussé par
l'air contenu dans le bas-ventre, et les parois
osseuses de la poitrine présentant d'ailleurs
une résistance invincible à son dégagement
ou à sa dilatation, cet air réagit avec force
sur les poumons qu'il comprime, qu'il affaisse :
l'air et les liquides contenus dans le tissu de
ce viscère, sont forcés à refluer ou à sortir
par les bronches et la trachée-artère, et la

degré d'affaissement des poumons est proportionné dans cet état au degré de putréfaction qu'a subi le corps.

Le cerveau contenu dans la cavité du crâne, éprouve les mêmes vicissitudes ; l'air qui s'en dégage dans la putréfaction, est encore plus comprimé par la forte résistance qu'opposent les os du crâne ; cet air réagit sur le cerveau, en fait sortir ou en exprime successivement les fluides ; aussi voit-on s'échapper par le nez et la bouche de ces cadavres, un sang dissous et putréfié qui sort par les crevasses des vaisseaux répandus dans la cavité des narines, ou qui vient des poumons, par l'ouverture du larynx.

Qu'on ne dise pas que les poumons et le cerveau sont à l'abri de la corruption, tant que les cavités qui les renferment sont entières. Il est vrai que leur entière putréfaction est un peu retardée par la circonstance d'être à l'abri de l'air extérieur ; mais on sait que l'abord de l'air extérieur, n'est pas nécessaire pour qu'un corps humide et composé de tant de principes hétérogènes conçoive un mouvement de fermentation putride. La putréfaction se communique de proche en proche à toutes les parties, elle va de l'extérieur à l'intérieur ; il suffit d'un ferment putride à portée de s'insinuer, pour que toute la masse se corrompe ; en un mot, quoique le moment de la putréfaction ne soit pas absolument le même pour toutes les parties, elles tendent toutes, par leur nature, à se putréfier, et l'intégrité de leurs enveloppes n'a rien de commun avec cette tendance à une dégénération.

Il est souvent arrivé de trouver le cerveau pourri et réduit en une espèce de mucilage putride, quoique le crâne fût encore très-sain, et plusieurs de ses tégumens dans l'état naturel ; et l'on sait que, pour trouver au cerveau sa consistance et ses couleurs naturelles, il faut l'ouvrir peu après la mort, et qu'au bout de deux ou trois jours, il n'a ni la fermeté, ni le volume de l'état sain. J'en appelle aux anatomistes exacts, qui ont eu de fréquentes occasions d'examiner ce viscère dans tous ses états, pour sentir la vérité de ce que j'avance.

Ce n'est donc pas par l'état des parties extérieures qu'on peut juger de celui des viscères qu'elles renferment ; la relation des unes aux autres n'est pas assez clairement établie pour qu'on puisse positivement assurer que l'intégrité des tégumens garantit l'intégrité de ce qu'ils contiennent. Il est encore impossible de déterminer précisément le moment où l'altération des parties extérieures aura pu se communiquer aux internes, et dans quel rapport sera la putréfaction dans les unes et dans les autres.

En considérant les différens états dans lesquels on trouve les cadavres des *noyés*, et l'extrême variété des rapports qu'on a à faire, il me paroît encore plus utile d'appliquer la solution des questions proposées à un cas particulier et connu, que d'établir des principes dogmatiques presque toujours équivoques ou trop absolus.

Dans un rapport fait à Lyon en 1767, au sujet du cadavre d'une femme qu'on disoit avoir péri de mort violente avant que d'être jetée dans le Rhône, on observa que les vaisseaux du cerveau étoient très-engorgés, et les poumons extrêmement affaissés. Il paroît que ces deux signes, joints à l'absence de l'eau écumeuse dans les bronches, déterminèrent les auteurs du rapport à déclarer que cette femme avoit péri de mort violente. On a même inséré dans la défense de ce rapport, faite quelque-tems après, qu'elle avoit eté étranglée, fondé sur des meurtrissures observées autour du cou, par un chirurgien de Condrieu, qui l'avoit examinée auparavant. Comme il importe infiniment d'apprécier à leur juste valeur tous les signes sur lesquels on s'appuie pour établir un pareil jugement , et qu'il est essentiel de ne pas confondre des signes certains avec des probabilités ou des apparences, il est permis , sans se déclarer fauteur d'aucun parti , de s'arrêter sur la force de ces indices , et d'en assigner le rang d'après les observations et l'expérience.

L'engorgement des vaisseaux du cerveau est une suite constante de l'étranglement , tant qu'il n'y a point lésion de la moëlle épinière , comme il arrive quelquefois dans la suspension ; mais cet engorgement dépend aussi de plusieurs autres causes bien différentes de la violence extérieure : une foule de maladies peuvent le produire au même degré ; d'autres genres de violence peuvent encore le procurer ; les coups, les chûtes sur la tête , sont toujours suivies d'engorgemens des vaisseaux du cerveau ; on l'observe constamment sur les *noyés* ; je l'ai apperçu très-distinctement sur les animaux que j'ai fait périr par ce genre de mort ; et parmi les signes sensibles de submersion , je ne balancerois pas à regarder ce signe comme l'un des plus positifs. Qu'on consulte les expériences , les ouvertures des cadavres des *noyés* qui ont été faites

par

par divers auteurs sans intérêt et sans parti ; elles s'accorderont sur ce point.

Il est inutile, pour prouver ce que j'avance, d'établir, par une théorie, ce qui est établi par le fait, et de l'opposer à une théorie que donnent les auteurs du rapport dont il s'agit ; il seroit aisé de faire sentir le vuide des preuves théoriques dont ils étayent leur opinions sur cet objet.

Cet engorgement, produit dans les vaisseaux du cerveau, peut-il subsister en son entier ou en partie, tant que le crâne n'a pas subi une parfaite putréfaction, quoique d'ailleurs plusieurs parties du corps soient déjà pourries ?

Il faudroit, pour l'exacte vérité du rapport, que cette proposition fût érigée en principe ; mais, pour peu qu'on fasse attention à la dissolution qu'éprouvent les humeurs dans les cadavres au commencement de la putréfaction, on sentira combien il est possible que le seul dégagement de l'air, les compressions, le froid, la position, déplacent les fluides de quelques vaisseaux, pour les porter dans d'autres où la résistance est moindre ; il est, en effet, très-ordinaire de voir le sang s'écouler dans les cadavres par le nez ou la bouche, quelquefois même par les yeux et les oreilles. Qu'on se

TOME III. B

rappelle les préjugés de nos pères sur ces hémorrhagies singulières que l'ignorance érigea en preuve contre les accusés, et les lois monstrueuses qui les adoptèrent: il résultera de ces réflexions que rien n'est si commun que de voir des écoulemens spontanés, vuider, dans des cadavres, les différentes cavités et principalement la tête. Valsava observa sur le cadavre d'une femme qui avoit été pendue, et dont la face étoit entièrement livide, que cette lividité disparut en son entier par l'ouverture d'une des veines jugulaires.

L'engorgement des vaisseaux du cerveau est donc quelquefois un indice de mort violente ou d'étranglement; mais ce n'est pas une preuve exclusive. Lorsqu'il n'y a point d'engorgement après un certain tems, et dans les circonstances ci-dessus mentionnées, on n'est pas fondé à assurer que l'étranglement n'a pas eu lieu, et sa présence n'a pas plus de force pour en établir positivement l'existence.

L'extrême affaissement des poumons est encore moins une preuve de violence extérieure et d'étranglement. Littre rapporté, dans l'Histoire de l'Académie des Sciences, année 1704, qu'une femme avoit été étranglée par deux hommes, qui lui serrèrent le cou avec leurs mains; il vit, en ouvrant la poitrine de tette femme, les poumons extraordinairement distendus par l'air qu'ils contenóient, et leur membrane extérieure toute parsemée de vaisseaux sanguins très-dilatés.

L'affaissement des poumons n'est donc pas un signe essentiel de l'étranglement, puisque leur distension en est souvent l'effet. Que conclure de ces contradictions apparentes que présentent les observations? La conséquence est naturelle: plusieurs accidens, qu'on ne peut déterminer, concourent, selon les circonstances, et rendent les effets de l'étranglement très-variés.

On auroit encore moins d'avantage à tirer de ce signe, s'il falloit établir une violence extérieure en général; car le nombre des accidens deviendroit infini dans la foule des possibilités qu'il faudroit supposer.

La sixième expérience, rapportée par les auteurs du Rapport, dans leur première Lettre à Louis, fait mention d'un chat étouffé entre deux matelats, dans lequel on trouva les poumons gonflés et remplis d'air; il est donc évident, par des faits aussi authentiques, que l'affaissement des poumons n'est d'aucune valeur pour indiquer la violence extérieure. On a conclu que cette différence, dans l'état des poumons, provenoit de ce que le sujet avoit

B 2

été étranglé dans le moment de l'inspiration ou dans celui de l'expiration. Mais n'a-t-on pas vu que, dans cette assertion, on supposoit sans preuve ce qui est en question, pour en déduire ensuite cette même assertion comme conséquence : les poumons doivent être et sont toujours nécessairement affaissés ou distendus ; il n'y a point de milieu entre deux choses contradictoires : or, si dans les mêmes circonstances ces deux états de poumons peuvent se rencontrer, quelle espèce de lumière ce signe pourra-t-il répandre sur ces circonstances ?

Il est possible qu'on ait voulu considérer cet affaissement des poumons, non pas comme un signe positif de l'étranglement, mais comme un signe simplement exclusif de la submersion.

Ce seroit, sans doute, avec raison, qu'on auroit allégué ce signe sous ce point de vue, si le laps de tems et plusieurs autres causes n'avoient pu dénaturer l'état des poumons. D'ailleurs, il ne suffit pas, pour établir une violence extérieure, de donner l'exécution à la submersion ; il faudroit en outre prouver que nul autre genre de mort accidentelle n'a pu avoir lieu ; il faudroit, pour ainsi dire, épuiser toutes les autres possibilités, pour

que cet affaissement devînt une induction fondée en faveur de la violence extérieure.

» L'animal plongé dans un fluide, disent
les auteurs, peut y vivre plus ou moins de
tems, relativement à sa force ou à l'état de
ses poumons. S'il est dans un état d'expiration, il périra plutôt ; si, au contraire, il est
dans un état d'inspiration, il vivra quelques
momens de plus, parce que les poumons étant
remplis d'air, il le chasse peu-à-peu, et à
mesure que cet air sort, le sang des artères
passe dans les veines ; l'animal, enfin, étant
tout-à-fait dans un état d'expiration, le sang
ne pouvant circuler, il est contraint et forcé
d'inspirer malgré lui. Alors ce mouvement
d'inspiration faisant l'effet d'une pompe aspi-
rante, l'eau, dans laquelle il est plongé,
prend la place de l'air, pénètre dans la
trachée-artère, etc...... «

« L'embarras que cause cette eau écumeuse
dans les bronches, continuent-ils, oblige l'a-
nimal à faire des efforts pour s'en débarrasser,
ce qui est impossible par la résistance et la
pression que l'eau fait de toutes parts, tant
extérieurement qu'intérieurement, etc. «

Je ne regarderois pas comme démontré que
dans ce cas-ci la présence ou l'irritation de
l'eau sur la glotte ne pût empêcher l'animal

d'expirer l'air contenu , et d'inspirer l'eau prête à succéder : il est des esquinancies dans lesquelles la seule irritation qu'excite l'air par son passage sur les parties enflammées , empêche de respirer , sans que la tumeur des parties intercepte les conduits.

Mais il se trouve encore dans ce que je viens de citer, une contradiction trop manifeste pour la passer sons silence.

L'embarras de l'eau écumeuse oblige , dit-on , l'animal à s'en débarrasser , ce qui est impossible par la résistance et la pression que l'eau fait de toutes parts. Comment sera-t-il impossible d'évacuer cette eau , puisqu'il n'a pas été impossible d'évacuer l'air ? La résistance étoit certainement la même dans le fluide où l'animal est plongé. Ainsi, tout est égal à cet égard. Mais il s'en faut bien que la force qui évacue ou qui tend à évacuer, soit la même dans les deux suppositions. Dans la première , c'étoit le simple besoin de renouveler l'air ; dans la seconde, c'est la nécessité absolue de chasser un liquide ennemi qui irrite et met en convulsion. Cette dernière force est infiniment plus considérable. On sait avec quelle vivacité le principe vital s'oppose à tout ce qui nuit. Ces auteurs ont vu , sans doute , de violens mouvemens convulsifs; ils en ont éva-

lué les forces , et ont senti la disproportion
qu'il y avoit entre ces forces et celles que le
seul besoin des fonctions met continuellement
en jeu.

Dans le nombre d'expériences faites par ces
auteurs , il en est d'intéressantes qui répandent quelques lumières sur ces questions mé-
dico-légales; mais la plupart faites *après cou p.*
et lorsqu'on eût attaqué leur rapport , sont
marquées au coin de cette partialité dangereuse qui prévient pour soi , et rend injuste
pour les autres. Je laisse à part toutes ces théories plus ou moins gratuites qui défigurent ces
faits , et qu'une bonne logique et le plus sé-
-vère analogisme doivent toujours remplacer
dans les objets importans qu'on ne destine ni
à la curiosité ni à la spéculation.

Je sens combien ce rigoureux examen paroît défavorable aux assertions de Faissole et
de Champeaux , mais , en rendant justice à
leurs lumières , à leur probité , et sur-tout en
partageant la reconnoissance qu'on doit à leurs
travaux, je ne peux me dispenser de combattre
l'extension qu'ils ont donnée à leurs principes
et à leurs expériences: la publicité de leur ouvrage est un motif de plus pour moi , et je ne
mets dans mes réflexions d'autre prétention

B 4

que celle qu'inspire l'amour du vrai et du bien.

La quantité d'eau qui se trouve dans les poumons des *noyés* n'est pas tellement considérable, qu'on doive toujours s'attendre à l'appercevoir bien sensiblement dans tous les cas ; tous les *noyés* n'en avaient pas une égale quantité dans le moment où ils périssent ; elle ne se conserve pas également dans tous après de longs intervalles. La position, le mouvement des cadavres, la chaleur, la putréfaction, peuvent la diminuer ou la rendre insensible. Lorsqu'on retire de l'eau le cadavre d'un *noyé*, on voit presque toujours sortir par le nez et la bouche une plus ou moins abondante quantité d'écume, quelquefois sanguinolente ; il n'est pas même nécessaire d'agiter beaucoup les cadavres pour en faciliter la sortie, le seul affaissement de la poitrine suffit, en comprimant les poumons, pour procurer cette évacuation. Il est donc évident que la trachée-artère offre un passage libre à cette écume, quoique visqueuse ; elle s'écoule d'elle-même après la mort, sans le concours des différentes causes dont j'ai parlé ; les bronches peuvent d'ailleurs être abreuvées par un liquide plus ou moins abondant, indépendamment de l'eau qui les pénètre dans ceux qui se noient. On connoît plusieurs espèces de maladies accompagnées d'engorgement des poumons, où tout le tissu de ce viscère se trouve farci d'une matière plus ou moins visqueuse, qui, se mêlant avec l'air, devient écumeuse, et quelquefois sanguinolente par la rupture de quelques vaisseaux. Sans parler de ces violentes pleurésies ou de ces péripneumonies suffocantes et gangreneuses, appelées par Hippocrate et les anciens auteurs *sydérations*, où toute la substance des poumons paroît comme abreuvée par une espèce de sanie; sans parler, dis-je, de ces sydérations, on connoît plusieurs fluxions catherreuses, des asthmes, des gouttes remontées, des métastases qui surchargent d'humeurs tous les viscères de la poitrine.

L'écume visqueuse qu'on peut faire sortir par les bronches en exprimant les poumons, n'a rien de décisif, lorsqu'elle est en petite quantité; elle peut, en effet, s'observer sur tous les cadavres, quel qu'ait été le genre de mort, violente ou naturelle. L'exemple des fœtus dont les poumons surnagent à l'eau lorsqu'ils ont respiré, prouve bien qu'il reste toujours après la mort un peu d'air cantonné dans les cellules des poumons; si l'on expri-

me ce viscère en affaisant les cellulles, on
force cet air à sortir, et à se mêler dans son
passage avec l'humidité des conduits.

Une autre cause des variétés qu'on observe
dans l'ouverture de la poîtrine des cadavres
des *noyés*, consiste dans la différence du
moment de la respiration pendant lequel ils
sont tombés dans l'eau vivans; et qu'en y
tombant ils inspirent. Alors l'eau peut entrer dans les poumons et dans l'estomac; l'ouverture du cadavre en présentera plus ou
moins. Si, au contraire, il avoit inspiré avant
d'avoir atteint la surface de l'eau, il expire
sous l'eau à mesure que les poumons se vuident; l'eau se présentant pour en occuper la
place, la glotte se contracte, la poitrine est
en convulsion, le sang s'accumule dans la
tête, et l'homme meurt comme apoplectique;
car cet effet est encore plus subit que celui
de la suffocation. En admettant même que dans
l'apoplexie la mort ne fût pas aussi prompte,
que ce que je dis ici semble l'insinuer, du
moins entraîne-t-elle la résolution ou l'inaction et l'insensibilité de tous les organes: dès
ce moment il n'y aura plus de constriction
convulsive, l'air contenu dans les poumons
n'en sera point exprimé par les efforts de l'expiration; il en remplira la cavité et s'opposera

à l'entrée de l'eau. En un mot, dans le premier cas, les poumons vuidés d'air reçoivent l'eau avec avidité ; et quoique la constriction convulsive de la glotte suive bientôt, elle n'est pas assez subite pour en empêcher entièrement l'entrée : dans le second cas, les poumons ne se vuident qu'en partie, l'espace à remplir est moindre, le besoin d'air moins pressant, et l'instinct involontaire moins puissant. Ce principe qui excite des mouvemens dans les organes selon leurs besoi s, détermine dans la glotte une contraction qui s'étend dans toute l'arrière-bouche ; la langue se retire vers le gosier, et s'applique contre le voile du palais qu'elle soulève ; l'œsophage est hors d'état de transmettre l'eau dans l'estomac ; il semble qu'en ce moment la nature ou le principe de vie qui lutte contre la destruction de notre être, et s'oppose à l'introduction de l'eau, ne sait plus proportionner le degré de force à employer, et entraîne, par une action commune, toutes les parties contiguës.

Ces différentes réflexions rendent douteux la plupart des principes adoptés par les auteurs; mais il vaut encore mieux ne rien décider que mal décider ; il seroit absurde en Médecine légale, lorsqu'il s'agit de la vie d'un homme, ou de ce qu'il a de plus cher après ce premier bien, d'éluder une objection qu'on discuteroit avec soin dans l'exposé d'une question physiologique.

Il y a long-tems qu'on ouvre des cadavres, et tous les auteurs s'accordent à dire qu'ils ont trouvé dans les *noyés* les vaisseaux du cerveau engorgés, de même que les veines jugulaires. Cette unanimité de témoignages en faveur de ce signe, le distingue sans doute de tous les autres dont j'ai parlé jusqu'à présent, et l'on a peine à se dissimuler l'étonnement qu'excite le silence des auteurs sur cet objet. Chaque auteur, en se résumant, fait mention des signes essentiels qu'il a observés, et ce n'est pourtant que parmi le plus petit nombre de nos modernes qu'on trouve l'engorgement des vaisseaux du cerveau comme signe de submersion.

Mais enfin, quoique cet engorgement s'observe toujours dans ceux qui meurent *noyés*, il ne peut tout au plus fournir qu'une présomption plus ou moins éloignée, puisqu'il peut d'ailleurs être produit par une foule de causes différentes.

L'auteur d'un Mémoire estimable (M. Hopfenstock, de Prague), ayant vu dans les cadavres de quelques *noyés* le sang constamment accumulé dans les vaisseaux du cerveau, les veines jugulaires, l'oreillette droite, le ventricule droit du cœur et l'artère pulmonaire ; et ayant, au contraire, trouvé les veines pulmonaires, l'oreillette et le ventricule gauche absolument vuides, il en conclut que la stagnation du sang dans les vaisseaux indiqués est la vraie cause de la mort des noyés ; stagnation qui dépend, selon lui, du défaut de respiration.

On n'a pas, sans doute, assez éclairci l'influence du mécanisme des poumons sur l'action du cœur et celles des oreillettes ; il paroît néanmoins vrai de dire que l'interruption de respiration ne cause la mort des *noyés* que par la correspondance étroite qu'elle a avec les premiers organes de la circulation. Mon objet présent n'est pas de discuter ce rapport, mais il est essentiel de savoir que la suppression de la respiration n'est pas la cause immédiate de la mort des *noyés* : on vit quelque tems sous l'eau sans respiration, et l'expérience journalière atteste qu'on rappelle à la vie plusieurs hommes qui ont cessé de respirer.

Si le défaut de respiration n'est pas la cause immédiate de la mort des *noyés*, il est naturel de diriger les recherches sur les organes dont le dérangement étoit le plus immédiatement mortel : tels sont le cœur, les oreillettes et

les principaux vaisseaux sanguins. J'ai vu dans
les ouvertures des animaux que j'ai noyés, ce
qu'a vu M. Hopffenstock. Je ne dirai pas que
j'aie toujours remarqué la distension de quelques-uns de ces vaisseaux, et l'entier affaissement des autres, parce qu'il m'est souvent
arrivé de ne trouver les veines-caves, l'oreillette et le ventricule droit, etc., que médio-
crement fournis de sang, le plus souvent concret ou polypeux. Mais, comme les fréquentes
ouvertures des cadavres de gens morts par
toute autre cause ont souvent fait voir le même
état dans les vaisseaux, qu'en conclure? Si ce
n'est que l'insuffisance des moyens nous accompagne par-tout, et que nul signe observé,
jusqu'à présent, n'est d'une certitude absolue.

En écartant avec soin les exagérations qui
n'ont été que trop communes, il ne faut pas
non plus regarder indistinctement comme apo-
cryphes les histoires de ceux qui ayant long-
tems séjourné dans l'eau, sont cependant re-
venus à la vie. S'il est démontré que la mort
des *noyés* ressemble à celle des suffoqués, des
étranglés, on conçoit aisément comment il est
possible qu'un homme conserve quelque reste
de vie sous les eaux sans aucune respiration.

On a vu souvent des apoplectiques reprendre leurs sens long-tems après avoir perdu toute marque de sentiment et de mouvement. Dans la syncope, la léthargie, il est ordinaire de voir des personnes rappelées à la vie long-tems après l'avoir perdue en apparence. Ne pouvant juger par nous-mêmes de l'instant où l'ame se sépare du corps, nous sommes tou-jours en droit de supposer qu'il y a vie tant que les preuves du contraire ne sont pas déci-sives ; elles le sont difficilement.

L'incertitude la plus cruelle est encore ré-pandue sur les signes de la mort, et ce n'est qu'après un laps de tems considérable qu'on peut s'assurer par l'ensemble des signes, de ce dont on doutoit peu auparavant. L'irritabi-lité des parties, d'après les principes de l'éco-nomie animale bien entendue, paroît la con-dition la plus essentielle aux parties organi-ques pour la vitalité. Cette irritabilité existe quelque tems après la mort violente d'un ani-mal, dans la partie même séparée du corps ; elle s'éteint peu à peu, et l'on peut la remettre en jeu par des irritans de plusieurs espèces. La submersion, la suffocation simple sans cause venimeuse ou délétère, telle que la vapeur du charbon, sont des causes violentes de mort qui peuvent tuer lentement, en supprimant tout-à-coup l'action sensible des organes, mais en laissant subsister les qualités qui les rendent propres à exécuter cette action. Il est même possible que la vie ne soit que l'action de ces organes, ou l'irritabilité mise en jeu par les stimulans de la circulation ou de la respiration (1). Ces stimulans diminuant ou cessant, l'action des organes cesse : mais, s'ils ont encore les mêmes facultés ou les conditions requises, l'action se renouvelle par l'application d'un stimulus pareil. On renouvelle l'action du cœur dans un animal récemment tué, en soufflant de l'air par les veines pulmonaires ; cet air tient lieu, dans ce cas, du sang que la veine charioit. On ranime un homme *noyé* depuis peu, en soufflant avec force de l'air dans t r achée-artère, en lui donnant des

---

(1) C'est, selon le langage de Brown, l'action des excitans sur l'excitabilité, ce qui produit l'excitement. Si l'excitement se trouve trop puissant, ou que l'excitabilité ne soit pas consumée par les stimulus, dans ces deux cas la mort s'ensuit : or, selon la doctrine de Brown, l'air et la circulation du sang sont les plus puissans excitans, le froid est un des plus grands affoiblissans : la mort doit donc être prompte chez les noyés. Si cependant l'excitabilité existe encore, et qu'il soit possible de lui appliquer les stimulus de l'air, de la circulation, de la chaleur, des spiritueux, de l'opium, etc., ces excitans rétabliront l'équilibre, et la vie aura lieu.

lavement

lavemens avec la fumée de tabac, en lui soufflant divers stimulans dans le nez ou la bouche.
On ranime des appoplectiques en soufflant du
sublimé corrosif, de l'arsenic dans le nez ; en
un mot, nous voyons tous les jours des stimulus physiques , en redonnant aux fibres leur
première action, développer des fonctions as-
soupies ou anéanties en apparence.

Lorsque les forces sont considérablement
affoiblies , que l'action musculaire n'est plus
en état de surmonter les grandes résistances ;
les grands mouvemens s'éteignent peu à peu,
et les petits, absorbés ou confondus auparavant, paroissent alors en entier. Dans la syncope, les artères ne battent point vers les
extrémités, la respiration cesse peu à peu, et
long-tems après qu'elle a cessé, on revient encore à la vie : on sent alors un léger mouvement de palpitation vers la poitrine, ou, pour
mieux dire , on apperçoit des mouvemens par-
tiels qui suppléent aux premiers pendant quelques tems.

Dans un animal qui se meurt d'hémorrhagie,
on voit qu'à mesure que le sang s'évacue , la
respiration devient de plus en plus rare , les
intervalles sont très-longs ; la vie se conserve
pourtant, le cœur bat toujours , et l'on diroit
que la nature accumule, durant ces intervalles,

TOME III.   C

des forces suffisantes pour exciter ensuite la contraction musculaire. Lorsque la plus grande partie de sang a été vuidée, la circulation elle-même cesse par le défaut de ce liquide ; l'animal meurt, pour ainsi dire, en détail, ses fonctions s'éteignent l'une après l'autre, et les derniers mouvemens de l'animal sont ceux qui exigent les agens les moins puissans. Qu'on ne s'y trompe point ; ce ne sont pas les mouvemens convulsifs qu'on voit dans les agonisans, qui sont les derniers effets de la vie ; ces mouvemens doivent être considérés comme les effets de la vie commune de tous les organes ; mais l'observation démontre que tous 'e organes ne cessent point d'agir à-la-fois, i en est dont l'action subsiste que que tems après la cessation de la vie générale. Le cœur, arraché de la poitrine d'un chien, séparé de ses vaisseaux et mis à nud sur une table, se meut encore pendant long-tems : différentes parties d'un muscle jouissent après la mort d'un mouvement de vibratilité ; on voit tremblotter les chairs d'un animal écorché, ce mouvement s'étend vers les parties voisines, les irritans le raniment lorsqu'il paroît éteint, et ce qu'il y y a de plus singulier, c'est qu'un muscle détaché de l'animal, et qui après quelque tems a perdu ce mouvement d'oscillation partielle,

peut encore le recouvrer si on le divise en plusieurs parties.

Tous ces mouvemens, quoique légers en
apparence, se combinent durant la vie, et
c'est de leur combinaison que naissent les
fonctions organiques. Leur perfection et leur
accord font la vie ; mais la vie n'est pas un point
mathémathique ; elle a une latitude qui est ex-
primée par la quantité immense de degrés de
perfection et d'harmonie des agens. Ces différences qui s'écartent de l'état parfait, sont les
maladies ; et l'on sent bien, d'après ce tableau,
que puisqu'il y a des parties qui survivent les
unes aux autres, qu'il y en a d'essentielles et
d'accessoires ou secondaires, on n'a pas droit
d'en conclure qu'il est de toute impossibilité
qu'une fonction majeure cesse, sans entraîner
la cessation des autres. Ce seroit nier les faits
et s'opposer à l'évidence. Nous ne sommes pas
assez avancés dans la connoissance de l'éco-
nomie animale, pour déterminer le nombre de
variations dont elle est susceptible ; les faits
seuls peuvent nous éclairer sur ce qui est possible, et la négation, sans preuves, qui l'appuient, est le plus inconséquent de tous les argumens.

Il faut pourtant ajouter que ce que je viens
de dire des mouvemens particuliers, comparés

aux généraux, doit être examiné dans l'animal
sain qui périt d'une mort violente. Les dégénérations accidentelles ne suivent pas toujours
le même ordre, parce que les causes de maladies attaquent quelques fois, en premier lieu,
les premiers moteurs ; tels sont les principes
délétères, les venins, les moffetes, etc.

Les moyens ordinaires dont on use pour
s'assurer si un homme vit encore, ne sont donc
pas concluans : tel est l'usage d'approcher un
flocon de laine pour voir s'il remue, ou une
glace pour appercevoir si la transpiration la
salit, ou un verre d'eau posé sur la poitrine,
des brûlures, des piqûres, des éternuans et
autres manœuvres de cette espèce. On revient
à la vie après avoir usé de tous ces moyens à
plusieurs reprises, et s'être assuré qu'ils ne
produisoient aucun effet.

Il résulte de ce que j'ai dit, que les signes
par lesquels on peut juger si un homme a été
précipité mort ou vivant dans l'eau, ne doivent être évalués qu'avec une extrême prudence, et avec les modifications déjà mentionnées. On sent d'ailleurs l'impossibilité de déterminer, par l'inspection du cadavre, si un
homme s'est noyé volontairement, s'il a été
par d'autres, ou s'il s'est noyé par accident.
Les effets sont les mêmes dans ces trois cas,

et les inductions ou les probabilités qui pourroient les distinguer, ne sont point du ressort
de la Médecine. (1).

---

(1) A la fin de cet article, nous avons trouvé dans le
manuscrit, que ce morceau intéressant a été fourni par
M. de la Fosse, docteur en médecine.

SUSPENSION.

L'OBJET des rapports dans la *suspension* ou l'étranglement, c'est de décider, 1°. si un homme dont on examine le cadavre, a été pendu mort ou vivant ; 2°. s'il s'est étranglé ou pendu lui-même, ou s'il l'a été par d'autres.

Tous les auteurs de Médecine légale, dont les ouvrages sont parvenus jusqu'à nous, se sont bornés à observer si l'homme dont ils examinoient le cadavre avoit été pendu mort ou vivant, prévenus qu'il existe des scélérats assez adroits pour éluder les poursuites de la justice, en substituant des marques de suicide à celles qui pourroient déceler leur assassinat. Je ne connois que Petit et Louis qui aient porté leurs vues sur le suicide, et sur les moyens de le distinguer dans un homme pendu vivant.

Il est utile, 1°. de rassembler les signes par lesquels on distingue si un homme a été pendu mort ou vivant. Parmi ces signes, il en est de douteux, il en est d'autres qui sont décisifs.

On observe, selon les auteurs, dans ceux qui ont été pendus vivans, l'impression de la corde autour du cou, avec un cercle rouge, livide ou noir ; la peau qui est auprès de cette impression est ridée, racornie, quelquefois excoriée ; la face, les bras et les épaules sont livides ; on voit aussi plusieurs échymoses sur les différentes parties du corps, notamment aux bras, à la poitrine, aux cuisses et autres extrémités ; la tête même et la poitrine sont très-souvent enflées au-delà de leur nature ; on voit sortir par le nez et par la bouche une écume plus ou moins sanglante ; la langue est enflée, noire ou livide ; elle sort le plus souvent hors de la bouche ; les yeux sont tuméfiés ; quelquefois à un point excessif ; (telle est l'observation de Christophe Burgmann, qui vit au cadavre d'un pendu qui étoit resté long-tems attaché au gibet, une chûte des globes des yeux en forme de hernie, qui descendoit jusques sur la mâchoire) ; les paupières gonflées et à demi-fermées ; les lèvres livides, tuméfiées ; le corps roide, les doigts contractés. On trouve aussi le larynx fracassé, ce qui arrive lorsque l'impression de la corde a été faite sur cette partie. On observe, dans d'autres, la luxation ou la fracture des premières vertèbres du cou, ou le tiraillement et l'extension de leurs ligamens, l'expulsion involontaire des urines et des matières fécales.

Fortunatus Fidelis exige l'ouverture de la poitrine, dans laquelle on trouve, dit-il, les poumons farcis d'une écume comme purulente, et même assez souvent une extravasation de sang. Cette même observation est confirmée par Valsalva, Morgagni, etc.

Il est enfin quelques autres signes rapportés par les auteurs; mais outre qu'ils sont moins intéressans que ceux-ci, ils paroissent plutôt le fruit des spéculations théoriques, que de la bonne observation ou de l'expérience.

Si l'on n'apperçoit aucun de ces signes, que l'impression de la corde soit sans rougeur, noirceur ou lividité, qu'il n'y ait ni plis, ni rugosités dans les parties voisines, etc., on peut assurer positivement que la personne dont on examine le cadavre n'a pas été pendue vivante.

Il faut observer que la plupart de ces signes, quoique très-positifs pour prouver qu'un homme a été pendu vivant, ne prouvent point le contraire par leur absence. Ainsi, la lacération des cartilages du larynx, qui paroît assez décisive sur ce point lorsqu'elle est accompagnée de l'impression de la corde, ne s'observe pas dans tous les cas; puisqu'on peut étrangler un homme plein de vie, sans que cette lacération ait lieu, pourvu que les secousses ne soient pas considérables, et que la corde soit placée en-dessous ou au-dessus du larynx. Plusieurs restrictions pareilles que je pourrois faire sur la plupart de ces signes, prouvent qu'ils ne doivent être considérés que collectivement, et que ce n'est que sur la combinaison de plusieurs d'entr'eux qu'il appartient d'établir quelque chose de positif.

Les échymoses considérables qu'on observe sur ceux qui ont été pendus vivans, peuvent être confondues avec celles qui surviennent quelquefois après la mort sur un cadavre, soit que par la pente naturelle des humeurs, le sang se ramasse dans quelque partie déclive, sur laquelle le cadavre auroit reposé; soit que, par quelque vice intérieur ou quelque maladie antécédente, il se soit fait des taches à la peau.

Il me paroît que les échymoses qui se forment sur le corps d'un homme à l'instant qu'on l'étrangle, se font avec rupture ou crevasse des vaisseaux trop distendus par le sang; cette extravasation est donc la même que celle qui arrive conséquemment à un coup; ce sang sera donc concret, comme je l'ai dit ci-dessus: les échymoses, au contraire, qui se font sur le cadavre; soit par la pente naturelle des humeurs, soit par quelque coup ou froissement, (comme il arriva au cadavre de Calas fils, sur la poitrine duquel on remarqua dans la suite une tache qu'on n'avoit pas apperçue dans le premier examen), ces échymoses, dis-je; sont produites par un sang dissous, ou , pour mieux dire, par une sanie putréfiée qu'il est facile de distinguer du vrai sang concret.

Si le concours des signes établit positivement qu'un homme a été étranglé vivant , le genre de mort est connu , et l'on n'a que l'alternative du suicide et de l'assassinat à décider. Dans ce cas, il est permis de combiner toutes les inductions, de rapprocher les signes commémoratifs ou antécédens ; mais il faut apprécier tous ces moyens à leur juste valeur, et ne leur ajouter que la foi qu'ils méritent.

Il semble que ce soit étendre le ressort du médecin aux dépens de celui du juge : les choses qui ont précédé , les circonstances qui ont concouru, ne sont pas ; pour l'ordinaire , soumises au tribunal des médecins et des chirurgiens ; on exige d'eux qu'ils fassent part de leur décision ou de leurs conjectures. Une seule réflexion prouvera combien cet usage est abusif.

Dans tous les rapports dressés par des médecins et des chirurgiens, on les voit décider qu'un cadavre trouvé blessé l'a été du vivant de la personne où après sa mort; l'affirmative ou la négative de ces propositions devient l'objet de la procédure : s'ils décident qu'elle a été pendue, blessée ou noyée de son vivant, c'est alors par elle-même ou par d'autres que le crime a pu se commettre; s'ils jugent, au contraire, que les blessures ont été précédées par la mort de cette personne, ils rejetent la possibilité du suicide et établissent l'assassinat; et c'est cette décision qui dirige les opérations de la justice, puisqu'en effet elle détermine l'objet de ses poursuites : or, les signes antécédens ou commémoratifs servent à constater ou à rectifier tout ce que l'observation du cadavre a d'incertain.

Il est possible, comme l'observe Louis dans son mémoire sur une question anatomique relative à la jurisprudence, qu'un homme qui veut se défaire d'un autre, commence par l'étrangler et le suspendre ensuite : c'est une action réfléchie qui suit le mouvement violent qui avoit porté à l'assassinat : dans ce cas, il est de la dernière importance d'examiner s'il n'y a pas deux impressions au cou faites par la corde, l'une circulaire, faite par torsion sur le vivant; l'autre oblique vers le nœud, laquelle seroit l'effet du poids du corps après la sus-pension. Il est utile de faire cette remarque dès l'instant même qu'on est arrivé sur le lieu du délit, et qu'on a le cadavre à sa disposition. On peut placer la corde sur l'impression qui se trouve autour du cou, et bien examiner quelle a été sa direction, et sur-tout la position du nœud. Faut-il cependant rejeter avec Louis la supposition qu'on puisse suspendre un homme plein de vie? L'appareil qu'exige cette action la rend peut-être difficile; mais elle n'en est pas moins possible. Un homme peut se laisser surprendre par une troupe d'as-sassins; il peut être timide et foible, il peut, selon les circonstances, perdre du premier abord tout espoir de salut et se résoudre à subir un genre de mort dont il n'a pas le choix, avec toute la résignation que produit la conviction de sa propre foiblesse ou de l'impossibilité du secours. Il faut d'ailleurs, pour que la corde ait fait, dans le cas supposé par Louis, deux impressions distinctes, que l'étranglement ait été fait en premier lieu par torsion, comme si l'on eût appliqué un tourniquet; il est cependant très-possible qu'un assassin, après avoir passé la corde autour du cou de celui qu'il veut étrangler, serre légérement le nœud de cette corde et se contente de la tirer violemment à lui, après avoir renversé à terre le malheureux qu'il assassine ; une pareille impression sera oblique comme celle qui résulte de la simple *suspension*, et le cadavre suspendu après l'assassinat n'offrira, dans l'examen, qu'une seule impression dont l'obliquité seroit prise mal-à-propos pour une preuve de suicide.

Du reste, il est certain que si l'on observe les deux impressions, l'assassinat est alors parfaitement prouvé ; il peut même se faire que lorsque l'impression de la corde est fort profonde, comme il arrive dans les sujets gras, la première impression qui aura été faite par torsion, soit cachée dans le repli que forment les chairs. On conçoit combien cela peut arriver aisément, puisque la corde elle-même se trouve presque toujours cachée dans ce repli, qui est quelquefois très-profond : il faut donc étendre la peau et la mettre à découvert précisément à l'endroit de l'insertion du nœud, pour examiner si, outre la première impression, il n'y en auroit pas une seconde un peu oblique vers cet endroit. L'impression oblique devient de plus en plus manifeste, lorsque le cadavre reste long-tems suspendu après la mort.

Si l'impression de la corde est à-peu-près circulaire, et qu'elle soit placée à la partie inférieure du cou au-dessus des épaules, il est clair que dans ce cas elle est une preuve d'assassinat non équivoque, puisque cette circonstance ne peut avoir lieu que dans la torsion faite immédiatement sur la partie en forme de tourniquet (pourvu qu'on ait trouvé le cadavre suspendu). Il est aisé de concevoir qu'un homme qui se suspend, n'est pas le maître de fixer la corde vers la partie inférieure du cou, p'us élargie que la supérieure ; et en supposant qu'il l'y eût placée en premier lieu, elle glisseroit nécessairement vers les parties supérieures au premier instant de l'élancement. D'ailleurs le suicide peut avoir lieu sans *suspension*, quoique l'étranglement soit la cause de mort.

Les coups et les marques de violence extérieure, comme les contusions, les blessures, les habits déchirés, le sang répandu, sont des preuves d'assassinats non équivoques. Telle est l'observation de cette femme, (dont parle Bohn (qu'on trouva pendue, et sur le cadavre de laquelle on vit les deux côtés de l'abdomen et toutes les parties postérieures meurtries et livides, sans que le visage et les extrémités eussent souffert la moindre altération, sans même qu'on apperçût l'impression de la corde qui eût servi à l'étrangler. Telle est encore l'observation de Devaux, sur une femme qu'on trouva pendue, et qui n'offrit aucun des signes de l'étranglement, mais sur laquelle on trouva une petite plaie pénétrante qui avoit percé le cœur et qui étoit cachée par l'affaissement de la mamelle droite.

On lit dans le mémoire de Louis, que l'exécuteur de la justice de *Berne*, envoyé pour enlever le corps d'un homme qu'on avoit trouvé pendu, trouva le lien sanglant, fait dont il ne tira aucune conséquence; mais qui, par la rumeur qu'il excita parmi le peuple, fut le moyen qui servit à faire découvrir l'assassin. Je veux convenir avec Louis, que dans ce cas-là, ce signe fut utile, en ce qu'il donna lieu aux recherches qui firent découvrir l'assassin; mais je suis bien éloigné de croire que sur un pareil signe, sans autre examen, on soit en droit d'accuser quelqu'un d'assassinat et de ne plus avoir égard à la possibilité du suicide. On sait qu'il se fait assez souvent dans l'étranglement, des écorchures ou excoriations à l'endroit du cou qui répond à l'impression de la corde; il peut sortir de ces parties quelque peu de sang qui ensanglante le lien, sur-tout lorsque les vaisseaux sont distendus à un tel point qu'il se fait des crevasses dans le cerveau et dans plusieurs autres parties. Ainsi, lorsqu'on trouve la corde teinte de sang, je voudrois qu'on s'assurât, avant tout, qu'il n'y a aucune écorchure, aucun déchirement dans tout le trajet de l'impression de la corde; si l'on n'en trouvoit aucune, ce lien ensanglanté seroit un témoignage qu'il y auroit eu du sang répandu dans l'exécution, et par conséquent, qu'il y auroit eu violence extérieure.

La constriction violente du cou, peut être une présomption très-forte d'assassinat; car on conçoit que le seul poids du corps qui serre la corde dans le cas de suicide, ne sauroit produire, à beaucoup d'égards, un effet aussi violent que la torsion dans le cas d'assassinat. Il faut néanmoins être prévenu qu'on doit distinguer la constriction qui aura été l'effet de la torsion de celle qui aura pu se faire successsivement par la tuméfaction des parties du cou qui sont voisines de la corde. Cette distinction est aisée à faire : dans le suicide, la portion de la corde qui entoure le cou, est relativement plus longue que dans l'assassinat où la constriction a été violente; la tuméfaction des parties au-dessus de la corde est souple, unie, même auprès de la corde; au lieu que dans l'assassinat, il y a plusieurs

plis

plus à la peau ; sur-tout auprès de l'impression
circulaire faite par la corde ; le cou est quelquefois rétréci dans cette impression, au point
que le diamètre du cercle décrit par la corde
est à peine de deux pouces et demi ou trois
pouces tout au plus. J'ai vu sur une femme qui
fut pendue, les seuls tégumens du cou résister
à l'action de la corde ; les vertèbres, les muscles et le larynx, furent coupés, et le cercle
décrit par la corde avoit tout au plus deux pouces de diamètre.

Les cartilages du larynx brisés ou déchirés ; les vertèbres du cou rompues ou séparées, annoncent une violence qui ne peut guère
avoir lieu dans le suicide. On a même regardé
la luxation, de la première vertèbre du cou,
comme également impossible, dans ce cas,
à cause de l'extrême fermeté de son articulation : mais, quoiqu'il soit effectivement très-
difficile que cette luxation ait lieu dans un
homme qui s'est pendu lui-même, il est cependant quelques circonstances qui peuvent
la rendre possible, et dès-lors ce signe, qu'on
a unanimement regardé comme très-positif,
devient évidemment faux.

Il est des hommes si bien constitués, que
les liens de leurs vertèbres résistent aux efforts
les plus considérables ; il en est d'autres, chez

TOME III. D

qui le tissu des fibres est si lâche, que le seul
poids du corps suffit pour rompre les ligamens, luxer les vertèbres ou les fracturer :
ceux-ci sont à peine lancés qu'ils expirent ; et
comme, au moment de leur mort, le mouvement circulatoire cesse, leur visage ne se
bouffit point, ni ne devient point rouge : en un
mot, il reste à-peu-près tel qu'il étoit avant la
suspension; ce qui vient de ce que la circulation
étant arrêtée ou éteinte, il ne va plus de sang
au cerveau, et il n'en revient pas d'avantage.
La rapidité de la mort, dans ce cas supposé,
est prouvée par des observations, dont les
livres de médecine sont remplis.

Ces sages considérations n'échappèrent point
à Antoine Petit, dans un *mémoire* de cet auteur, destiné à détruire l'accusation d'assassinat, intentée à Liége, contre les parens
d'un homme trouvé pendu : on voit, avec la
dernière évidence, qu'en résumant tous les
signes, et ayant égard aux circonstances observées par le docteur Pffeffer, cette accusation est insoutenable, quoique d'ailleurs on
eût négligé d'ouvrir le cadavre, dont l'exacte
dissection auroit, sans doute, multiplié les
preuves : ce détail est trop important pour ne
pas trouver place dans cet article ; il offre, en
même - tems, l'exemple d'une circonstance

gulière, qui peut se retrouver, et du genre de connoissances que doit posséder un expert qui dresse un rapport sur des matières si délicates.

» La corde, qui avoit servi à l'exécution, formoit une anse qui, par une des ses extrémités, embrassoit une poutre d'environ quatre pouces et demi de large ; et l'autre extrémité étoit placée au-dessous du menton, et passoit derrière les oreilles pour aller se terminer vers le haut de l'occiput du pendu ; cette corde dût nécessairement, au moment de la chûte, appuyer fortement sur le derrière de la tête, lui faire faire la bascule en la repoussant en-devant, et forcer par-là le menton à se rapprocher de la poitrine ; dans cet instant le poids et l'élan du corps durent donner une vive secousse aux ligamens despremières vertèbres du cou ; cette puissance agit comme étant appliquée au bout d'un levier, dont la longueur devoit être mesurée par la distance qui se rencontre entre la partie antérieure du grand trou occipital, et le plan qui toucheroit à la tubérosité de l'occiput ; le corps du pendu pesoit certainement plus de cent livres : qu'on estime maintenant l'effort que le premier choc d'un semblablepoids peut faire en se précipitant au bout du levier susdit : et l'on verra que pour résister à ce choc, il faut avoir plus de consistance et de force que n'en ont les ligamens et les cartilages des vertèbres ; ces parties se rompirent donc dans le lieu où venoit aboutir le double effort de l'occipital ; repoussé en-devant par la corde, et écarté ainsi des premières vertèbres du cou, et de ces vertèbres elles-mêmes tirées en bas et écartées de l'occipital par le poids du corps ; sa luxation dans l'instant suivit la rupture, et la mort fut aussi-tôt l'effet de la luxation «.

« Qu'on ouvre, dit Petit, les livres des observateurs en médecine, on y verra plus d'un exemple d'enfans qui sont tombés roides morts, après avoir été, par forme de badinage, soulevés de terre ; ceux qui les soulevoient ayant une main sous leur menton, et l'autre sur le derrière de leur tête. Si, dans ce cas, la seule pesanteur du corps d'un enfant qu'on élève doucement est capable de produire un si terrible effet, que ne sera point la chûte précipitée d'un corps qui s'élance et qu'une corde retient en l'air ? «

Quoique par une inconséquence dont on ne peut rendre raison, les échevins de Liége aient refusé de communiquer au docteur Pfeffer l'ouverture du corps de ce pendu, on peut, en rappelant les circonstances observées par ce médecin, en conclure, avec A. Petit, que les vertèbres du cou étoient luxées, ou du moins tiraillées, et leurs ligamens distendus, et que c'étoit la seule et vraie cause de la mort de cet homme; en effet, Pfeffer observa d'abord que le visage étoit pâle et sans bouffisure, que la langue ne sortoit point de la bouche, et que les yeux n'étoient ni tuméfiés, ni plus saillans que dans l'état naturel; la tête n'étant plus soutenue se renversa en arrière; ce renversement fut prodigieux; et dans le moment qu'il se fit, la bouche s'ouvrit, et le médecin vit distinctement une fumée qui s'en exhaloit : cette fumée prouve que cet homme n'avoit expiré que depuis quelques instans; et le renversement prodigieux de la tête, qui est tout-à-fait contre nature, indique assez que les vertèbres n'étoient point dans leur emplacement naturel, et conséquemment que la moëlle épinière avoit subi quelque compression ou froissement.

La fumée dont je viens de parler, paroît due au dégagement de l'air qui étoit contenu en grande quantité dans les poumons, et qui s'y trouvoit retenu et comprimé sans doute, parce que l'interception de la trachée-artère avoit été faite immédiatement après une forte inspiration; cet air, en se dégageant des cellules

D 3

pulmonaires, s'exhala sous forme de fumée, en entraînant quelques vapeurs d'un corps encore tout chaud : ceci est appuyé par une observation de Littre, rapportée dans les Mémoires de l'Académie des Sciences, année 1704 : une femme ayant été étranglée par deux hommes qui lui serrèrent le cou avec leurs mains, Littre vit, à l'ouverture de la poitrine de cette femme, les poumons extraordinairement distendus par l'air qu'ils contenoient, et leur membrane extérieure toute parsemée de vaisseaux sanguins très-dilatés.

Il me paroît que ces deux observations, bien pesées, prouvent qu'une forte inspiration long-tems continuée, et durant laquelle les poumons sont distendus, peut, en gênant les mouvemens du cœur, suspendre la circulation, et produire une mort très-prompte par la cessation de cette fonction vitale. (*Voyez Noyés.*) La rapidité de la mort de l'un de l'autre sujet dont il s'agit, me donne à penser que c'est à une cause différente de l'apoplexie et de l'étranglement qu'il faut l'attribuer; elle imite la promptitude de la mort qui suit la luxation des vertèbres du cou ou leur fracture. Une expérience facile à répéter, me paroît rendre cette conjecture raisonnable : j'ai ouvert des vaisseaux considérables aux extrémités ou à la tête de plusieurs chiens, et j'observois que si, durant l'hémorrhagie, l'animal suspendoit sa respiration après une inspiration profonde un peu soutenue, l'hémorrhagie cessoit, jusqu'à ce qu'elle reparut avec force durant l'expiration; le battement du cœur seroit-il suspendu dans ce cas?.....

Quelques auteurs nient la possibilité de la luxation des vertèbres du cou, à cause de la fermeté de leurs ligamens. Colombus allègue les observations qu'il a faites à Padoue, à Pise et à Rome; et il assure très-positivement qu'il est plus facile à ces vertèbres de se fracturer que de se luxer. Des observations postérieures, et souvent répétées, établissent la possibilité de l'un et de l'autre cas; mais il faut observer que la fracture de ces mêmes vertèbres est bien plus aisée et plus commune que leur luxation. Les observations de Mauchart ont prouvé que l'extension des ligamens qui les unissent, en avoit imposé là-dessus. Bohn, dans son Traité *de renuntiatione vulnerum*, rapporte qu'un homme ayant reçu un coup violent sur la nuque, n'eut que le tems de prononcer quelques paroles, d'exécuter quelques légers mouvemens, et tomba roide mort l'instant d'après; on observa que l'articulation de sa tête étoit si relâchée, qu'elle se tournoit en

D 4

tout sens, au point que la face se portoit aisément vers les parties postérieures. La dissection des parties ne présenta rien d'analogue à
la luxation, on vit seulement que les tégumens
et les muscles du cou étoient engorgés de sang
extravasé dans leur tissu.

Il arrive quelquefois que la première et la
seconde vertèbre, ou même les suivantes,
sont tiraillées en sens opposé ; le cartilage
intermédiaire se déchire, sans que les ligamens de réunion soient déchirés, et l'on
trouve entre le corps de ces vertèbres un intervale, capable assez souvent d'admettre le
doigt, la tête penche alors indifféremment en
tout sens, et cette mobilité est même pro-
digieuse ; la connoissance des parties suffit
pour annoncer qu'une simple luxation ne per-
mettroit pas cette mobilité en tout sens. On
sait que le mouvement devient plus obscur et
plus difficile dans les différentes luxations des
membres, soit complettes, soit incomplettes ;
du reste, l'examen anatomique le plus scru-
puleux, et les expériences que j'ai faites à
ce sujet sur les cadavres, me démontrent
qu'il est plus facile de fracturer l'apophyse
odontoïde de la seconde vertèbre, que d'en
rompre les ligamens qui l'attachent au crâne :
qu'on se rappelle combien le corps des vertè-

res est spongieux, et le peu de résistance
que peuvent opposer ces os, sur-tout lorsqu'ils sont abreuvés par le suc moelleux dans
l'état de vie.

Les observations que je fis sur les vertèbres
d'une femme qui fut pendue, prouvent assez
cette vérité : les deux premières vertèbres
du cou, séparées du tronc par la rupture du
cartilage interposé entre la seconde et la troisième, se trouvoient fermement attachées à
l'os occipital par leurs ligamens naturels ; la
seconde vertèbre étoit coupée en deux parties, de manière que le corps étoit séparé de
l'anneau osseux, et l'apophyse odontoïde, de
même que la première vertèbre ou l'atlas
n'avoient pas subi la moindre altération, soit
dans leur situation respective, soit dans leur
articulation avec la tête. Quoiqu'il en soit de
ces différentes luxations des vertèbres du cou,
il est toujours sûr que dans les fractures, les
dislocations et les tiraillemens, la compression ou les déchiremens de la moëlle épinière
ont toujours lieu, et l'on sait que la moindre
atteinte au tissu de ces parties entraîne une
mort des plus promptes.

Les expériences les plus simples attestent
cette vérité : j'ai plongé sur différens chiens
un petit stylet à la partie postérieure du cou

à travers les tégumens, et je l'insinuois dans l'intervale qu'on remarque entre la première et seconde vertèbre ; dès que l'instrument avoit atteint la moëlle épinière, l'animal tomboit roide mort, sans exécuter le moindre mouvèment ; et cette mort, presque aussi rapide qu'un éclair, n'étoit due (comme le démontroit la dissection des parties) qu'au seul contact de l'extrêmité du stylet, qui avoit légèrement blessé le principe de la moëlle épinière. Les *mémoires* du docteur Lorry, imprimés dans le *recueil de l'Académie des Sciences*, présentent plusieurs expériences analogues (1).

On sait enfin que la moëlle épinière peut subir des commotions pareilles à celles qu'éprouve le cerveau, et dont les suites sont

---

(1) Dessault, dans ses leçons, nous a raconté qu'étant élève, et faisant des expériences avec plusieurs autres jeunes chirurgiens, ils avoient pris un chien dans la rue, et que l'ayant porté à leur amphithéâtre, ils lui enfoncèrent un scalpel entre deux vertèbres ; qu'ils le remuèrent en divers sens, pour diviser la moëlle épinière ; qu'alors le chien, qui crioit horriblement, ayant trouvé le moyen de mordre celui qui le retenoit, s'échappa et se sauva chez son maître, qui lui arracha le scalpel. Dessault nous assura que ce chien avoit survécu, et qu'ils l'avoient revu très-souvent.

également funestes. Paré fournit plusieurs exemples de ce genre ; Bohn a vu un homme devenir épileptique à la suite d'un coup de poing reçu sur la nuque.

Il paroit, par tout ce que j'ai dit, qu'après avoir bien remarqué à l'extérieur tout ce qui peut fournir des indices , il faudroit disséquer exactement les parties, pour s'assurer des changemens qui auroient pu s'y faire. Cette dissection devroit même être obligatoire dans tous les cas. Je ne me lasserai point de répéter qu'on ne sauroit trop accumuler les preuves , lorsqu'elles ne sont pas décisives par elles-mêmes ; la vie d'un homme accusé, ou la mémoire d'un autre qu'on peut flétrir , sont des objets capables d'inspirer l'effroi aux plus confians.

On a long-tems regardé comme démontré que les pendus ne mouroient que par défaut de respiration ; l'interception de la trachée-artère par la corde , et la cessation du mécanisme de la respiration qui la suivoit, ne laissoient aucun lieu de douter que ce ne fût la vraie cause de leur mort. Un examen plus éclairé et mieux dirigé, a démontré qu'ils mouroient apoplectique , Césalpin et Wepfer l'avoient déjà annoncé depuis très-long-temps. Enfin , sans entasser les autorités, Valsalva et Morga-

gni ont fait des expériences décisives à ce sujet.
On a sans doute obligation à Louis d'avoir rendu cette vérité publique; mais ce seroit donner, dans un excès déplacé, que de regarder
l'interception de la respiration comme absolument étrangère à la mort des pendus. La variété des cas sur lesquels les médecins ont à
opiner, et les conséquences qui peuvent s'en-
suivre d'une explication mal fondée ou mal
déduite, m'autorisent à entrer dans quelque
détail sur ce sujet. Tous les pendus, dit A. Petit, ne périssent pas à la potence dans le même
espace de tems; il en est qui expirent presque
dans l'instant qu'ils sont lancés en l'air; d'autres ne meurent qu'après avoir été long-tems
secoués par les bourreaux : on en a vu plusieurs qui sont restés suspendus pendant plusieurs heures sans perdre la vie. Cette variété
dépend principalement de ce que tous les pendus
ne meurent pas par l'effet d'une seule et même
cause, comme ceux qui ne sont pas physiciens
se l'imaginent mal-à-propos. » La cause unique à laquelle le peuple a coutume d'attribuer
la mort des pendus, est le défaut de respiration, occasionné par la pression que fait la
corde : cette cause a sans doute son effet;
mais quand elle est seule, son action est lente. La plupart des hommes peuvent vivre quel-

que tems sans respirer. Il est une autre
cause qui vient à son secours; la corde ne
sauroit serrer le gosier au point d'empêcher
l'air de pénétrer dans les poumons, sans comprimer aussi les vaisseaux sanguins qui ramè-
nent le sang de la tête vers la poitrine; ces
vaisseaux sont principalement les veines jugulaires : tandis que le sang arrêté dans sa descente, ne peut franchir l'obstacle que la corde lui oppose, celui qui monte au cerveau par
les artères vertébrales, n'en fait pas moins
son chemin librement, parce que ces artères
sont situées dans un lieu qui les met à l'abri de
la compression ; il arrive de-là que le sang
abordant toujours au cerveau , sans pouvoir
s'en échapper, si ce n'est par quelques petites veines dont la capacité n'est nullement
proportionnée à celles des artères vertébrales, il s'accumule dans le cerveau et le cer-
velet ; il en distend excessivement les vaisseaux , et produit une espèce d'apoplexie ,
qui ne permet pas aux pendus de vivre long-
tems ; ces deux causes ont coutume de concourir ensemble et de s'aider mutuellement ,
de façon cependant que l'action de la dernière
l'emporte sur la première. On sent bien, au
reste, que la différente manière de disposer la
corde ; de la nouer, de la serrer, que l'âge et

le tempérament du patient, la texture plus ou moins forte de son cerveau, la plénitude plus ou moins grande de ses vaisseaux, apporteront quelque différence dans l'espace de tems qu'il faudra employer pour lui faire perdre la vie ; ensorte que, toutes choses d'ailleurs égales, celui dont les vaisseaux contiendroient peu de fluide, qui auroit les organes d'une texture ferme, les tuniques des vaisseaux capables d'une grande résistance, dont le cou seroit long et le corps maigre et grêle, ne mourroit pas si-tôt par l'effet des deux causes énoncées, que celui à qui la nature auroit donné des dispositions contraires.

Les observations suivantes de deux pendus rappelés à la vie, me paroissent indiquer évidemment le concours de ces deux causes, et sur-tout la supériorité de l'effet de l'apoplexie dans la mort qui dépend de la *suspension*.

Un boucher de Londres, nommé *Gordon*, joignoit à cette qualité, celle de voleur sur le grand chemin, et les exerçoit toutes deux avec tant de succès, depuis plus de trente ans, qu'il avoit acquis des richesses considérables ; enfin, la justice découvrit qu'il étoit l'auteur d'une infinité de crimes, et le fut arrêter lorsqu'il s'en défioit le moins; son procès fut instruit avec diligence, et il fut condamné à mort, suivant les formes ordinaires du pays.

Gordon, condamné à mourir, auroit volontiers sacrifié toutes ses richesses pour sauver sa vie; il tenta inutilement la fidélité de ses géoliers, et celle même de plusieurs personnes puissantes qui auroient pu le secourir. Un jeune chirurgien, ébloui par l'espoir de la récompense, entreprit de le dérober à la mort; il obtint facilement la liberté de le voir dans sa prison : là, après lui avoir communiqué son dessein, et s'être assuré d'un prix considérable, il lui fit à la gorge une petite incision, qui répondoit au conduit de la respiration, et il y fit entrer un petit tuyau : il est aisé de concevoir quelle étoit l'espérance du chirurgien, lorsque Gordon auroit le cou serré par la corde du supplice. On assure qu'il avoit fait l'expérience de cette invention sur plusieurs chiens, et qu'elle avoit toujours réussi. (Rodrig. à Fonseca, dans ses *Consultations médecinales*, dit, que si l'on pend des chiens avec une corde au cou, après leur avoir ouvert la trachée-artère, comme pour la bronchotomie, on les étrangle sans les faire mourir.) Un peu de sang qui avoit coulé dans l'opération, fit croire aux géoliers que le criminel avoit voulu attenter à sa vie ; le bruit s'en répandit même à Londres, mais il ne servit qu'à faire hâter l'exécution.

L'exécuteur ayant fait son office, et Gordon étant resté quelque tems suspendu pour servir de spectacle au peuple, on livra, suivant la coutume, son cadavre à ses parens ; le chirurgien, qui n'attendoit que ce moment, se le fit apporter dans une maison voisine ; il se hâta de lui ouvrir la jugulaire, et de lui donner d'autres secours qu'il avoit préparés ; Gordon n'étoit pas mort, il ouvrit les yeux ; il poussa un profond soupir ; mais étant retombé presqu'aussitôt dans un espèce d'évanouissement, il expira quelques minutes après. Le chirurgien attribua le mauvais succès de son entreprise à la grosseur du malheureux Gordon, qui l'avoit fait peser excessivement sous la corde. (*Extrait d'un ouvrage périodique, intitulé le Pour et le Contre, 1733, tome I., art. Invention nouvelle de l'art.*)

On pendit, il y a plusieurs années, à M...., un homme employé dans les fermes ; les Pénitens blancs de cette ville, qui comptoient cet homme au nombre de leurs confrères, furent prompts à le détacher de la potence. Dès que

que l'exécuteur l'eût abandonné, ils le portèrent dans leur chapelle, où on ● saigna trois
fois dans l'intervalle d'environ deux heures ;
le pouls étoit imperceptible avant la première
saignée ; mais il se développa à la seconde, à
mesure que le sang sortoit ; il étoit fort rare
alors, et battoit à peine quarante fois dans une
minute : cet homme, rappellé à la vie, se mit
sur son séant, et demanda de l'eau, d'une
voix très-foible et très-rauque ; il rendit plusieurs crachats sanglans, et but avec avidité
une assez grande quantité d'eau qu'on lui présenta ; sa voix s'éclaircit alors, son pouls devint naturel, et sa respiration fut toujours
très-tranquille, jamais précipitée ; avant de
boire il frappoit souvent avec son pied la bière
dans laquelle il étoit étendu, et ces mouvemens étoient involontaires ; mais, lorsqu'il
eut bu, tous ses mouvemens s'appaisèrent, et
il fut assez tranquille : peu après, le cou sur
lequel la corde avoit fait une impression profonde d'un pouce, s'enfla considérablement,
et aucun des chirurgiens qui étoient présens,
n'osant, par une crainte frivole, le saigner à
la veine jugulaire, au-dessus de l'impression
de la corde, ce malheureux s'endormit paisiblement, sans que sa respiration devînt plus
laborieuse ou plus fréquente ; le pouls de-

TOME III.   E

vint peu-à-peu plus petit et moins fréquent ,
et il mourut enfin par l'accumulation du sang
dans le cerveau. Peu de tems avant sa mort ,
le pouls battoit à peine trente-six fois dans une
minute , et il etoit très-difficile d'appercevoir
les mouvemens de la respiration , tant elle
étoit petite et rare.

On voit, par cette observation, que le pouls se
développe à mesure qu'on diminue la quantité
du sang qui comprime le cerveau ; les convulsions qui étoient une suite de lésion de cet organe, cessent à mesure que la cause, qui les produisoit, diminue ou disparoît. L'eau que cet
homme but rappella ses esprits , et mit en jeu
ou développa davantage l'action des organes
vitaux ; en un mot , la respiration fut toujours
tranquille et peu fréquente : preuve bien posi-
tive que la plupart de ces accidens , et la mort
sur-tout étoient moins dus à l'interception
de la respiration , qu'à l'engorgement des vaisseaux du cerveau , d'où résultoit une apoplexie sanguine. Il est pourtant clair que la
voix rauque et foible , les crachats sanglans ,
et sur-tout la facilité qu'on éprouva à le rappeler à la vie , annoncent que l'interception
primitive de la respiration avoit été l'une des
principales causes de cette apoplexie , puisque la dilatation et l'affaissement alternatif des

poumons n'ayant plus lieu , la circulation s'y trouvant difficile et lente , ce sang se porta et s'accumula en grande abondance dans les parties supérieures.

Les différentes règles , et les réflexions que j'ai rapportées dans cet article , ne sont pas seulement applicables dans le cas de *suspension* , ou ce qui est de même, dans le cas où un homme est soutenu en l'air par une corde passée autour du cou ; mais elles conviennent encore , dans quelque cas , où un homme assis ou appuyé sur le pavé cesse de se soutenir par les jambes ou les fesses , et s'abandonne à une corde fixée plus haut que sa tête. (1)

---

(1) Cet article est encore de M. de la Fosse.

RAPPORT.

LE terme de *rapport* tire son origine du verbe latin *refero*, qui signifie *je rapporte* ; mais on peut dire qu'il est encore de plus près dérivé du mot substantif *relatio*, qui signifie *rapport* ou *récit d'une chose*.

Selon cette première idée, il faut entendre, par les *rapports* en médecine et en chirurgie, des actes authentiques et publics, que les médecins et les chirurgiens titrés sont obligés de faire en justice quand ils en sont requis par le magistrat, pour certifier, sur leur conscience, de l'état de ceux qu'ils visitent, soit sains, malades, blessés ou décédés, afin que les juges, ou ceux qui ont droit d'y prendre part, en étant bien informés, fassent ou ordonnent, en conséquence, ce qui est raisonnable pour le bien du public et des particuliers.

Des différences de rapports en médecine et en chirurgie.

Tous les *rapports* en médecine et en chirurgie , quels qu'ils soient, peuvent se réduire sous trois espèces générales , qui sont les rapports proprement pris , les certificats d'excuse et les estimations.

Le *rapport* proprement pris , est une cerfication à justice , faite par un ou plusieurs médecins ou chirurgiens titrés, de l'état où ils ont trouvé le corps humain vivant ou mort , dans son tout , ou dans quelques-unes de ses parties. Ces rapports , proprement pris , sont de trois espèces ; savoir : dénonciatifs , provisoires et mixtes.

On nomme *rapports dénonciatifs* ceux que toutes sortes de médecins ou chirurgiens font de quelque blessure que ce soit , à l'heure même , ou bientôt après , à la réquisition des blessés ou de ceux qui s'intéressent pour eux, auxquels *rapports* les juges n'ont d'égard qu'autant qu'ils les croient justes et raisonnables. Je dis que les juges n'ont à ces rapports dénonciatifs que l'égard qu'il leur plaît ; parce que , n'étant que des témoignages volontaires, ils sont sujets à suspicion.

Les rapports proprement pris de la seconde espèce , que l'on nomme *provisoires*, sont ceux qui se font par les médecins ou chirurgiens jurés en titre d'office , proposés pour les rapports , et qui sont ordonnés par le juge.

L'on obtient toujours pour les blessés, au moyen de ces rapports, quand les faits qui sont rapportés le méritent, des provisions, tant pour leurs alimens et médicamens que pour leurs frais de poursuite.

Sous la troisième espèce de rapports proprement dits, que l'on peut appeler *rapports mixtes*, on comprend ceux qui sont donnés sur la simple réquisition des blessés; mais qui, étant faits ou approuvés par les médecins ou chirurgiens titrés, ne laissent pas d'être provisoires, quoique la partie adverse en puisse contester l'exécution, quand il s'agit d'une seconde provision, en demandant, par une requête présentée au juge, une contre-visite; et, en ce cas-là, les juges nomment des médecins ou chirurgiens d'office pour faire le rapport, qui prévaut même sur celui des chirurgiens titrés.

De la validité des rapports en médecine.

Comme l'usage des rapports sur quelque matière que ce soit, n'a été établi en justice que pour connoître des vérités dont les juges ne peuvent pas s'instruire par eux-mêmes, leurs lumières, toutes pénétrantes qu'elles soient ne suffisant pas pour les éclaircir à fond du détail de tous les faits qui concernent les différentes professions des hommes, il a été d'une grande importance, particulièrement à l'égard des rapports sur les blessures, qui peuvent quelquefois décider de la vie ou de la mort des accusés, d'engager les chirurgiens à ne se point éloigner de la vérité dans la relation des faits qui dépendent de leur art.

Or, comme il se trouve peu de gens si confirmés dans le mal, qui ne soient intimidés par la religion du serment, c'est avec raison que l'on a ordonné que tous les autres titres dont les médecins ou chirurgiens pourroient être revêtus, ne rendroient point leurs *rapports* valables, s'ils ne s'étoient astreints, par un serment exprès, à faire ces actes avec fidélité.

C'est aussi pour cela, que de quelque caractère que les médecins ou chirurgiens soient pourvus, ils ne sont admis, par aucun juge civil ou criminel, à faire des *rapports*, qu'après avoir prêté ce serment entre ses mains; et même que les juges subalternes sont toujours bien fondés à demander ce même serment, dans les cas extraordinaires, aux medecins ou chirurgiens qu'ils nomment d'office pour faire des *rapports*, quand même ils ne pourroient pas ignorer que ces dénommés ne l'eussent déjà fait en des cours supérieures. C'est donc ce serment qui est la première condition essentielle à la valadité des *rapports.*

Des conditions requises pour bien faire les rapports proprement pris.

Il faut qu'un médecin ou chirurgien , pour se bien acquitter de sa fonction, en faisant les trois sortes de *rapports* proprement dits, observe nécessairement plusieurs choses.

1°. Il doit les faire dans un esprit d'équité, et avec une intégrité qui soit à toute épreuve ; de manière qu'elle ne puisse être ébranlée par des offres avantageuses, ni séduite par les prières de ses proches , et qu'elle le rende sourd aux instances de ses amis , aux sollicitations des puissances , et de tous ceux à qui il est redevable des bienfaits les plus insignes.

2°. Il faut qu'un homme de l'art , intègre , examine tout par lui-même, et qu'il ne s'en rapporte en aucune façon à ses collègues ou à ses élèves , dont l'ignorance et l'infidélité pourroient le faire tomber en faute sans le savoir. C'est néanmoins à quoi beaucoup de médecins ou de chirurgiens manquent , principalement à Paris, où il y a un grand nombre de privilégiés, qui, n'ayant pas de titre pour faire des *rapports*, engagent un maître à les signer pour eux ; ce que ces maîtres font trop légèrement sur la foi de ces subalternes, sans voir les blessés ou les malades pour qui les *rapports* sont faits.

3°. Un homme de l'art, judicieux, est obligé à ne rien dire d'affirmatif, dans son *rapport*, sur les causes absentes, sur les douleurs, et généralement sur tout ce qui ne tombe pas sous les sens ; parce que le récit qui lui en est fait, soit par le malade même, soit par les assistans, lui doit toujours être suspect.

4°. Il doit prendre toutes les précautions possibles pour ne pas être trompé par des maladies feintes, par des contorsions ou des convulsions simulées, du sang seringué, des tumeurs apparentes, des contusions en peinture, ou par de semblables artifices ou fourberies.

5°. Il doit faire ses pronostics d'une manière douteuse, parce que l'événement des maux et des blessures est toujours incertain ; et il vaut mieux, dans les faits de conséquence, suspendre son jugement que d'être trop décisif, particulièrement quand il s'agit de prédire la mort, ou d'assurer la guérison des blessés.

6°. Il est encore absolument nécessaire qu'il

marque avec précision , dans les *rapports*, la largeur et la profondeur des plaies , et qu'il désigne bien les signes par lesquels on peut juger de la lésion des parties intérieures.

7°. Il doit faire son possible pour bien déclarer l'essence des blessures, pour bien exprimer les accidens qui les accompagnent , et pour déterminer ensuite ce que l'on en peut espérer , et ce que l'on en doit craindre, l'ordre qu'il faudra tenir dans la curation , dans quel tems à-peu-près elle pourra être accomplie ; le régime que l'on doit faire observer aux malades ou aux blessés ; s'ils doivent rester au lit ou non ; et s'ils ne pourront point vaquer à leurs affaires dans le tems même de leur traitement.

8°. Il faut encore qu'il observe avec soin si les blessures pour lesquelles le *rapport* est requis ou ordonné , ont été les véritables causes de la mort , de l'impuissance , ou des autres accidens arrivés au blessé ; et cette instruction est très-nécessaire dans la procédure criminelle ? parce que, si le blessé est mort par une autre cause que celle de la blessure qu'il a reçue , celui qui l'a blessé n'est pas responsable de sa mort , sa blessure n'ayant pas été mortelle par elle-même.

9°. Le médecin ou le chirurgien qui fait son

rapport, ne doit pas négliger de marquer si le blessé l'est venu trouver pour être visité ou pansé, ou s'il a été requis de se transporter chez lui pour en faire la visite et le pansement; en ce cas, il doit marquer s'il l'a trouvé couché ou debout, vaquant à ses affaires, ou dans l'impuissance d'y donner ses soins.

10°. Il ne doit rien oublier de tout ce qui peut donner au juge quelque éclaircissement, pour juger avec équité et avec connoissance de cause : il doit, sur tout cela, s'exprimer en termes clairs et intelligibles, et ne se point mettre en peine d'étaler son prétendu savoir, en affectant de se servir de termes barbares et d'école, comme font plusieurs chirurgiens, qui croient ne parler savamment que lorsqu'ils ne sont point entendus.

11°. Un homme de l'art judicieux doit bien prendre garde de ne pas passer d'un excès à l'autre, et sous prétexte de bien éclaircir un fait, de ne pas charger ses *rapports* d'une longue suite de raisonnemens. Ces sortes de discours scientifiques ne peuvent être plus mal employés que dans un récit, dont la perfection dépend de sa simplicité, de sa précision et de sa briéveté, accompagnée d'une grande exactitude dans la vérité des faits. Or, cet avis n'est pas donné sans raison, puisqu'il s'est trouvé des chirurgiens assez extravagans, pour tracer des figures géométriques dans leurs *rapports*, et assez peu sensés pour s'imaginer qu'ils se rendroient recommandables aux juges, en leur faisant voir qu'ils pouvoient démontrer géométriquement l'effet des forces mouvantes, et la pesanteur des corps liquides, etc.

12°. Il ne doit pas présumer de son savoir et de sa capacité, jusqu'au point de se croire infaillible; ensorte qu'une telle présomption l'empêche de prendre conseil dans les choses douteuses et difficiles; parce que l'amour-propre aveugle celui qu'il obsède, et que cet aveuglement le conduit à l'erreur.

13°. Il est enfin fort à propos que les *rapports* soient faits sans connivence, et avec tout le secret possible; c'est pour cela que l'ordonnance porte qu'on les délivrera cachetés, parce que la révélation du secret attire souvent l'impunité du crime et et la persécution de l'innocence.

Des certificats d'excuses ou exoënes.

On entend par l'exoëne ou le certificat d'excuse, une certification par écrit donnée par un médecin ou par un chirurgien, con-

jointement ou séparément, sur l'état des particuliers, soit à leur simple réquisition ou
par ordonnance de justice, tendant à faire
connoître à ▓▓▓ ceux qui ont droit d'y prendre part, la vérité des causes maladives qui
peuvent les dispenser valablement de faire
bien des choses dont ils seroient tenus, s'ils
jouissoient d'une santé parfaite.

Ces sortes de certifications sont de trois
espèces ; savoir : ecclésiastiques, politiques
et juridiques.

Les exoënes ecclésiastiques tendent à obtenir du pape, des évèques, des prélats, et
de tous ceux qui ont quelque supériorité dans
la hiérarchie ecclésiastique, des dispenses
concernant l'exercice de certaines fonctions
bénéficiales, l'observation des lois canoniques, la dissolution du mariage sur faits
d'impuissance, attribués à l'un ou à l'autre des
conjoints.

Les exoënes politiques regardent tout l'état
en général, ou le service des maisons nationales en particulier.

Les premiers se font en France, à la réquisition de ceux que leurs maladies ou leurs
blessures empêchent de vaquer à leurs charges, emplois et fonctions. Ceux de la seconde espèce, qui regardent le service des

maisons nationales, sont demandés par les officiers de ces maisons. Dans ces sortes d'exoënes politiques, on n'observe aucune formalité judiciaire, étant de simples certificats qui sont délivrés par ordre des supérieurs, ou à la réquisition des particuliers. La seule précaution qu'on y apporte, est de n'y avoir égard, que lorsqu'ils sont donnés par des médecins ou chirurgiens d'une réputation connue, et non suspects de subornation.

Les exoënes juridiques ont lieu dans les procédures civiles et criminelles, pour retarder le jugement d'un procès, dont l'instruction ou la poursuite demande la présence des parties.

Ils sont encore requis ou ordonnés, lorsqu'il est question d'élargir, de resserrer, ou de transférer un prisonnier que le mauvais air feroit périr infailliblement; quand il s'agit de commuer la peine d'un forçat qui n'est pas en état de servir sur les galères; d'épargner dans certains pays, ou de modérer les douleurs de la torture à un criminel que sa foiblesse met hors d'état d'en essuyer la violence.

La grossesse ou les couches des femmes, sont encore des raisons valables pour les dispenser de comparoître en personne, afin de

répondre aux accusations qui leur sont intentées.

Or, il faut pour la validité des exoënes,
non-seulement une procuration spéciale de la
part des exoënés, par laquelle on affirme à
l'audience de la validité des exoënes; mais
l'ordonnance veut encore que l'on produise le
rapport d'un médecin approuvé, qui ait affir-
mé de la vérité de sa certification pardevant
le juge du lieu.

Au reste, toutes les circonstances marquées
pour bien faire les *rapports* proprement pris,
doivent être gardées dans les exoënes juridiques, sur-tout dans la procédure criminelle.

Des rapports comprenant les estimations des visites, pansemens et médicamens.

L'on doit entendre par un *rapport* d'estimation en médecine et en chirurgie, un jugement par écrit donné par un ou par plusieurs
médecins et chirurgiens jurés, sur l'examen
d'un mémoire de visites, pansemens, et de
médicamens qui leur est remis par un médecin ou chirurgien, auquel le paiement en
est contesté par celui qui en est le débiteur,
soit qu'ils lui aient été faits ou fournis à lui-
même, ou que le chirurgien y ait travaillé par

son ordre, ou qu'il ait été condamné par justice à en faire les frais.

Les estimations ont donc lieu en justice, lorsque les salaires sont contestés par les débiteurs aux gens de l'art qui les ont traités, soit qu'ils refusent absolument d'entrer en paiement, ou qu'ils leurs fassent des offres qui ne soient pas recevables ; car, en ce cas-là, les juges ordonnent que les mémoires concernant les opérations, pansemens et médicamens en question, seront prisés et estimés par des experts qui sont quelquefois nommés d'office ; mais ordinairement dont les parties conviennent ; le demandeur en nommant un, et le défenseur un autre.

Mais au surplus, soit que les experts aient été nommés d'office, ou que les parties en soient convenues, on observe toutes les formalités nécessaires, pour que les juges puissent faire droit aux parties avec toute l'équité possible.

Il y a ici des règles générales et particulières à observer dans toutes sortes d'estimation de chirurgie.

Par exemple, 1°. les experts doivent considérer le mérite de l'opération, parce que celles qui demandent beaucoup de dextérité et d'expérience, ou qui sont pénibles et laborieuses,

borieuses, doivent être mieux payées que celles
qui sont faciles, communes, et que l'on fait
sans beaucoup de peine et de travail.

2°. Il faut quelquefois aussi avoir égard à
l'importance des maladies ; par exemple, un
chirurgien qui réunira en fort peu de tems une
grande division dans les chairs, par la suture,
par la situation, et par un bandage convenable, méritera d'être beaucoup mieux récompensé qu'un chirurgien ignorant, qui aura tam-
ponné une semblable plaie, et qui ne l'aura
conduite à sa guérison, qu'après une longue
suppuration, et qu'après avoir fait souffrir au
blessé de cruelles douleurs qu'il lui auroit
épargnées, aussi bien qu'un traitement fort
ennuyeux, s'il eût été bien versé dans son
art, dont une des meilleures maximes l'engage à traiter ses malades promptement et
sûrement, et avec le moins de dérangement
qu'il est possible.

Je ne prétends pourtant pas inférer de-là,
que le tems qu'on emploie dans les traitemens, ne doit pas être considéré dans les
estimations de chirurgie, parce qu'il y a des
maladies si grandes par elles-mêmes, qui ont
de si fâcheuses complications, et auxquelles
il survient un si grand nombre d'accidens,
que l'on ne peut très-souvent les guérir que

Tome III.   F

par un long traitement. Il y en a même qui
sont légères en apparence, et que la mauvaise
disposition des sujets rend néanmoins très-
longues et très-difficiles à guérir. Or, les experts
doivent peser sur toutes ces choses , afin de
faire leur estimation avec équité.

3°. L'on doit beaucoup insister dans la taxe
d'un mémoire sur la qualité des personnes qui
ont été traitées, aussi bien que sur leurs facultés ; car plus les personnes sont élevées en dignité, plus aussi demandent-elles de sujétion ,
de soins , de visites, d'assiduités , qui méritent
par conséquent une plus ample récompense :
outre que les fonctions des chirurgiens qui
n'ont rien de fixe , sont toujours payées à
l'amiable par les honnêtes gens , selon le
rang qu'ils tiennent , et cet usage doit servir
de règle dans les estimations.

La considération des facultés des malades
n'est pas moins essentielle en ces rencontres
que celles de leurs qualités , parce qu'il y
a tel marchand , ou officier de robe , ou sur-
tout tel employé dans les fermes , qui s'in-
commoderoit moins en payant largement un
traitement d'importance , que beaucoup de
gens de la première qualité, dont les biens ne
répondent pas à leur naissance.

4°. Il faut que les vues des experts s'étendent jusque sur la distance des lieux ; car il ne seroit pas raisonnable qu'un chirurgien qui auroit été d'un bout d'une grande ville à l'autre, pendant trois ou quatre mois, pour faire un traitement de conséquence, principalement à Paris, ou à une lieue et plus dans la campagne, ne fût pas mieux payé qu'un autre chirurgien qui auroit fait un pareil traitement dans son voisinage.

Enfin les experts doivent en même tems porter leur estimation à des prix honnêtes, équitables et indispensables.

Des talens nécessaires pour bien faire toutes sortes de rapports.

Quoiqu'il soit vrai de dire, généralement parlant, que les chirurgiens les mieux versés dans la théorie et dans la pratique de leur art, sont aussi les plus capables de bien faire toutes sortes de *rapports* en chirurgie, il y a néanmoins des parties de cet art plus particulièrement requises pour y bien réussir, et ces parties dépendent ou de l'anatomie, ou de la doctrine des maladies chirurgicales, qu'il faut connoître par leurs propres signes, par pratique et par théorie. Il faut avoir aussi beaucoup d'expérience dans la bonne méthode de traiter ces maladies.

A l'égard de l'anatomie, il faut pour bien faire les *rapports*, savoir : celle que l'on nomme *utile*, c'est-àdire, celle qui tombe sous les sens, préférablement à celle qui est appelée *curieuse*, laquelle consiste dans certaines recherches que l'on fait avec le secours du microscope, des injections et des tuyaux qui servent, en introduisant l'air dans les conduits, à les rendre plus visibles.

Il faut, par exemple, qu'un chirurgien, pour bien faire ses *rapports*, soit parfaitement instruit de la structure, de l'ordonnance, du nombre, et de la conjonction des os, parce qu'il ne peut, sans elle, bien connoître les fractures et les dislocations de ces parties, qui fournissent souvent matière à faire des *rapports* : outre que ces masses solides, étant fixes et permanentes, lui donnent lieu de mieux désigner la situation des autres parties qui sont attachées aux corps durs, et auxquelles elles servent d'appui.

Il ne doit pas être moins informé de la situation et de l'ordonnance, du progrès des muscles et des vaisseaux considérables, afin de pouvoir juger de l'issue des plaies, qui sont faites à la surface du corps et aux extrémités, tant supérieures qu'inférieures, et cela tant par rapport à l'hémorrhagie, qui est plus ou moins fâcheuse, selon que les vaisseaux ouverts sont plus ou moins gros, qu'eu égard à la perte du mouvement de quelque organe, lorsque les tendons, ou les ligamens des jointures, se trouvent intéressés dans les plaies.

Il est encore absolument nécessaire qu'un homme de l'art, pour bien faire ses *rapports*, se soit appliqué à examiner la situation de tous les viscères dans les trois cavités principales, qui sont la tête, la poitrine et le bas-ventre; comment ils sont placés dans les différentes régions qui partagent ces cavités, et comment ils correspondent au-dehors, afin que la division, que l'instrument offensif a fait à l'extérieur, lui donne lieu de juger quel viscère peut être blessé dans l'intérieur, quand les plaies sont pénétrantes.

La connoissance des maladies chirurgicales lui est absolument nécessaire pour en exprimer, dans ses *rapports*, l'essence, les signes, les accidens et les pronostics; la pratique sur tout cela, lui est encore plus nécessaire que la théorie; car quand il s'agira de caractériser une maladie, et de juger de ses suites, comme, par exemple, lorsqu'on sera en doute si

F 3

certains sujets sont attaqués de vérole , de lèpre , de scorbut , de bubons pestilentiels , de
cancer , d'écrouelles , etc. , un chirurgien qui
aura beaucoup vu et traité de ces sortes de maladies , en jugera bien mieux , et plus sûrement qu'un autre qui se sera contenté de lire
avec application les livres qui en discou-
rent.

Il faut néanmoins qu'il soit savant , indépendamment qu'il doit être expérimenté dans
la méthode de traiter ces maladies , afin de
pouvoir marquer dans ses *rapports* l'ordre et
le tems de leur curation , et de pouvoir juger
si les autres chirurgiens y ont procédé métho-
diquement ou non.

Il faut de plus qu'il connoisse bien les remèdes , leurs prix et leur effet , tant pour ne pas
adjuger dans les estimations le paiement de
plusieurs remèdes qui auroient été inutiles ou
contraires à la maladie , qu'afin de pouvoir
estimer , selon leur juste valeur, ceux qui ont
été utilement administrés.

Mais comme l'objet des plaies fournit seul
plus de matière aux *rapports* de chirurgie
que toutes les autres maladies qui sont du ressort de cet art , il résulte que le chirurgien
doit s'y appliquer tout entier pour éviter les
erreurs dans les *rapports* en ce genre. Eh !

combien de connoissances ne demandent-ils
pas ! Depuis qu'Hippocrate a avoué ingénue-
ment et en grand homme, s'être trompé, en
prenant dans une blessure à la tête, la lésion de
l'os pour une suture, que personne ne pense
pouvoir être à l'abri d'une faute après l'exemple du prince des médecins ; mais sur-tout si
le chirurgien et le médecin s'apperçoivent,
dans le traitement d'une blessure, avoir commis quelqu'erreur semblable, par négligence
ou par ignorance, il est de leur devoir et de
l'équité, d'en faire l'aveu au juge dans leur
rapport, afin que celui qui auroit porté le
coup, ne soit point puni de la faute d'autrui.

Une autre observation bien importante
dans tous les rapports de blessure, c'est de
ne point attribuer légèrement la mort qui a
suivi, à la blessure comme à sa cause. Souvent la mort arrive tout à coup, en conséquence des causes cachées jusqu'alors. On
peut donc imputer mal-à-propos le terme de
notre vie à des accidens qui n'y entrent pour
rien, ou du moins pour peu de choses. Souvent des ignorans, en visitant des cadavres,
au lieu d'étudier les blessures, en forgent d'i-
maginaires.

Enfin, l'on ne sauroit être trop circonspect
à définir le tems qui doit s'écouler entre la

blessure et la mort pour décider que la plaie
étoit absolument mortelle. Nombre de personnes pensent que si le blessé passe le neuvième jour, on ne doit point alors attribuer à
la blessure la mort qui survient, mais qu'au
contraire, si le blessé meurt avant ce tems,
la plaie est absolument mortelle.

Cette idée n'est cependant qu'un préjugé
populaire, dont un habile homme ne doit
point se préoccuper. Une artère étant coupée
au bras ou à la cuisse, pourra causer la mort
au bout de quelques heures, et même plus
promptement, quoique cette plaie ne fût pas
absolument mortelle, et qu'on eût pu y apporter du remède. Si un intestin grêle se trouve
coupé près du pylore, le blessé pourra vivre
quelques jours jusqu'à ce qu'il tombe en consomption par défaut de nutrition, et cependant cette plaie sera absolument mortelle. Ces
exemples suffisent pour prouver combien la
doctrine des *rapports* est délicate, et combien elle exige de talens, de prudence, de
connoissances et de précautions.

Il nous reste à donner quelques modèles
généraux des différentes espèces de *rapports*
dont nous avons parlé ; nous commencerons
par les exoënes.

Exoëne pour une prisonnière.

Rapporté, par moi maître chirurgien, juré à Paris, qu'en vertu de l'ordonnance de MM. les officiers du grenier à sel, de cette ville, en date du 3 mars 1695, je me suis transporté ès prisons du Fort-l'Evêque, aux fins de voir et visiter, au désir de ladite ordonnance, la nommée Jaquelinne Bataille, âgée de cinquante ans ou environ, à laquelle j'ai remarqué une glande tuméfiée, et disposée à suppurer, située sous l'aiselle gauche, et un grand nombre de pustules dartreuses aux fesses et aux cuisses, outre qu'elle s'est plainte à moi d'avoir la fièvre considérablement les soirs, toutes lesquelles indispositions me paroissent être causées par un sang échauffé et corrompu, devenu tel par le mauvais air qu'elle respire depuis long-tems, et par l'usage des mauvais alimens dont elle a été nourrie; c'est pourquoi j'estime, sous le bon plaisir néanmoins de mesdits sieurs du grenier à sel, que ladite prisonnière a besoin, pour guérir de ses incommodités, d'être saignée, purgée et traitée suivant les règles de l'art, de respirer un meilleur air, et d'user de bons alimens; de plus, elle doit coucher, boire et

manger seule , jusqu'à ce qu'elle soit en état
de faire les remèdes nécessaires ; sans ces remèdes , elle ne manquera pas de communiquer
ses maux aux autres prisonniers. Fait à Paris ,
les jour et an que dessus (1).

Rapport de la condition d'un coup d'arme
   à feu , pour savoir si l'arme a crevé dans
   la main du blessé, ou si le coup a été tiré
   exprès sur sa personne.

Rapporté par moi , soussigné, maître chirurgien , juré à Paris , que de l'ordonnance
verbale de nos seigneurs du grand-conseil

---

(1) Dans un rapport , on ne doit pas , ce me semble ,
se servir de termes qui , en Médecine , soient ou dis-
cutés , ou même sujets à discussion. Tels sont , dans ce
rapport, ceux-ci : *Lesquelles indispositions me paroissent*
être causées par un sang échauffé et corrompu. Cette cause
de maladie , dans ce cas , étant fausse ou au moins étant
réputée telle , ne doit pas entrer dans un rapport. Je n'ap-
prouverois pas encore que dans un rapport , on dit en détail , quel traitement on doit employer pour telle maladie ; *par exemple* , dans ce rapport , il est dit que la malade doit être saignée et purgée ; et beaucoup de médecins regarderoient ce traitement contraire à la maladie.
On pouvoit donc dire , simplement, *afin d'être traitée*
selon les règles de l'art , etc.

j'ai vu et visité le nommé Edme Hamon, dit l'Angevin, en présence de M. Lucas, procureur de la partie, qui ont requis de moi, si les blessures dudit l'Angevin ont été faites par une arme à feu crevée dans les mains du blessé, ou par un coup de cette arme qui lui auroit été porté en dehors. Après avoir considéré, avec attention, toutes les cicatrices, leurs figures et leur situation, je les ai trouvées trop ramassées entr'elles pour procéder d'une arme crevée entre les mains du blessé, laquelle cause toujours à la main de terribles écartemens, qui produisent des cicatrices fort étendues; ce qui me fait croire que ces cicatrices ont succédé à un coup qui a été tiré de propos délibéré sur la personne dudit l'Angevin. Fait à Paris, ce 14 avril 1662 (1).

_____

(1) Il est possible que ce rapport fut exact, et que réellement les cicatrices fussent une preuve que l'Angevin avoit été blessé par un coup de feu tiré sur lui, et non par un fusil crevé dans ses mains; mais je demande si ce rapport nous instruit assez de la grandeur, de la figure, du lieu de la cicatrice, et sur quels fondemens on assure que le blessé avoit reçu un coup de feu ?

Rapport d'estimation , de pansemens et médicamens , pour une fracture compliquée à la cuisse.

Nous, médecin et chirurgien du roi, en son châtelet de Páris , soussigné, certifions, qu'en vertu d'une sentence contradictoire , rendue au châtelet par M. le lieutenant civil, en date du 15 février 1695 , laquelle ordonne que les pansemens faits et fournis au sieur T...., capitaine au régiment de... par le sieur B... , chirurgien-major des hôpitaux du roi , seront par nous prisés et estimés , après avoir préalablement vu et visité le sieur T... pour certifier de sa guérison , nous avons procédé à ladite visite , et que nous avons remarqué audit sieur T... deux cicatrices encore récentes , très – considérables et fort profondes ; savoir , l'une située à la partie moyenne et antérieure de la cuisse droite , et l'autre à la partie moyenne et postérieure de la même cuisse , pareille à la précédente , que ledit blessé nous a dit être les vestiges d'un coup de mousquet , traversant la cuisse de part en part, et fracturant l'os dans son passage , laquelle plaie nous a paru très-bien guérie ;

et avoir été très-sagement traitée ; en sorte
que bien loin que le blessé ait lieu de se plain-
dre de la claudication à laquelle il est réduit,
au contraire, nous l'estimons fort heureux
que sa cuisse ait pu lui être conservée après
une si terrible blessure. Sur quoi, nous étant
appliqués à l'examen du mémoire qui nous a
été mis ès mains par ledit sieur B..., et après
avoir pesé juridiquement sur les soins, sujé-
tions et assiduités qu'il a été obligé de rendre
audit blessé, pendant plus de sept mois, tant
à la ville d'Ath, qu'en cette ville de Paris, nous
estimons que bien que la somme de 1,200 liv.,
demandée par ledit sieur B..., ne soit pas
exorbitante, par rapport à un traitement aussi
considérable, et à son heureux succès, il doit
néanmoins se contenter de celle de 800 liv.,
attendu qu'il nous est notoire que les biens
dudit sieur T...... ne répondent pas tout-à-fait
à sa qualité et à sa naissance. Fait à Paris, le
16 dudit mois et an.

*Rapport fait par des matrones, de leur visite
d'une fille de trente ans qui avoit été forcée
et violée.*

Nous, Marie Mirau, Christophlette Reine,
et Jeanne Porte-Poulet, matrones jurées de la

ville de Paris, certifions à tous qu'il appartiendra, que le 22ᵉ. jour d'octobre de l'année présente 1672, par l'ordonnance de M. le prévôt de
Paris, en date du 15 de cedit mois, nous nous
sommes transportées dans la rue de Pom-
pierre, en la maison qui est située à l'occi-
dent de celle où l'écu d'argent pend pour enseigne, une petite rue entre-deux, où nous
avons vu et visité Olive Tisserand, âgée de
trente ans ou environ, sur la plainte par elle
faite en justice contre Jacques Mudont, bour-
geois de la ville de la Roche-sur-Mer, duquel
elle a dit avoir été forcée et violée.

Le tout vu et visité au doigt et à l'œil, nous
avons trouvé qu'elle a les *tontons* dévoyés,
c'est-à-dire, la gorge flétrie; les *barbes* frois-
sées, c'est-à-dire, l'os pubis; le *lippion* re-
coquillé, c'est-à-dire, le périnée; le *pouvant*
débiffé, c'est-à-dire, la nature de la femme
qui peut tout; les *balunaux* pendans, c'est-
à-dire, les lèvres; le *lippendis* pelé, c'est-à-
dire, le bord des lèvres; les *baboles* abat-
tues, c'est-à-dire, les nymphes; les *halerons*
démis, c'est-à-dire, les caroncules; *l'entre-
chenat* retourné, c'est-à-dire, les membranes
qui lient les caroncules les unes aux autres;
le *barbideau* écorché, c'est-à-dire, le clitoris; le *guilboquet* fendu, c'est-à-dire, le cou

de la matrice ; le *guillenard* élargi , c'est-à-
dire , le cou de la pudeur ; la *dame* du milieu
retirée, c'est-à-dire, l'hymen; *l'arrière-fosse*
ouverte , c'est-à-dire , l'orifice interne de la
matrice. Le tout vu et visité feuillet par
feuillet, nous avons trouvé qu'il y avoit trace
de.......... etc. Et ainsi nousdites matrones,
certifions être vraies à vous, M. le Prévôt, au
serment qu'avons fait à ladite ville. Fait à
Paris , le 23 octobre 1762.

Ce *rapport* de matrones, avec l'explication
des termes ici transcrits, est tirée du *Tableau
de l'Amour*, du sieur Nicolas Venette, médecin. On l'a copié sur le Dictionnaire de Tré-
voux (1).

*Rapport de la visite d'une fille de dix ans ,
qui avoit été violée , et qui avoit en même-
tems contracté la vérole.*

Rapporté par nous chirurgien du roi en sa
cour de Parlement, maître chirurgien juré à
Paris , et maîtresse sage-femme jurée en titre
d'office au châtelet de ladite ville, qu'en vertu

---

(1) Il n'est pas nécessaire de remarquer que ce rapport
est ridicule par ses expressions , et qu'on ne doit se servir que d'expressions connues et admises.

d'une requête répondue par M. le lieutenant-
criminel, en date du 27 septembre dernier,
laquelle ordonne que M. A. L. C., âgée de
dix ans, fille de Joseph L. C., joueur d'instrumens, et de R. N. sa femme, sera par
nous vue et visitée, nous nous sommes à cet
effet assemblés en la maison de J. B., l'un
de nous, auquel lieu ladite M. A. L. C. nous
a été amenée par son père, lequel, avant qu'on
procédât à la visite en question, nous a dit que
sadite fille avoit été violée il y a six mois ou
environ, et que deux mois après ladite violence, il lui avoit paru des pustules en différentes parties de son corps, accompagnées d'une
inflammation douloureuse aux pharinx, et
d'une grande douleur de tête. Sur quoi l'ayant
visitée en tout son corps, nous avons remarqué à sa vulve les vestiges d'une contusion et
d'un écartement (1), qui ont procédé de l'intro-
mission (2) que l'on a faite en cette partie, que
nous avons trouvée toute humectée du suintement des glandes vaginales. De plus, nous
avons remarqué à ladite fille une inflammation

---

(1) Il est assez étonnant qu'au bout de six mois l'on
pût remarquer de pareils signes.

(2) De quoi ? Est-ce d'un pessaire, d'une tente ou d'un
membre viril ?

ulcéreuse

ulcéreuse, et un gonflement sensible aux glandes du gosier, nommé *amygdales*, et quantité de pustules plates et farineuses à la tête, aux bras, aux cuisses et en d'autres endroits de son corps, qui nous ont paru d'un mauvais caractère, et participer de virulence vénérienne. Enfin, ladite M. A. L. C. ayant été interrogée par nous de ce qu'elle ressentoit en tout son corps, elle s'est plainte de ressentir des douleurs continuelles à la gorge et à la tête depuis quinze jours, et principalement la nuit ; ce qui nous a déterminés à déclarer qu'elle a besoin d'être incessamment traitée de la maladie vénérienne dans toutes les formes (1). Fait à Paris, ce neuvième jour du mois d'octobre 1698.

---

(1) Tout ce que l'on apperçoit, dans ce rapport, c'est que la jeune fille avoit un suintement des glandes vaginales, mais on ne sait de quelle nature ; qu'elle éprouvoit des maux de gorge et de tête depuis quatre mois, tandis que par sa réponse elle ne les éprouve que depuis quinze jours ; qu'enfin, elle a des pustules farineuses sur tout le corps, et qu'il faut qu'elle subisse un traitement anti-siphylitique. Mais est-il bien clair que cette maladie soit vénérienne ? C'est ce qui n'est pas prouvé par le rapport.

Rapport au sujet d'un enfant étouffé.

Nous , médecin et chirurgien du roi en son Châtelet de Paris , soussignés , certifions que cejourd'hui 21 décembre 1689, en vertu de l'ordonnance de M. le lieutenant-criminel , nous nous sommes transportés en la rue des Rosiers , quartier Saint-Antoine , où est demeurant Josse Frocheux , maître cordonnier à Paris , pour voir et visiter le corps de Crêpenian Frocheux , son fils , âgé de huit à neuf mois, décédé la nuit dernière , duquel nous avons trouvé la face de couleur violette et pourprée, la bouche et le nez couverts d'écume ; et après l'ouverture que nous en avons faite , les poumons pleins d'un air écumeux. Pour raison de quoi et de la bonne disposition de toutes les autres parties de son corps , tant intérieures qu'extérieures , nous avons jugé qu'il a été étouffé et suffoqué par quelque personne endormie , par quelque animal qui s'est couché sur son visage , ou de quelqu'autre manière à-peu-près semblable , qui ne peut nous être connue ; et nous avons été en quelque façon confirmés dans ce jugement par plusieurs personnes présentes à ladite visite , qui nous ont assuré que ledit enfant étoit, le jour précédent, en parfaite santé (1).

Fait à Paris, etc.

Rapport concernant un corps mort de la foudre.

Rapporté par moi maître chirurgien juré au bourg de Lonjumeau, qu'en vertu de l'ordonnance de M. le prévôt au siége dudit bourg, j'ai vu et visité le corps de feu Martin Josier, dit Lavallée, âgé de quarante ans ou environ, étant au service du sieur Bertrand Vaugire, receveur de la terre et Marquisat de Chilly, en qualité d'un de ses charretiers; auquel j'ai d'abord observé qu'il exhaloit de son cadavre une odeur sulphureuse, et je lui ai ensuite apperçu, sur le haut de la tête, un endroit plus froid que le reste du corps, ce qui m'ayant porté à examiner plus soigneusement ledit endroit, j'y ai trouvé nombre de poils brûlés et réduits en poussière de la largeur d'un écu, et au-dessous une petite ouverture de figure

---

(1) Après ce que l'on a vu aux articles *Suspension*, *Noyés*, *Infanticide* et *Mort violente*, on doit appercevoir qu'il manque quelque chose à ce rapport, d'ailleurs assez bien fait.

ronde entourée d'un cercle noirci, pénétrante comme une escarre dans toute l'épaisseur des tégumens; puis ayant introduit ma sonde dans cette ouverture, j'ai trouvé le crâne perforé dans toute son épaisseur, et ma sonde ne rencontroit aucun obstacle à pénétrer dans le vuide selon toute sa longueur; sur quoi, après avoir dilaté les tégumens, j'ai connu que le crâne étoit percé sur le milieu de la suture sagittale. Après cela j'ai scié le crâne, et j'ai reconnu que tant la dure et la pie-mère, que toute la substance du cerveau, étoient dissoutes en forme de bouillie délayée dans une liqueur noire. Enfin, examinant la base du crâne, j'ai apperçu un trou se glissant obliquement de la selle de l'os spénoïde vers l'os du palais, que j'ai trouvé percé du côté droit, et deux dents canines brisées en menues parties, et le muscle orbiculaire des lèvres tout noir et corrompu en dedans.

Toutes lesquelles observations font voir clairement que ledit Josier a été frappé de la foudre, qui, lui ayant percé le crâne de part en part, est sortie par la bouche, pendant l'orage qu'il a fait ce matin. Fait au bourg de Lonjumeau, le 26 juin 1680.

Rapport concernant deux garçons rôtis-
seurs, l'un trouvé mort, et l'autre fort
malade de la vapeur du charbon.

Rapporté par moi maître chirurgien juré à
Paris, que ce 16 janvier 1681, j'ai été mandé
avec empressement à cinq heures du matin,
en la rue aux Ours, dans une maison où est
demeurant le sieur L., maître rôtisseur à Paris,
auquel lieu j'ai été conduit au cinquième étage,
dans un petit réduit formé de planches, où
étoient gissans les nommés Olivier Graville et
Jacques Usart, deux des garçons dudit sieur
L., que j'ai trouvé ayant la face de couleur
plombée, sans pouls, sans mouvement, sans
parole, et avec une froideur universelle; et
comme je me suis d'abord apperçu que la fumée du charbon les avoit réduits en cet état
par la mauvaise odeur dont ce petit lieu étoit
encore infecté, j'en ai fait promptement tirer
l'un d'eux, qui est ledit Jacques Usart, en qui
j'ai remarqué quelques signes de vie par un
battement fort obscur que je lui ai senti à l'endroit du cœur, ledit Olivier étant mort sans
ressource (1). Or, pour secourir ledit Usart, en-

_____

(1) Il n'est pas dit, dans ce rapport, sur quels signes

G 3

core vivant, je lui ai ouvert la bouche avec un instrument convenable, je lui ai fait avaler un vomitif, et je lui ai soufflé dans les narines de la poudre d'euphorbe, pour lui exciter l'éternuement ; lesquels remèdes ayant opéré, ledit Usart a ouvert les yeux et recouvré la parole, se plaignant d'une grande pésanteur de tête, et d'une extrême lassitude et foiblesse. Après quoi j'ai conseillé audit sieur L. de faire appeler son médecin, pour ordonner au malade en question les autres remèdes dont il a besoin pour être parfaitement rétabli.

Fait à Paris, etc.

Rapport de visite du cadavre d'une femme qui s'étoit défaite elle-même par suspension.

Nous, médecin et chirurgien du roi, en son Châtelet de Paris, soussignés, certifions que sur le requisitoire de M. le commissaire M...., nous nous sommes transportés rue du

---

il a été jugé que ledit Olivier étoit mort sans ressource. Je ne discuterai pas les secours qui furent accordés à celui qui étoit encore vivant ; mais d'après ce qui a été dit dans d'autres articles, on doit voir qu'il y avoit des secours plus puissans à donner à cet asphixié.

Monceau-Saint-Gervais, vis-à-vis le grand portail de Saint-Jean-en-Grêve, à la première chambre d'une maison où pend pour enseigne la Corne de Cerf; auquel lieu, en présence dudit sieur commissaire et du sieur Bon de Billy, l'un des chirurgiens du nouveau Châtelet, nous avons visité le cadavre d'une femme qui étoit âgée de soixante-cinq à soixante-dix ans, ayant la langue noire, épaisse, et sortant un peu hors de la bouche avec un excrément gluant, rougeâtre et visqueux, venant tant de la bouche que du nez, lequel cadavre on nous a dit être celui de N. D., veuve du nommé T., maître couvreur à Paris. Nous avons trouvé ledit cadavre droit, l'extrémité des pieds à fleur de terre, et attachée par le cou à une solive qui sert de soutien à une soupente, par le moyen d'un cordon composé de deux rubans de fil de différente étendue, l'un large d'un pouce, et l'autre plus étroit, faisant les deux ensemble plus de six aunes de longueur, avec un gros nœud composé de plusieurs, lequel cordon pendant en bas, formoit une anse qui passoit entre le menton et le larynx, par-dessous les angles de la mâchoire inférieure, et entre les oreilles et les apophises mastoïdes, et par derrière, sur les parties moyennes et latérales de l'occiput; ayant fait

G 4

une profonde impression à toutes ces parties ,
et notammeut au-dessous de la simphyse du
menton , où étoit le nœud qui unissoit les
bouts du licou , au-dessous duquel étoit encore
une autre petite corde faisant six tours autour
du cou sans le comprimer ; de sorte qu'ayant
examiné toutes les circonstances ci-dessus
énoncées , aussi bien que celles qui sont insé-
rées au procès-verbal dudit sieur commissaire ,
et après avoir examiné toutes les parties dudit
cadavre , tant intérieures qu'extérieures , les
unes après les autres , nous avons reconnu que
la seule cause de la mort de cette femme a été
celle du licou qu'elle s'étoit elle - même préparé , selon toutes les apparences.
Fait à Paris le 7 mars 1690.

Certificat pour un religieux-prêtre , tendant
à obtenir en cour de Rome la permission
de continuer à dire la messe.

Nous soussignés , maîtres chirurgiens à Paris , certifions à tous qu'il appartiendra , qu'au
mois de juillet dernier , et pendant une partie
de celui d'août suivant , nous avons pansé le
R. P. Raymond , prêtre , religieux du tiers-
ordre de S. François au couvent de Picpusse ,
de son pouce droit , brisé et dilacéré par la

détente du ressort du gros-horloge de la maison, dans les roues duquel cette partie se trouva embarrassée, et que nous fûmes obligés de lui extirper cet organe (1) à l'heure même dans la jointure de sa première phalange avec l'os du métacarpe, étant impossible de le lui conserver ; ce qui n'empêche pas néanmoins qu'il ne soit parfaitement guéri de cette amputation, que les autres quatre doigts de sadite main ne fassent leur action à l'ordinaire, et ne suppléent par conséquent en quelque manière au défaut du pouce dont il est privé ; au moyen de quoi il est encore en état de satisfaire pleinement à la plupart des fonctions sacerdotales, et notamment à celles de célébrer la sainte messe. En foi de quoi nous avons signé le présent certificat pour valoir ce que de raison. Fait à Paris ce 17 septembre 1696.

Rapports d'ouvertures de cadavres. Premier rapport de l'ouverture du corps de Charles IX, l'an 1574.

Le 14, avant les calendes de juin, à quatre

_____

(1) Le pouce ne peut pas être appelé, d'une manière bien juste, un *organe*.

heures après-midi, l'on fit l'ouverture du corps de Charles IX, très-chrétien, roi de France.

Dans laquelle on apperçut et on observa ce qui suit : tout le parenchime du foie se trouva exangue et desséché ; et les extrémités de ses lobes vers les parties concaves tendantes à noirceur : la vésicule du foie dénuée de bile, affaissée sur elle-même et un peu noirâtre. La rate étoit sans aucun vice, il en étoit de même de l'estomac, dont le pylore étoit dans toute son intégrité. L'intestin colon étoit teint de jaune, et d'ailleurs dans son état naturel. L'épiploon étoit d'une mauvaise couleur, exténué à l'excès, brisé en partie, et sans aucune graisse. Les deux reins, la vessie de l'urine, et les urtères n'avoient contracté aucun vice.

Le cœur étoit flasque, et comme tabide ; et il ne se trouva, coutre l'ordinaire, aucune humidité renfermée dans le péricarde. Le poumon gauche étoit tellement adhérent aux côtes jusqu'aux clavicules, contre l'ordre naturel, qu'on ne put l'en détacher sans le rompre et le déchirer, et sa substance étoit toute pourrie, dans laquelle il s'étoit formé une vomique, dont la rupture fournit une excrétion purulente, putride et de très-mauvaise odeur, et en si grande quantité, qu'elle regorgeoit par l'âpre artère, laquelle purulence ayant intercepté la respiration, avoit causé à ce monarque une mort soudaine.

Le poumon droit étoit sans adhérence, ayant néanmoins plus de volume qu'il n'en auroit dû avoir naturellement; et il étoit rempli dans sa partie supérieure, d'une humeur pituiteuse, muqueuse et écumeuse, qui tenoit beaucoup de la purulence. Le cerveau étoit parfaitement sain.

Second rapport. De l'ouverture du corps mort d'Henri III.

Nous soussignés, conseillers-médecins et chirurgiens ordinaires du roi, certifions que le jour d'hier, mercredi de ce présent mois d'août 1589, environ les dix heures du matin, suivant l'ordonnance de M. le Grand-Prevôt de France et Hôtel du Roi, nous avons vu et diligemment visité le corps mort de défunt de très-heureuse mémoire et très-chrétien Henri III, vivant roi de France et de Pologne, lequel étoit décédé le même jour, environ les trois heures après-minuit, à cause de la plaie qu'il reçut de la pointe d'un couteau au ventre inférieur, au-dessous du nombril, partie dextre, le mardi précédent, sur

les huit ou neuf heures du matin, et à raison
des accidens qui survinrent à Sa Majesté très-
chrétienne, sitôt après icelle plaie reçue, de
laquelle et accidens susdits reçus, nous avons
fait plus ample rapport à justice.

Et pour avoir une plus ample connoissance
de la profondeur de ladite plaie et des parties
intérieures offensées, nous avons fait ouverture dudit ventre inférieur (1) avec la poitrine et la tête. Après diligente visitation de toutes les parties contenues au ventre inférieur,
nous avons trouvé une portion de l'intestin
grêle nommé illion, percée d'outre en outre,
selon la largeur du couteau, de la grandeur
d'un pied, qui nous a été représenté saigneux
plus de quatre doigts, revenant à l'endroit de
la plaie extérieure ; et préfondant plus avant,
ayant vuidé une très-grande quantité de sang
répandu par cette capacité, avec gros throm-
bus ou caillots de sang, nous avons aussi vu
le mésentère percé en deux divers lieux, avec
incision des veines et artères.

Toutes les parties nobles, les naturelles et
animales contenues en la poitrine, étoient
bien disposées ; et, suivant l'âge, bien tem-
pérées, et sans aucune lésion ni vice, excepté

---

(1) De la poitrine et de la tête.

que toutes les susdites parties , comme aussi les veines et artères tant grosses que petites, étoient exangues et vuides de sang , lequel étoit très-abondamment sorti hors , par ces plaies internes , principalement du mésentère et retenu dedans ladite capacité , comme en un lieu étranger et contre la nature , à raison de quoi la mort de nécessité , et en l'espace d'environ dix-huit heures , est advenue à Sa Majesté très-chrétienne , étant précédée de fréquentes foiblesses, douleurs extrêmes, suffocations , nausées , fièvre continue , altération , soit intolérable, avec de très-grandes inquiétudes, lesquelles indispositions commencèrent un peu après le coup donné , et continuèrent ordinairement jusqu'au parfait et final syncope de la mort , laquelle, pour les raisons et accidens susdits, quelque diligence qu'on y eût pu apporter , étoit inévitable. Fait sous nos seings manuels , au camp de S. Cloud , près Paris , le jeudi matin , 3 d'août 1589 (1).

_____

(1) Ces rapports étant anciens, on ne doit pas s'attacher au style , qui actuellement seroit très-vicieux.

Troisième rapport. De l'ouverture du corps mort d'Henri IV.

S'est trouvé par les médecins et chirurgiens soussignés, ce qui suit :

Une plaie au côté gauche, entre l'aisselle et la mamelle, sur la deuxième et troisième côte d'en-haut, d'entrée du travers d'un doigt, coulant sur le muscle pectoral vers ladite mamelle, de la longueur de quatre doigts, sans pénétrer au-dedans de la poitrine.

L'autre plaie au plus bas lieu entre la cinquième et sixième côte, au milieu du même côté, d'entrée de deux travers de doigt, pénétrant la poitrine, et perçant l'un des lobes du poumon gauche, et de-là coupant le tronc de l'artère vaineuse, à y mettre le petit doigt, un peu au-dessus de l'oreille gauche du cœur. De cet endroit, l'un et l'autre poumon a tiré le sang, qu'il a jeté à flots par la bouche, et du surplus, se sont tellement remplis, qu'ils s'en sont trouvés tous noirs comme d'une échymose.

Il s'est trouvé aussi quantité de sang caillé en la cavité de ladite poitrine, et quelque peu au ventricule droit du cœur, lequel ensemble les grands vaisseaux qui en sortent étoient tout affaissés de l'évacuation , et la veine cave au droit du coup fort près du cœur, a paru noircie de la contusion faite par la pointe du couteau. Pourquoi tous ont jugé que cette plaie étoit seule et nécessaire cause de la mort.

Toutes les autres parties du corps se sont trouvées-fort entières et saines, comme tout le corps étoit de très-bonne température et de de très-belle structure. Fait à Paris (1).

Des précautions à observer pour bien faire un rapport.

On sent que la nature de l'objet détermine le nombre et le genre des précautions qu'on doit observer pour le bien faire. On peut consulter à ce sujet les différens articles de Médecine légale, insérés dans cet ouvrage ; il est pourtant des généralités essentielles qui trouveront leur place naturelle dans cet article.

Un médecin et un chirurgien appelés en justice pour faire leur rapport sur l'état d'un ca-

(1) La plupart de ces rapports n'étant pas assez parfaits pour servir de modèle, lisez celui qu'a fait le docteur Mahon ; il ne laisse rien à désirer.

Nous l'avons inséré à l'article des Ouvertures de cadavres, tome II, page 247.

davre, ont à décider quel est le genre de mort qui a eu lieu ; ils déterminent, en outre, par les signes qui les concernent, si c'est la personne dont ils examinent le cadavre qui a attenté à sa propre vie, ou si cet attentat a été commis par des mains étrangères. Leur décision sur ces deux points constitue assez souvent le corps et l'espèce de délit, et la base du jugement, lorsque les preuves d'un autre genre ne sont pas péremptoires : il est donc essentiel de procéder avec une extrême circonspection, et de ne rien conclure d'après une circonstance, qu'après s'être bien convaincu qu'il n'est rien qui puisse l'infirmer.

Leur premier devoir, c'est de vérifier si le cadavre n'offre aucun signe de vie ; s'ils ont le bonheur d'en appercevoir ou d'en présumer, l'humanité leur dicte ce qu'ils ont à faire ; les secours doivent être administrés avec précaution et intelligence, selon la nature des lésions. Ambroise Paré, par une suture et d'autres secours ordinaires, rappela à la vie, pour quelques instans, un seigneur qui, dans un accès de mélancolie noire, s'étoit coupé la gorge avec un rasoir : ses domestiques accusés de ce meurtre, ne durent leur salut qu'au peu de paroles que cet homme articula avant sa mort. Quelle satisfaction pour des experts, si à

l'avantage

l'avantage de rappeler un homme à la vie, ils joignent celui d'éclaircir un doute qui eût peut-être coûté la vie à quelque innocent, ou qui eût produit l'impunité de quelque coupable !... Le simple doute sur un reste de vie, quoiqu'insensible, autorise et impose même l'obligation de multiplier les moyens pour mettre les signes de la vie dans une plus grande évidence ; il vaut mieux les employer inutilement, que négliger d'en faire usage dans un cas où ils pourroient être utiles.

On a souvent rappelé à la vie des noyés ou des personnes que la vapeur du soufre ou du charbon avoit presque étouffés : ces différens moyens sont connus et presque triviaux, par la multiplicité d'ouvrages produits dans ces derniers tems. L'air soufflé dans la bouche, en fermant les narines du cadavre ; la chaleur des cendres, du fumier appliqué sur le corps ; les irritans introduits dans le nez, le gosier, par le fondement ; les frictions, les ventouses, les saignées, sur-tout aux veines jugulaires, sont des secours dont l'efficacité a été heureusement reconnue.

L'utilité de l'ouverture de ces veines, dans les apoplexies et les étranglemens, est prouvée par une observation de Valsalva, qui vit entièrement pâlir, après l'ouverture d'une des

Tome III.   H

veines jugulaires, la face du cadavre d'une
femme qui avoit été pendue, et qui avant cette
ouverture étoit d'une lividité extrême ; il est
vrai que la fluidité du sang après la mort , fa-
vorisa ce dégorgement , et qu'on ne peut pas
se flatter de rencontrer cette circonstance dans
tous les cas ; mais quand même on n'évacue-
roit pas tout , il n'est pas indifférent d'essayer,
il se trouve toujours une partie du sang plus
ou moins fluide ; et cette partie évacuée faci-
lite la résorption de l'autre. M. Morgagni vit,
sur une femme que des voleurs avoient voulu
étrangler , que le visage étoit enflé et livide ,
et la bouche pleine d'écume ; on la rappela à
la vie, après l'avoir saignée du bras et du pied ,
et lui avoir donné quelques cordiaux ; on peut
conclure de cette observation, la fausseté de
cet aphorisme d'Hippocrate , *neque is ad vi-
tam redit , qui ex suspendio , spumante ore
detractus est.*

2°. Lorsque la mort est assurée, et qu'il faut
vérifier le cadavre pour en faire le rapport ,
l'expert doit tout vérifier lui-même aussi
promptement qu'il est possible , et sur-tout
avant que les injures de l'air ou la putréfaction aient causé des altérations ; il doit même
avoir égard au tems depuis lequel la personne
est morte , et observer avec soin ce qui peut

être l'effet du délai ou de la putréfaction, pour
le distinguer de tout ce qui pourroit dépendre
d'autres causes. Les juges interrogent les médecins pour s'éclairer sur tout ce qui a rapport
à la physique du corps humain ou à la médecine
proprement dite ; et ils sont en droit d'en attendre l'explication la plus complette dès que
ces objets ne sont pas inaccessibles aux connoissances actuelles.

Le simple retard dans les ouvertures, dénature assez souvent des indices, qui, apperçus
auparavant, auroient pu passer pour positifs.
Harvei rapporte, (*Circul. sang. exercit. III.*)
qu'ayant ouvert la poitrine et la péricarde d'un
pendu, deux heures après sa mort, il trouva
d'abord les poumons farcis de sang, et surtout l'oreillette droite du cœur qui surpassoit
le volume du poing, et qui étoit si distendue
qu'elle paroissoit prête à se rompre : ce volume
si considérable disparut le jour suivant, le
corps étant parfaitement refroidi, et le sang
pénétra dans les parties voisines.

Les altérations spontanées qui se font sur
les cadavres, imitent assez souvent les effets
des causes caustiques ou même mécaniques sur
les vivans. On a vu des épanchemens sanguins,
devenus corrosifs par le séjour et la putréfaction, attaquer les parties voisines, et produire

H 2

sur elles les mêmes effets que des venins qu'on auroit avalés ; des contusions ou des pressions faites sur différentes parties des cadavres et continuées pendant quelque tems , froissent toutes les parties molles qui les éprouvent , les déchirent quelquefois , et laissent des traces semblables à celles des instrumens contondans le plus violemment appliqués ; l'air même se dégage des parties du cadavre , et peut , lorsqu'il est retenu dans les cavités , produire des déchiremens ou des déplacemens mécaniques , qu'un homme inexpert ou peu attentif pourroit attribuer à des causes absolument étrangères.

5°. Il faut éviter l'emploi de la sonde dans la recherche ou l'examen des plaies extérieures. Les observations prouvent qu'on a formé avec cet instrument des fausses routes , qu'on attribuoit à la nature des plaies , ou qu'on a rendu dangereuses celles qui eussent été légères ou faciles à guérir. Bohn cite l'exemple d'un chirurgien ignorant , qui , en sond nt une plaie faite au front par une balle , porta son instrument à la profondeur d'un doigt , et ne cessa de l'agiter et le retourner en tous sens, que lorsqu'il eût rencontré un corps solide qu'il croyoit être la balle ; ce qui accéléra la mort du blessé par l'aggrandissement de la plaie, et l'enfoncement des esquilles du crâne dans le cerveau.

4°. L'expert doit examiner scrupuleusement tout ce qui s'offre à l'extérieur du cadavre, comme blessures, contusions, taches, lividités, distorsions; en un mot, il doit circonstancier fidèlement tout ce qui n'a point lieu dans l'état naturel; ses recherches doivent se porter sur les choses qui peuvent avoir quelque rapport avec le cadavre : tels sont les instrumens ou les corps qui ont pu servir au genre de mort qui a eu lieu, la position des lieux, l'état des hardes, quelquefois même les maladies qui règnent dans le pays, ou les qualités de l'air qu'on respire dans le lieu du délit.

5°. Il doit ouvrir les différentes cavités du cadavre, et s'attacher sur-tout à voir l'état des organes vitaux. Les signes extérieurs qu'il a pu appercevoir doivent fixer ses yeux sur ce qu'ils indiquent; ainsi, une impression circulaire autour du col, le doit déterminer à vérifier cette partie avec plus d'attention que tout le reste du corps. Il n'est jamais inutile d'examiner l'état des premières voies; les traces d'un poison peuvent bien souvent constater ce que les autres signes ne décident qu'en partie.

Cette ouverture du cadavre doit être faite

H 3

dans un lieu convenable, avec précaution, sur-tout lorsqu'on veut découvrir la profondeur et la direction des plaies, faites par des instrumens pointus et affilés, ou celles qui sont faites par des balles de mousquet, à cause de leurs détours dans le tissu des parties.

6°. Il doit encore ajouter les considérations générales sur le lieu, la saison, l'état de l'athmosphère, l'âge du sujet, son sexe, ses habitudes (s'il l'a connu vivant.)

Si le cadavre étoit enterré, il faut le faire déterrer, dit Feltmann, pour en faire l'ouverture; « autrement le coupable ne peut être puni de mort que dans le cas où le blessé est mort subitement après le coup reçu ».

Le même auteur rapporte (de cadav. inspiciend.), deux conditions assez inutiles à remplir lorsqu'on tire un cadavre de l'eau ; 1°. de couvrir les nudités; 2°. de laisser tremper les pieds dans l'eau d'où l'on a tiré le cadavre ; il cite une loi de Marguerite de Bourgogne, qui l'avoit ordonné ainsi.

7°. Les principaux articles du rapport doivent se dresser sur les lieux, et non de mémoire ; l'expert ne doit parler que de ce qu'il a vu par lui-même, et non du récit que lui ont fait les assistans ou des étrangers.

Si le sujet qu'il examine est vivant, il faut qu'il marque s'il a été requis de se transporter, ou si le sujet l'est venu trouver : dans le premier cas, il doit dire s'il l'a trouvé ou debout, vaquant à ses affaires, ou dans l'impuissance d'y donner ses soins, situé de telle ou telle façon.

Il ne faut rien déduire que des véritables symptômes, sans rien insérer des cris et douleurs des malades et des assistans.

Il faut être en garde contre l'artifice avec lequel on contrefait les véritables symptômes, comme les convulsions, contorsions, syncopes apparentes, sang seringué, démence et fureur affectées.

8°. Si l'objet du rapport est compliqué, ou exige des réflexions suivies, il faut, après avoir noté les objets essentiels sur les lieux, laisser écouler le moindre intervalle possible. S'il s'agit de poison, il faut soi-même répéter ou faire des épreuves sur des animaux vivans. (*Voyez* EMPOISONNEMENT.) S'il est question d'alimens ou autres substances inconnues, faire soi-même les analyses, ou requérir du juge qu'il nomme d'autres experts propres à aider dans cette recherche.

9°. Avoir égard à toutes les circonstances dans l'estimation des pansemens, médica-

H 4

mens, ou dans le jugement de la méthode de traiter, employée par d'autres.

Affirmer rarement, soit dans les pronostics, soit dans l'évaluation des causes et des effets ; la certitude mathématique n'est point l'appanage de l'art de guérir. Celse a dit : *Nil in medicinâ adeò certum est, quam nihil certum.* La très-grande probabilité est, le plus souvent, le degré extrême auquel on peut atteindre.

La briéveté, la clarté, la propriété des mots, sont encore des qualités nécessaires dans un rapport; les mots scientifiques doivent y être interprétés dans leur vrai sens, pour être entendus des juges. Les rapports seroient inutiles, dit M. Verdier, si les juges étoient anatomistes et médecins.

Il ne faut rien mêler d'étranger au rapport; ainsi l'expert doit éviter tout étalage d'érudition, que la matière n'exigeroit pas étroitement.

On nomme, pour l'ordinaire, deux ou trois experts, l'un médecin, les autres chirurgiens, pour réunir toutes les connoissances médicinales qui ont rapport à la question à consulter; cet usage, bon en lui-même, a pourtant ses inconvéniens, lorsque l'un de ces experts diffère d'avis ou empiète sur le ressort des autres. Le médecin et le chirurgien ont également droit à l'ouverture du cadavre et aux observations anatomiques; mais si les opérations de la main sont dévolues au dernier, c'est au premier qu'appartiennent les observations physiologiques : l'infraction de cette règle a produit, pour l'art, des humiliations qui ne devroient cependant retomber que sur ceux qui l'ont violée.

Un expert ne doit même faire que les démarches utiles; ainsi point de discussion physiologique devant une populace assemblée, qui croira, au ton d'importance avec lequel on lui explique les effets et leurs causes, qu'elle est faite pour juger de ces matières, et qui viendra à bout de s'en persuader. Malheur aux hommes, si jamais le peuple évoque à son tribunal les causes de cette espèce ! La précipitation et l'enthousiasme qu'il porte dans ses décisions, ne sauroient s'allier avec les recherches requises.

1°. Les rapports doivent être faits sans connivence, et avec tout le secret que méritent des faits dont la révélation peut produire l'impunité du crime, ou la persécution de l'innocence.

Dans les cas litigieux ou difficiles, lorsqu'il

y a discord parmi les experts, le corps de délit étant bien constaté, il faut demander l'avis des corps ou des facultés célèbres, et s'adresser, par préférence, à ceux qui se sont occupés de ces objets, ou qui réunissent les moyens pour en bien juger.

Tant de précautions accumulées ne mettent pas toujours l'expert à l'abri de la récusation. La déclaration du 16 juin 1608, et l'Arrêt du Parlement de Paris du 10 mars 1728, et autres, en ordonnant que les rapports de justice seroient faits par ceux qui sont commis à cet effet, ajoutent : *Au cas qu'il n'y ait point de leur part récusation, absence ou autre légitime empêchement, pour raison desquels il en ait été autrement ordonné par les officiers de justice.* Verdier, *Jurisprud. de la Méd.*

Des différentes espèces de rapports en relations.

Le ministère des médecins, considéré dans ses rapports avec la législation ou l'ordre public, comprend, 1°. les rapports, avis ou relations ; 2°. les exoënes ou certificats d'excuse ; 3°. les estimations ou jugemens.

Les rapports proprement dits, qu'on appelle encore *rapports judiciaires*, sont, comme je

j'ai déjà dit , des actes publics ; par lesquels
des médecins et leurs ministres titrés » rendent témoignage ou font la narration , dans un
écrit signé d'eux, de tout ce que leur art et
leurs lumières leur ont fait connoître par
l'examen et la visite d'un sujet mort ou vivant,
pour , en éclairant les juges , faire foi en justice. »

Il est une autre espèce de rapports ou de
relations , qu'on peut appeler *politiques ou
économiques* ; elle concerne principalement
l'ordre civil, et a lieu lorsque le magistrat ou
le souverain demande l'avis d'un ou de plusieurs médecins, ou d'une faculté entière, sur
divers objets généraux, relatifs à la santé ou
à la conservation de l'espèce. (*Voyez* POLICE MÉDICALE.)

La première espèce de rapports , ou ceux
qu'on nomme judiciaires, est moins importante que la seconde, en ce qu'elle ne regarde
que quelques particuliers ; mais les occasions
d'en faire sont si fréquentes, qu'il n'est aucun
médecin qui se puisse flatter de n'être pas souvent appelé par les juges, et dont les lumières
ne soient souvent compromises par la difficulté
des cas.

Ces rapports sont simplement *dénonciatifs*,
lorsqu'ils sont faits par toute sorte de méde-

cins ou chirurgiens avoués, à l'occasion de quelque blessure ou autre pareil accident, à l'heure même ou bientôt après, et à la réquisition des blessés ou de ceux qui s'intéressent pour eux. Ils sont, au contraire, *définitifs* ou *juridiques*, lorsque, conformément aux ordonnances, ils sont faits et dressés par ceux qui sont préposés à cet effet, ou, à leur défaut, par ceux que le juge nomme d'office. Ces rapports définitifs sont les seuls qui font foi en justice, et guident les juges dans leurs décisions; » et comme c'est par leur moyen que les blessés obtiennent toujours les provisions pour les frais de poursuite, médicamens et alimens, suivant le contenu d'iceux, on les a nommés *provisoires*, » Pour le défendeur, il ne peut faire visiter que du consentement du demandeur ou de l'ordonnance du juge.

Les rapports dénonciatifs étant faits par des gens choisis, et n'étant que des témoignages volontaires, sont toujours susceptibles de suspicion, et n'ont que peu d'autorité en justice. C'est même, par un abus assez condamnable, que les juges des petites jurisdictions accordent le plus souvent une première provision à un blessé sur un simple rapport dénonciatif, lorsque l'information se trouve conforme au rapport. Le droit naturel et l'esprit des ordonnances, en rejetant tout soupçon des preuves admissibles, ordonnent et enjoignent, dans la preuve des experts en général, qu'ils seront nommés par le juge ou par les deux parties conjointement. En effet, le défendeur, comme le plus intéressé à ce rapport, aura lieu de présumer, s'il n'est point appelé, que le demandeur aura choisi ceux qui lui ont paru plus propres à répondre à ses intentions. Le médecin et le chirurgien ordinaires du malade ont intérêt à le favoriser, et la délicatesse de conscience est souvent moins puissante que les considérations réunies de l'attachement et de l'amour du gain. On trouveroit, d'ailleurs, dans les nullités et les motifs de récusation qui se trouvent si communément dans ces rapports, et par conséquent dans les nouvelles discussions, les contre-visites et la multiplication des frais qui en sont la suite, de nouvelles raisons pour en rejeter l'usage.

Il n'y a que le libre consentement des deux parties qui choisissent des experts gradués et éclairés, qui donne aux *rapports* dénonciatifs, la force des *rapports définitifs* ou *provisoires.*

Les exoënes ou certificats d'excuse sont, comme le dit M. Devaux, » une certification par écrit, donnée par un médecin ou par un

chirurgien, conjointement ou séparément,
sur l'état des particuliers, soit à leur simple
réquisition, ou par ordonnance de justice,
tendante à faire connoître à tous ceux qui ont
droit d'y prendre part, la vérité des causes
maladives qui peuvent les dispenser valablement de faire bien des choses dont ils seroient tenus, s'ils jouissoient d'une santé parfaite. »

Les exoënes sont divisés en politiques, juridiques et ecclésiastiques.

Les premieres concernent l'état en général,
ou les maisons nationales en particulier; les secondes ont lieu dans le cours des procédures
civiles ou criminelles; et les troisièmes ont
pour objet d'obtenir de l'église, ou de ses
ministres, des dispenses concernant l'exercice
des fonctions et devoirs qu'elle impose.

Les exoënes politiques qui concernent l'é-
tat, s'accordent à ceux qui, par leurs maladies ou leurs blessures, ne peuvent vaquer au
service militaire, aux charges, emplois et
fonctions publiques, etc. Celles qui concernent les maisons nationales en particulier, dis-
pensent, pour les mêmes raison du service
des maisons royales. Ces deux especes d'expë-
nes se donnent sur de simples certificats dénonciatifs, pourvu qu'ils soient faits par des

experts de réputation non-suspecte, et que chacun n'atteste que ce qui est de sa compétence.

Les exoënes juridiques ont lieu dans les procédures civiles et criminelles, dans la vue de retarder le jugement d'un procès dont l'instruction ou la poursuite demande la présence des parties. Cette excuse n'a lieu que dans les décrets *d'assigné pour être ouï*, ou *d'ajournement personnel* ; mais elle ne dispense point de paroître dans les *décrets de prise-de-corps*, et donne seulement un délai. Pour la validité de cette exoëne, tout réside dans le procès-verbal d'une procuration passée par-devant notaire, dont l'accusé charge quelqu'un ; et il est dit dans *l'article II du titre XI de l'Ordonnance de 1670, que sa procuration ne sera point reçue, sans le rapport d'un médecin de faculté approuvée, qui déclarera que l'accusé ne peut se mettre en chemin sans péril de sa vie* ; et le médecin doit attester, par serment, devant le juge du lieu, la vérité de sa déposition.

2°. Ces exoënes juridiques ont lieu lorsqu'il s'agit d'élargir, resserrer ou tranférer un prisonnier, que le mauvais air ou des incommodités feroient périr infailliblement : de ce genre sont encore les exoënes pour commuer la peine d'un forçat, que des incommodités mettent hors d'état de servir sur les galères, ou de subir toute autre punition qui ne va pas à la mort.

3°. Ces mêmes exoënés juridiques ont pour objet d'épargner ou de modérer les douleurs de la torture, pour les criminels foibles ou incommodés.

4°. La grossessse et les couches des femmes sont encore des raisons valables pour les dispenser de comparoître en personne, afin de répondre aux accusations qui leur sont intentées.

Les exoënes ecclésiastiques concernent les fonctions sacerdotales, l'observation des lois canoniques, comme l'exécution des vœux, la récitation du bréviaire, les fonctions bénéficiales, et les jeûnes ou abstinences.

Les estimations sont de deux sortes; ou l'on estime l'honoraire dû à un médecin et à ses ministres, lorsque cet honoraire est contesté; ou l'on évalue le prix des médicamens et remèdes.

Ces estimations ont lieu lorsque les salaires sont contestés par les débiteurs. En ce cas, »lles juges ordonnent que les mémoires contenant es visites, opérations, pansemens et médicamens seront, prisés et estimés par les experts,

experts qui sont quelquefois nommés d'office, mais ordinairement dont les parties conviennent.

Il est inutile de s'arrêter sur le droit de salaire, et *l'action qu'ont en justice* ceux qui exercent la Médecine et ses différentes branches, contre les particuliers peu reconnoissans ou trop économes. Les médecins scandalisent rarement les tribunaux par de semblables querelles ; et c'est à bon droit qu'on peut appeler le bénéfice de leur profession un *honoraire*, qu'il est honnête d'accepter, et qu'il seroit honteux de demander. Les chirurgiens et les apothicaires sont plus souvent en usage d'intenter des procès à cet effet, et c'est sur-tout pour l'estimation de leurs mémoires, que les juges appellent quelquefois des experts à leur secours.

Il est une autre sorte d'estimation qu'on pourroit appeler jugement ; elle a lieu lorsque des experts sont requis par le juge de décider si un traitement de maladie ou une opération de chirurgie et des pansemens, ont été faits selon les règles de l'art.

Cette matière délicate exige toute la prudence possible, et l'expert, qui décide de la bonté d'un traitement, doit être muni des plus grandes lumières.

TOME III. I

Des objets sur lesquels les médecins ont des rapports à faire, et jusqu'où leur ministère s'étend.

La vie, la santé, la maladie, la mort, les différentes lésions, les facultés de l'ame et du corps, considérées physiquement, sont, comme je l'ai déjà dit, les objets qui lient la Médecine avec la jurisprudence. Si la Médecine, considérée sous son vrai point de vue, peut être appelée la *science de la nature*, il s'ensuit qu'elle doit être constamment unie à la théorie et à la pratique des lois, dont l'objet essentiel est de régler l'homme selon les principes du droit naturel; mais les bornes de l'esprit humain ne lui permettent pas d'embrasser un plan d'une pareille étendue. La Médecine, ou l'art de guérir et de conserver, exige des connoissances variées, dont la multiplicité ne laisse guère, à celui qui l'exerce, d'autre tems que celui qu'il faut pour en prendre une idée superficielle. L'artiste fait quelque pas dans cette carrière, éclairé par les principes que lui suggère son expérience : le reste est abandonné au hasard ; et c'est ce hasard, dont la marche est inconnue, ou tout au plus foiblemen éclairée, que les médecins ont appelé *nature.*

Le fil des expériences ne s'étend pas fort loin ; on a substitué à la chaine des principes qui manquent souvent en Médecine , la précieuse *observation* , et quelquefois l'analogie sévèrement déduite ; mais il n'appartient qu'à quelques génies privilégiés d'entreprendre d'en reculer les bornes.

Ce peu de ressources qu'ont les médecins pour atteindre à la certitude qui donne la pleine conviction , ne leur permet que rarement d'affirmer sur des objets qui ne tombent pas sous les sens : ce n'est aussi que dans la plus petite classe d'objets que leur ministère devient véritablement utile au législateur.

Il suffit de se rappeler les différentes espèces de *rapports* dont j'ai parlé , pour en conclure qu'il est une foule de cas auxquels ils sont applicables. Mais on voit du premier abord l'impossibilité de faire un traité dogmatique qui embrasse tout , en assignant à chaque objet le degré d'importance qui lui convient. C'est par des cas particuliers qu'on peut faire l'application des principes dont l'exposé seroit obscur ou inintelligible sans ce secours ; d'ailleurs , dans la plupart des circonstances , une décision une fois adoptée , n'a pas force de loi pour l'avenir, parce que les circonstances et les raisons d'intérêt ne sont pas toujours les mêmes.

Parmi les questions de Médecine relatives à la jurisprudence, il en est, comme on l'a vu ci-dessus, qui donnent lieu à des *rapports* judiciaires, et d'autres à des *rapports* politiques ou économiques.

Dans la classe des premières sont l'examen :

Des fœtus parfaits ou imparfaits, les monstres, les avortons, leur baptême. (*Voyez* AVORTEMENT, MONSTRES.

L'avortement et ses causes. (*Voyez* AVORTEMENT.)

L'opération césarienne. (*Voyez* OPÉRATION CÉSARIENNE, *Police médicale.*)

Les naissances tardives et hâtives.

L'infanticide. (*Voyez* INFANTICIDE.)

Les signes de grossesse. (*Voyez* GROSSESSE.)

L'impuissance, la stérilité et autres causes de divorce ou de séparation de corps. (*Voyez* IMPUISSANCE.)

Le viol, la virginité et ses signes.

Les maladies générales, particulières ou organiques, vraies ou simulées.

Les plaies, difformités, mutilations, les poisons (*Voyez* PLAIES, POISONS.)

La mort, ses causes, ses signes.

Les effets de la torture.

Les maladies et guérisons surnaturelles, l'extase, etc.

L'incorruptibilité des cadavres, ses causes.

Les fautes dans le traitement des maladies, ou dans l'exercice de l'une des parties de la Médecine.

Dans la classe des questions politiques ou relations à l'ordre civil, sont les considérations générales sur l'éducation physique des enfans, sur-tout dans les maisons publiques, comme hôpitaux des Enfans-Trouvés, etc.

L'examen des nourrices, l'inoculation. (*Voyez* INOCULATION.)

Les effets de l'air vicié sur le corps.

L'influence des états ou des professions sur la santé.

Les alimens, leur nature, leur choix; l'examen des farines, graines, et plantes usuelles; l'examen des eaux, des vins falsifiés ou gâtés, les viandes fraîches, salées, etc.

La considération des vêtemens, leur forme, leurs inconvéniens, etc.

Les habitations, leur exposition, etc.

prisons, casernes, hôpitaux, camps, etc.

Les effets de la proximité des étangs, des marais, du fumier, des boucheries, des tombeaux ou cimetières, des manufactures d'amidon, des tanneries, de quelques autres arts, etc.

L'exploitation des mines, les eaux minérales.

Les grandes opérations dans les cas qu'on croit désespérés, les remèdes nouveaux ou douteux, les essais en Médecine.

Si l'on se rappelle les différentes connoissances qui conviennent au médecin expert, et les précautions qu'il doit observer dans ses *rapports*, on verra quelle est l'étendue de son ministère, et quelles sont les lumières que le juge est en droit d'en attendre. Dans les *rapports* judiciaires, on ne demande que des éclaircissemens fondés pour établir des faits, des raisons conséquentes pour détruire les soupçons. Le témoignage des sens mérite ici la première place : le médecin, accoutumé à l'observation de la nature, voit mieux que le vulgaire, lorsqu'il s'agit des corps animés. Mais est-ce au seul témoignage des sens qu'il faut borner les moyens dont il dispose ? Non, sans doute ; l'esprit d'observation et de réflexion, appliqué aux faits de la nature, par plusieurs médecins illustres ; les découvertes utiles, dont ils nous ont enrichis par ce seul moyen, déposent bien clairement que leur ministère s'étend au-delà. Si le juge a le droit, en exécutant la loi, d'en rechercher l'esprit ; s'il pénètre quelquefois dans l'ame de l'accusé pour en découvrir l'intention et les détours, il est sans doute permis à l'expert, qui ne quitte point son objet, de résumer les choses qu'il observe, et d'en déduire les conséquences naturelles. Qu'il parle des faits et des principes connus ; qu'il s'éclaire par d'autres faits à mesure qu'il abandonne la route commune ; en un mot, qu'il soit conséquent et qu'il sache douter, il sera toujours à sa place. L'expert ne peut être confondu avec le témoin, que lorsqu'il dépose ce qu'il a vu ; mais, lorsqu'en usant de ses lumières, il apprécie des signes et remonte à la connoissance des causes, il devient juge lui-même. Je conviens que l'impéritie de la plupart des experts a mis des bornes étroites au degré de crédibilité qu'on leur accorde ; le juge doit souvent se garantir de l'inconséquence qu'on trouve si communément dans les rapports ; mais les fautes de l'artiste laissent encore à l'art toute son énergie. En s'appliquant à choisir parmi les hommes, et sur-tout dans les gran-

I 4

des villes , on finira par trouver la ressource
dont on manquoit , et les bons esprits dirigés
vers un objet utile et grand , étendront nos
vues et nos moyens..

Plan d'un traité de Médecine légale.

Un traité de *Médecine légale*, qui contient
avec détail tous les cas où l'avis des médecins
devient utile ou paroît l'être, est sans doute un
ouvrage estimable : nous en avons plusieurs
de cette espèce dont le mérite est reconnu ,
et qu'on consulte dans l'occasion ; mais si l'on
trouve avec plaisir dans ces ouvrages l'esprit
de recherche qui éclaire , on les voit aussi défigurés par cette malheureuse crédulité que
l'ignorance et la superstition produisirent dans
les siècles précédens. L'habitude de dogmati-
ser , de définir, d'expliquer, étoit contagieuse ; on n'en vouloit qu'aux mots, et l'expérience négligée paroissoit accessoire à l'art de
construire des théories. On eût rougi d'avouer
l'impossibilité de connoître la manière dont la
nature enchaîne ses opérations, de ne pas voir
clairement la liaison des effets et des causes.
Jamais l'esprit humain ne parut si avancé ; rien
n'arrêtoit , et l'imagination tenoit lieu de logique. Quelques connoissances de plus nous
ont appris à douter ; on est moins con-

fiant, et cette révolution utile a produit des
notions positives qu'on ignoroit, et en a dissipé de factices que le tems avoit consacrées.

Nous n'avons point de traités châtiés, ils
sont tous incomplets ; quoique des médecins
aient publié de nos jours des ouvrages particuliers marqués au coin de cette philosophie,
qui n'admet que de bonnes preuves ou le plus
sévère analogisme, ils n'ont pas tout dit, et
l'on consulte trop souvent, par disette, ceux
qui n'ont pas eu le tems ou le talent de si bien
voir.

Il est encore un obstacle d'un autre genre :
on se repose sur les anciens du pénible soin
de discuter les faits et les probabilités ; on res-
pecte jusqu'à leurs erreurs, qu'une physique
plus saine et moins vague démontre être multipliées ; il ne s'agit que de savoir compiler, et
le seul poids des autorités balance la raison,
et prévaut quelquefois sur l'évidence. Des experts éclairés, dont les connoissances n'é-
toient point soumises à ce joug, ont osé quelquefois, dans des mémoires particuliers, s'é-
lever contre cet abus ; ils ont été combattus
par d'autres médecins moins philosophes ; on
leur a fait un crime de penser par eux-mêmes,
comme s'il n'étoit pas permis à tous les hommes de consulter la nature, et d'en arracher

quelquefois des vérités utiles. L'incertitude des juges s'est accrue par celle des opinions ; il falloit être médecin pour décider entre les deux partis, et l'on abandonnoit au hasard une décision qui intéressoit la fortune ou la vie des citoyens.

Tant d'inconvéniens et quelques événemens funestes, annoncent l'extrême utilité d'un travail sur la *Médecine légale*, qui, en embrassant tous les objets sur lesquels les médecins font des rapports en justice, n'établisse d'autres principes que ceux qui sont avoués par la bonne observation ou par l'expérience ; qui apprécie sévèrement nos connoissances positives, et les distingue des conjecturales ; qui présente, en un mot, le tableau des faits et celui des opinions : mais ce travail est l'ouvrage du tems, et sur-tout celui de l'expérience considérée sans prévention. Assez de siècles ne se sont pas écoulés, et trop peu d'hommes se sont occupés de cet objet, pour qu'il soit possible de substituer un édifice également soutenu dans toutes ses parties, à ceux dont j'ai prouvé le peu de solidité. Je sens que je n'ai pas rempli cette tâche, et que je mets le plus souvent le doute raisonné à la place du dogme : mais on n'approche de la vérité que par des pas successifs.

Il me paroît utile dans un traité de *Médecine légale*, de considérer l'homme dans ses rapports; 1°. avec les lois naturelles, 2°. avec les lois civiles, 3°. avec les lois religieuses. S'il se trouve entre ces divers rapports, ou entre les lois qui les font naître, des contradictions frappantes, ce n'est pas au médecin à les concilier, mais il lui convient de les mettre en évidence.

1°. L'objet essentiel du médecin, c'est de guérir ou de conserver ; mais l'imperfection de son art le met souvent dans le cas d'user de moyens violens qui semblent attenter aux lois de la nature. De-là naissent les questions suivantes :

Est-il permis d'essayer un remède nouveau ou inconnu? Dans quel cas? Sur quels sujets?

Peut-on pratiquer certaines opérations de chirurgie, telles que les amputations, etc., dans des cas où elles ne sont pas absolument nécessaires? La volonté du malade suffit-elle pour excuser les chirurgiens? La seule répugnance du malade doit-elle empêcher de la pratiquer, lorsqu'elle seroit évidemment utile? L'opération césarienne est-elle conforme aux lois de la nature? La pratique de l'inoculation est-elle aussi avantageuse à l'homme simplement soumis aux lois naturelles, qu'elle l'est à un état dans lequel les lois civiles favorisent la population ?

Peut-il être permis d'user des remèdes abortifs dans le cas où une femme enceinte, mal conformée, est dans un danger de mort évidente ? Peut-on, dans ces circonstances, tuer un fœtus dans le sein de sa mère, pour l'extraire ensuite par pièces ?

La crainte de la contagion autorise-t-elle à tuer le malheureux qui pourroit la communiquer ?

Le médecin peut-il être forcé à courir les risques d'une épidémie mortelle, dans la vue de secourir ses semblables ?

Peut-on raisonnablement enjoindre à un médecin ou à un chirurgien de traiter tous les malades d'une même maladie, selon une méthode déterminée, si bonne et si salutaire que cette méthode paroisse ?

Y auroit-il moins d'inconvénient à laisser le traitement à l'arbitrage du médecin ?

Un médecin est-il coupable pour avoir resté dans l'inaction durant une maladie mortelle, sous prétexte qu'il attendoit l'effort de la nature ? etc.

2°. Le ministère du médecin a des relations encore plus étroites avec l'ordre civil. J'ai traité ci-dessus les principaux objets relatifs aux lois criminelles et aux lois politiques : il importe peu d'ailleurs qu'en traitant ces questions, on les soumette à la marche compassée qu'ont introduite les scholastiques. La clarté dans l'exposition fait ici le premier mérite ; et comme on a toujours en vue la vie, la santé, les fonctions des organes et la mort, ces différentes questions s'éclairent et s'expliquent les unes par les autres. L'objet du médecin dans les causes criminelles est d'établir, 1°. le corps de délit par les signes évidens que sa profession le met en état de discerner ; 2°. d'en rechercher la cause, et déterminer par là forme et les circonstances des lésions, leur siége et leurs rapports, si elles ont été faites naturellement, par hasard, ou à dessein ; 3°. si, parmi différens signes qui établissent le corps du délit, il en est qui soient indépendans les uns des autres, et qu'on ne puisse pas rapporter aux mêmes causes. Ainsi un homme, déjà maltraité par des coups, peut être saisi d'une apoplexie mortelle. Une femme qui vient d'avorter peut n'avoir été qu'émue, etc. La bile répandue dans un violent accès de colère, peut produire sur les intestins tous les signes de poison ; 4°. si le corps de délit n'est causé que par la simple omission des précautions qui auroient pu le

prévenir ; 5°. s'il y a eu impossibilité d'observer ces précautions. (*Voyez*, INFANTICIDE ,
AVORTEMENT.)

Dans les causes civiles, comme impuissance ,
stérilité , grossesse , part légitime , etc. , le
rapport du médecin est fondé sur l'examen
des sujets ou sur les dogmes appuyés par des
observations de tous les siècles. C'est sur-tout
dans ces questions que le médecin est juge ,
qu'il doit se défier de ses lumières.

La société ou l'ordre public interroge aussi
le médecin sur des objets économiques, et ce
n'est que l'expérience dans sa profession , ou
les connoissances variées dont il est muni , qui
le mettent en état de remplir ses vues.

Ces différens objets me paroissent présenter une division naturelle en deux classes : la
première contient les questions de droit criminel; la seconde , celles de droit civil.

Ce plan, dont je viens de faire l'exposition ,
me paroît embrasser le plus grand nombre des
rapports qui se trouvent entre la Médecine et
les lois de toute espèce : mon unique objet dans cet article a été de présenter le
système ou le tableau des connoissances médicinales relatives à la législation, et c'est sur-
tout pour les médecins et les chirurgiens que
je l'ai fait. Il est aisé de sentir que les rap-

ports des lois avec la médecine peuvent être considérés sous un autre aspect qui concerneroit de plus près le jurisconsulte et les juges : le résultat de ces rapports constitue ce qu'on appelle la jurisprudence de la Médecine : ouvrage de détail, heureusement entrepris et terminé par M. Verdier, docteur en Médecine, et avocat en la cour du parlement de Paris.

Les progrès des connoissances et quelque peu de philosophie, ont éloigné l'absurde barbarie qui siégeoit autrefois sur les premiers tribunaux de justice ; on voit plus rarement ces scènes sanguinaires ou humiliantes pour la raison ; mais les lois qui les autorisèrent subsistent encore dans nos codes, et servent quelquefois de prétexte à de nouvelles atrocités. Il seroit aisé de prouver, par des exemples récens, qu'on s'est appuyé sur ces lois absurdes pour autoriser des injustices : la voix de la raison est encore foible dans quelques tribunaux, et le magistrat particulier que l'ignorance et la timidité préoccupent, tranquille à l'ombre de ces lois, étouffe sans remords le cri de sa conscience et celui de l'humanité. Tirons le voile sur ces objets affligeans, et faisons des vœux pour le progrès des lumières ; les hommes sont barbares par instinct, lorsqu'ils ne sont pas éclairés.

Je me dispense de joindre au plan que je viens d'exposer, une foule d'autres questions puériles ou absurdes dont tous les auteurs de *Médecine légale* ont grossi leurs recueils. Si l'on n'étoit irrité par les suites funestes qu'ont eues leurs opinions, on ne manqueroit pas d'admirer l'extrême patience avec laquelle ils ont compilé des inepties inintelligibles, et l'air d'importance dont ils les ont revêtues. Traçons successivement quelques-unes de ces questions pour ne plus les citer ; elles rappelleront à nos neveux par quels degrés il nous a fallu passer pour arriver au point où nous sommes.

On a quelquefois questionné les médecins sur la ressemblance ou la dissemblance des enfans avec leurs pères. En partant du principe que la matière séminale conserve la forme qu'elle avoit acquise, on en concluoit qu'il falloit qu'un enfant ressemblât de nécessité à son père. La docte antiquité qui traitoit tout dogmatiquement, assuroit quelquefois que l'homme donnoit la forme, et la femme la matière ; elle assuroit d'autre fois le contraire, et le démenti donné par les faits, n'a pu
dissuader

dissuader qu'après une longue suite de siècles.
Il a fallu qu'une logique exacte démontrât
l'impossibilité actuelle de résoudre ce problême. On ignore jusqu'aux élémens de cette
question ; le voile le plus épais couvre tout ce
qui y a rapport ; et quand même on pourroit
espérer un jour de découvrir un coin de ce
voile mystérieux, on seroit encore arrêté par
des millions de formes variées ou d'accidens
imprévus.

Il seroit absurde de vouloir établir l'adultère
sur une preuve de cette espèce : peu de maris
auroient lieu d'être contens de la fidélité de
leurs femmes, et le hasard des ressemblan-
ces troubleroit trop souvent la paix des familles.

C'est par les conjectures les moins fondées
qu'on a cru pouvoir déterminer quels sont
ceux qui, soumis aux mêmes causes de mort,
ont survécu aux autres. Le droit d'héritage
établi et réglé par les lois, rend quelquefois
cette connoissance utile : et lorsque par des
circonstances singulières, nul témoin oculaire
ne peut déposer à cet effet, on consulte des
médecins pour suppléer à ce défaut par des
probabilités déduites de leur art. La mère et
l'enfant, le mari et sa femme, le père et son

fils, mourant par la même cause, quel est celui des deux qu'on doit présumer être mort le dernier ? On voit que la cause de mort qui peut être très-variée, peut aussi, par une foule de circonstances inassignables, avoir inégalement agir sur l'un ou sur l'autre. L'âge, le sexe, le tempérament, la vigueur particulière du sujet ne sont pas les seuls objets à considérer dans cette question. Une famille entière peut être ensevelie sous les ruines d'une maison ; elle peut être submergée, étouffée par des vapeurs suffocantes, par la foudre, par un incendie; enlevée par la peste dans une maison isolée, par le fer d'un ennemi conquérant, par un poison. Toutes ces causes si disparates ne peuvent être justement évaluées dans leurs effets, que par un concours de connoissances dont on est absolument dépourvu dans le cas dont il s'agit. Il vaut encore mieux laisser la loi agir en aveugle, et statuer sans motif, que de prétendre mal-à-propos l'éclairer par des conjectures vagues. La loi dont l'équité n'est pas évidente, est d'un moins dangereux exemple que la fausse explication qu'on pourroit en donner.

Les épreuves du feu, de l'eau froide, de l'eau bouillante, etc., auxquelles nos ancêtres barbares avoient donné le nom imposant de *Jugemens de Dieu*, ont aussi exigé quelquefois le témoignage des médecins. Ces tems de délire superstitieux sont inconcevables pour le siècle où nous vivons; la seule lumière naturelle démontre l'absurdité de ces pratiques aux esprits les plus grossiers, et il faut tout le respect qui est dû à l'Histoire, pour persuader la possibilité de ce délire.

Les hémorrhagies des cadavres, en présente de ceux qu'on soupçonnoit coupables du meurtre, ont encore exercé l'esprit des auteurs de *Médecine légale*. C'est avec une bonhomie merveilleuse que les plus distingués d'entr'eux ont discuté la certitude de cet indice; leurs livres fourmillent d'exemples qu'on assure authentiques; on cite des lois, des usages, des autorités; on intéresse dans cette cause la dignité des premiers et des plus grands historiens; en un mot, tout ce que la tradition offre de plus respectable et de plus imposant, est mis à contribution. Hundeshagen cite le cas qu'il dit (arrivé à Ratisbonne en 1630, en présence de l'empereur et des états de l'empire) d'un juif qui avoit massacré le fils d'un marchand de Francfort, et qui, mis en présence du cadavre, confessa librement son crime à la vue du sang qui sortit en abondance.

La jurisprudence sanguinaire de ces tems d'i-
gnorance , avoit pour base tous les préjugés
superstitieux , et le seul nom de la Divinité ,
qu'on intéressoit dans ces causes , servoit de
manteau à toutes les injustices. C'est par-là
qu'il faut expliquer comment la lumière a percé
si tard parmi les hommes ; c'étoit presque en
frémissant de crainte qu'on s'avouoit quelquefois , que les causes les plus ordinaires pouvoient en imposer sur un événement qu'on
regardoit comme divin. Il est même singulier
que l'Allemagne ait été le principal théâtre de
ces scènes , et que le nombre infini de jurisconsultes qu'elle a produits , n'ait servi
qu'à retarder à cet égard ses progrès vers la
raison.

L'examen des philtres , les prétendues pos-
sessions , les maléfices , les sortiléges , ont fait
jadis une partie de l'appanage des médecins :
on les établissoit juges entre ce qui est naturel
et ce qui est contre nature ou insolite ; tout
ce qui leur paroissoit extraordinaire , ce dont
ils ne voyoient pas la cause , ce qui résistoit à
leurs secours , étoit taxé de prodige et déféré
comme tel au magistrat et au public ; et il ne
faut pas croire que ces experts , déjà assez
ignorans, prissent la peine de s'assurer des faits
par le témoignage de leurs sens; presque tou-

jours préoccupés par l'opinion ou le préjugé, ils étoient entraînés par les bruits populaires, et leurs principaux efforts se bornoient à donner un air de vérité ou de consistance au jugement anticipé de la multitude. On doit néanmoins avouer que cet état déplorable de notre législation n'a été dissipé que par les connoissances empruntées, dans la suite, de ces mêmes médecins. Je dis plus, lors même que les législateurs, les tribunaux de justice et les nations paroissent croupir dans les plus profondes erreurs, la *médecine* comptoit parmi ses adeptes des génies éclairés et humains qui s'efforçoient de dissiper les ténèbres.

Il est inutile de rappeler les accusations de sorcellerie, de magie, les noueurs d'aiguillette, les guérisons par des paroles, et autres semblables bêtises qui ne sont pas même dignes d'occuper les enfans. J'avilirois la dignité de cet Ouvrage, si je proposois sérieusement des raisons contre des absurdités palpables.

On doit ranger dans cette classe les signes de la virginité ou de la grossesse, ou même diverses maladies que des imbéciles charlatans ont dit connoître par l'inspection des urines, par les qualités du sang, etc. Telle est encore la discussion de la possibilité du

K 3

viol d'une femme ou fille robuste par un seul
homme ; le congrès public ; les signes ou indices auxquels on a recouru pour établir la
pédérastie ; la bestialité , et quelques autres
questions de cette nature , sur lesquelles on
ne consulte plus les médecins.

C'est à la honte de notre siècle et de la raison qu'on est encore autorisé à réfuter sérieusement les amulettes , bracelets , sachets ,
ceintures , etc. , employés de nos jours pour
la guérison des maladies. Les recueils de médicamens et de formules , les traités des maladies et de matière médicale les plus estimés
sont remplis de vaines prétentions sur l'efficacité de certaines substances portées en poche ,
cousues dans les habits , cueillies en certains
tems , à certaines heures , etc. Les lois judi-
cieuses qui ont servi contre les arts illusoires
des devins , des superstitieux, des cabalistes ,
sont un rempart pour la raison contre les efforts du préjugé ; mais ce rempart est encore
bien foible , et notre raison trop peu avancée.
Les amulettes , les sachets se perpétuent , la
multitude qui les adopte se nourrit dans la crédulité et l'amour du merveilleux , et le gouvernement qui les tolère ou les autorise , est
en contradiction avec lui-même. Il est triste
pour l'homme qui contemple du même coup-

d'œil tous les progrès des nations , de trouver à côté des sublimes efforts du génie , de la philosophie et des arts , le contraste de l'ignorance et de la grossière crédulité.

CONSULTATION DE MÉDECINE,

Au sujet du naufrage arrivé au bac d'Ar-
genteuil, au mois de novembre dernier
1751. (1)

UN homme âgé de cinquante-huit ans, sa
femme de cinquante, et sa fille de vingt-sept,
sont morts dans un même naufrage au mois de
novembre.

L'on demande si les lumières de physique
peuvent apprendre quelle est celle de ces trois
personnes qu'on doit regarder morte la première ?

On ne peut répondre à cette question, sans
apprécier les circonstances particulières dans
lesquelles se sont trouvées ces trois personnes ;
c'est en les comparant avec soin qu'on peut
porter quelqu'éclaircissement sur cette recherche.

---

(1) Nous croyons faire plaisir à nos lecteurs d'ajouter
à l'Ouvrage du docteur Mahon, cette pièce assez rare, ce
qui n'est point déplacée dans un ouvrage de Médecine légale.

Si de ces trois personnes quelqu'une eût été attaquée de quelqu'infirmité particulière, il faudroit examiner au juste en quoi cette infirmité auroit pu contribuer à accélérer ou à retarder la suffocation par laquelle périssent les hommes qui ont le malheur d'être étouffés sous les eaux ; car l'infirmité n'est pas toujours une raison qui doive rendre la mort plus prompte et plus certaine, elle peut même servir à la retarder.

Il est impossible de déterminer quel a été le tems où sont morts les gens qu'on a retirés morts de l'eau, sous laquelle ils avoient été engloutis. Cet instant est différent dans chaque sujet : plusieurs observations nous apprennent qu'on a rappellé à la lumière des gens qui avoient passé sous l'eau une espace de tems considérable ; et une expérience malheureuse nous apprend tous les jours que ces tentatives salutaires ne réussissent pas avec le même succès sur tous les noyés. Dans tout ce qui est observation particulière de physique, des circonstances sans nombre font les phénomènes et induisent en erreur ceux qui prétendent en tirer des conséquences précipitées.

Il est même difficile, en général, de prononcer exactement sur le dernier moment de la vie des hommes, ce moment où l'ame se

sépare du corps. Il paroît, par des expériences réitérées, qui sont bien connues des physiciens, que le mouvement des liquides et des
solides, d'un corps animal, ayant été inter-
rompu pendant quelques instans, l'animal, par
conséquent, entièrement destitué de sentiment
et de mouvement, et paroissant parfaitement
mort, on a pu cependant rétablir le mouvement, qui, amenant avec lui le sentiment, a
rendu la vie dans sa première intégrité.

Les hommes qui ont le malheur d'être suffoqués sous les eaux, sont le plus souvent dans
ce cas-là. Quand on est tombé dans l'eau,
après quelques efforts, qui rendent plus ou
moins efficaces la légèreté ou la pesanteur spé-
cifique du corps, la tranquilité d'esprit ou le
saisissement, on perd l'usage de tous les sens,
une mort apparente précède la mort réelle.
Dans ce premier état des noyés, il ne manque
rien à leurs humeurs, ni aux organes qui les
contiennent; il ne s'agit que de rétablir ces
deux instrumens de la vie, le sentiment et le
mouvement.

Mais pour rétablir ce mouvement, il faut
employer les secours de l'art les plus puissans.
Ces machines immobiles, laissées à elles-mêmes, deviendroient bientôt des cadavres,
dans lesquels ils seroit impossible de rappeler

la vie ; il faut encore qu'il se soit écoulé un très-petit intervalle entre la cessation du mouvement et ces tentatives salutaires. On sait que le sang, s'il est dans un repos médiocre depuis quelque tems, se désunit et devient solide dans sa plus grande partie, pendant que ce qui reste fluide dans les vaisseaux, n'est capable de les animer, ni même de redisoudre la concrétion qui s'y est formée.

Nous avons donc, dans la recherche présente, à déterminer quelle est celle, des trois personnes qui sont mortes dans ce naufrage, qui a dû la première perdre le sentiment et le mouvement, et qui les a perdus le plus irrévocablement. Au défaut des circonstances ignorées, nous en avons trois qui ont nécessairement concouru.

La première, est la frayeur que produit une chute inopinée, l'idée d'une mort certaine, imprévue, inévitable ; cette idée, saisissant, en un moment, est capable de détruire l'usage de tous les sens et de tous les mouvemens.

L'effet principal de la frayeur subite est d'empêcher toute action, ce qu'on appelle saisissement, et dans le cas où on pourroit supposer des forces égales, le dégré, plus ou moins grand de saisissement, seroit une raison décisive.

La seconde est le froid excessif, tel qu'il est dans le mois de novembre vers le soir.

La troisième enfin, est l'état d'infirmité, ou, ce qui est le même, la circonstance critique dans laquelle se trouvoit la personne âgée de vingt-sept ans.

Les sujets sur lesquels la frayeur a dû faire l'impression la plus vive, sont, sans contredit, les deux femmes. Le sexe, en général, est plus timide, a les nerfs plus sensibles, et les impressions de frayeur, comme celles de toutes les passions, se marquent avec plus de force et de vivacité sur leur extérieur et dans leurs mouvemens. La peur en a fait tomber plusieurs dans des syncopes qui imitoient la mort, et il reste, après de pareilles syncopes, dans les troncs de gros vaisseaux artériels proche du cœur, des concrétions polipeuses, suite ordinaire de l'interruption de la circulation et de la désunion des parties du sang. Il est inutile de rapporter des observations plus détaillées de tous ces faits; ils sont constans, et même une partie en a été observée, non-seulement par les médecins, mais aussi par tous les autres hommes.

Zacchias, médecin illustre, qui a traité les questions de médecine qui peuvent s'agiter dans les tribunaux, décide, dans la sixième

conjecture, page 400 de l'édition de Lyon 1701,
que les inductions qu'on prend de la frayeur
sont décisives : . . . . . *Urgentissimæ ; palam
enim est in paritate causæ interimentis ;
facilius ac citiùs interire pavidos et timen-
tes , quàm qui sunt animo fortiore ; nam
ipsemet timor per se causa efficacissima mor-
tis aliquando est ; multiciplique experientia
constat plures homines ex subito timore interire* , etc.

Les femmes sont plus sensibles dans certains
états que dans d'autres. Le flux menstruel irrite les nerfs , et les met dans un état de vibratilité qui les rend plus susceptibles de toutes
les impressions extérieures. On sait que c'est
dans ce tems que les femmes ressentent plus
vivement les impressions des vapeurs : les vapeurs sont une suite de l'agacement et de l'irritation des nerfs.

Les jeunes personnes sont plus susceptibles
de toute espèce d'irritation et d'action dans les
nerfs , que les femmes d'un âge plus avancé :
celles-ci ont les fibres plus fortes et plus roides ; les jeunes filles les ont plus tendres et plus
délicates.

Des trois personnes qui ont péri dans le naufrage dont nous parlons , celle sur laquelle la
frayeur a produit un saisissement plus consi-

rable , est donc la fille de vingt-sept ans ; l'on
peut croire que ce saisissement seul a été capable de lui faire perdre entièrement le sentiment et le mouvement, ce qui sera plus probable , si on ne l'a pas vue reparoître sur l'eau.

L'impression de l'eau , dont le froid est
considérable au mois de novembre , a dû
exciter de même un saisissement d'autant plus
grand , que les parties sur lesquelles l'impression de l'eau a agi , produisoient plus de chaleur. C'est un fait d'expérience reconnu dans
toute la physique, que les femmes au thermomètre engendrent plus de chaleur que les
hommes , les jeunes gens plus que les gens
âgés ; la chaleur decroît toujours depuis l'enfance jusqu'à la vieillesse. Il n'est pas moins
incontestable que les femmes , dans le tems
qu'elles éprouvent leur flux périodique, ont
plus de chaleur que les autres femmes , leur
pouls est plus vif , plus fort , plus fréquent ,
et le thermomètre démontre ce que la raison
dictoit. Le froid et le chaud sont des setimens
relatifs. La main des hommes juge tout différemment de la chaleur d'un corps qui conserve
la même température, s'il l'examine ayant lui-
même des degrés de chaleur tous différens.
Nous sommes saisis par un froid médiocre ,
quand nous sortons d'une chambre très-chau-

de; ce même air nous paroîtra chaud, si nous sortons d'une glacière; ainsi la demoiselle de vingt-sept ans, dont le corps produisoit plus de chaleur, a été saisi d'un froid plus vif que les autres; tous les vaisseaux de l'habitude du corps ont dû être disposés à la coagulation, ou même coagulés. Les nerfs engourdis par l'impression du froid, doivent former dans cette recherche un point de vue d'autant plus essentiel, qu'on a vu souvent des hommes robustes et exercés tomber morts, ou du moins privés de tout sentiment et de mouvement, pour avoir bu dans un excès de chaleur un verre d'eau à la glace; que la mort a souvent surpris tout-à-coup en hiver ceux qui, sortant d'un endroit très-échauffé, s'exposent imprudemment aux rigueurs de la saison. Il est vrai qu'ordinairement quelqu'autre vice concourt pour produire ces morts subites, mais il est déterminé par le froid. Il se joint de même dans ce cas-ci, une circonstance particulière qui aggrave beaucoup l'impression que le froid de l'eau a dû produire sur la personne de vingt-sept ans : c'est la circonstance critique dans laquelle elle se trouvoit.

Rien n'arrête plus efficacement le flux menstruel, que l'action d'un froid actuel : on n'a eu souvent d'autres ressources dans des hé-

morrhagies qui réduisoient des femmes aux
dernières extrêmités ; que d'appliquer sur le
bas - ventre des linges imbibés de l'eau
la plus froide , et ordinairement ce secours
arrête l'hémorrhagie ; mais quand on emploie
mal-à-propos un pareil secours, ou qu'un hasard
malheureux oblige des femmes, dans le tems des
règles ; à tremper leurs pieds ou leurs mains
dans l'eau froide , l'action du froid est suivie
subitement d'une suppression ; cette suppression produit dans le même instant une suffocation : il est inutile d'en rapporter les raisons mécaniques ; le fait est constant ; et il
n'est point de femme qui ne soit prévenue
sur ce danger : en général , le symptôme le
plus frappant de toutes les suppressions subites des règles est , de l'aveu de tout le
monde , la suffocation qui a dû être d'autant
plus considérable , que tous les vaisseaux de
l'habitude du corps étant resserrés , tant par
la pesanteur de l'eau que par le froid , se dé-
chargeoient de la masse d'humeurs qu'ils
n'étoient plus en état de contenir , sur les vaisseaux intérieurs , sur lesquels l'impression
d'un froid intérieur doit nécessairement être
moins vive.

La troisième circonstance que nous avions
à considérer , est celle qui aggrave les deux
autres ,

autres, et qui fait toute leur importance ; c'est l'infirmité dans laquelle étoit la demoiselle, infirmité qui influe également sur tout le corps, indépendamment même du froid et de sa frayeur.

La poitrine souffre davantage dans le tems de ces évacuations, et les femmes ne peuvent guères faire d'exercice dans ce tems, sans être hors d'haleine ; elles sont obligées de redoubler les précautions qu'elles prennent ordinairement pour leur santé, et il est peu de femmes entre celles qui ont été élevées délicatement, comme toutes les femmes de la ville, qui soient assez robustes pour qu'elles puissent ne pas s'appercevoir, par le dérangement de leur santé, des effets de cette évacuation : ces effets sont une impuissance au mouvement ; les muscles sont gênés, par le sang qui surcharge les vaisseaux, une suffocation, des évanouissemens fréquens, et beaucoup d'autres qui concourent tous à accélérer la mort, quand on a le malheur de tomber dans l'eau dans de pareilles circonstances.

Les femmes ont même cela de particulier, que plus elles sont jeunes, plus elles ont à craindre. La plénitude qui oblige les vaisseaux à se dégorger, est à son plus haut degré à l'âge de vingt-sept ans ou environ ; dans un

âge plus tendre, elle n'est point encore parvenue à sa force, une partie de cette plénitude
est employée à l'augmentation du corps ; dans
un âge plus avancé, elle diminue. Elle fait donc
un effet moins violent et bien moins capable
de suffoquer ; d'ailleurs, dans la jeunesse, les
vaisseaux sont plus flexibles, cédant plus aisément à l'impétuosité du sang, et le danger de
suffocation est plus considérable : c'est à cet
âge qu'on crache le sang le plus ordinairement.

Il paroît donc que la suffocation a dû d'a-
bord paroître dans la demoiselle âgée de vingt-
sept ans, que c'est elle qui la première a perdu le sentiment et le mouvement ; il sagit de
voir à présent si cette perte de sentiment et
de mouvement a conduit le plus promptement
d'une mort apparente à une mort réelle par la
coagulation et la désunion des principes du
sang.

Le sang se coagule d'autant plus promptement qu'il a plus de densité dans ses parties,
les globules qui forment le sang, suivent les
lois générales de tous les corps, qui s'attirent
d'autant plus, qu'ils ont plus de densité sous le
même volume : le sang de la jeunesse est plus
dense que celui d'un âge avancé, et ce sang
est d'autant plus dense dans la jeunesse, que
le sujet est plus robuste : cette densité du

sang est une des raisons qui rendent les jeunes
gens plus sujets aux maladies inflammatoires ;
mais qui, dans l'occasion, le déterminent à se
coaguler plutôt, et le rendent plutôt tout-à-
fait solide et immobile, si une fois il a été
privé de mouvement; ainsi, tout concourt à
prouver que cette demoiselle a dû mourir la
première.

A l'égard des ressources de la jeunesse, ce
n'est autre chose que les forces des vaisseaux
qui font des efforts redoublés contre les
puissances mécaniques qui produisent des
maladies : ces forces sont plus grandes dans
la jeunesse où les vaisseaux sont plus flexibles
et la sensibilité plus grande, mais il faut que
ces forces soient mises en action, et qu'elles
puissent combattre. Ici elles sont totalement
supprimées, ne peuvent faire le moindre effort, et sont d'ailleurs contrebalancées par la
foiblesse naturelle au sexe, foiblesse généralement reconnue, et de laquelle Zacchias tire
une conjecture à laquelle il paroît beaucoup
déférer, page 399. *Quarta conjectura, quæ
urgentissima est, desumi potest ex virium
labore, etc.* Et plus bas, même page: *itaque
maxima ac precipua ratio in his casibus
habenda virium est, cum semper imbecillior
præsumatur prius mori*, et d'ailleurs, par l'é-

tat d'infirmité, qui l'emporte beaucoup sur
des forces qui, dans le cas de suffocation,
sont purement imaginaires.

Dans le cas présent, pour donner plus de
poids à ce que nous avons allégué, nous pouvons appuyer nos raisons de l'exemple de la
personne âgée de vingt-sept ans, qui, dans ce
naufrage, étant dans les mêmes circonstances,
a été retirée morte, tandis qu'une femme de
cinquante ans a été retirée la dernière et rendue à la vie.

On ne peut pas croire que le trou ovale qui
dans le fœtus épargne au sang la route des
poumons, ait été ouvert dans cette demoiselle.
On allègue une observation dans-laquelle on
l'a trouvé une fois ouvert à l'âge de vingt ans;
mais on répond à cette observation unique
par une infinité d'observations contraires : on
le retrouve à peine six ou quatre mois après la
naissance.

Délibéré par nous, docteurs régens en Médecine de la faculté de Paris, ce 18 août 1752.

PAYEN ET LORRY.

(*Note de Goulin.*) Lorry, qui rédigea cette
consultation en 1752, n'avoit que 26 ou 27
ans; il étoit docteur depuis 1748. Elle fut très-

répandue dans Paris ; les médecins et les avocats y applaudirent également ; mais je ne me rappelle point si les juges prononcèrent suivant la décision des deux docteurs délibérans, Payen et Lorry.

Cette consultation est une pièce très-peu commune aujourd'hui.

NOTA. Le docteur Mahon n'a pas jugé à propos de traiter cette question *de la priorité de la mort* ; il a trouvé que souvent le médecin-légiste consulté ne pouvoit que donner des présomptions nullement décisives, en place de preuves. Cependant, dans son cours, il nous disoit qu'il étoit quelquefois des cas où les juges pouvoient, d'après les règles communes de la physique et de la physiologie, supposer *la priorité de mort*.

Je suppose, par exemple, que le feu prenne à une maison, et qu'il y ait dans cette maison un homme et une femme, ne peut-on pas supposer que la femme, moins forte, plus irritable, plus timide, périra la première? Ne peut-on pas supposer la même chose, si la maison s'écroule sans incendie ? Mais que de circonstances peuvent cependant changer cette marche ? Une poutre écrasera l'homme, et la femme ne périra peut-être que long-tems après, étouffée sous les décombres. Comment donc pourroit-on faire perdre une succession sur des présomptions aussi peu fondées ?

On cite encore le cas d'un homme et d'une femme, ou d'un enfant, qui seroient attaqués par des voleurs, et qui auroient été massacrés. On suppose que la femme ou l'enfant n'auront dû être assassinés qu'après l'homme,

L 3

parce que l'homme étoit le plus à craindre, parce qu'il a
dû se défendre, et, par conséquent, attirer sur lui d'a-
bord tous les coups des scélérats; parce qu'il auroit défendu sa femme ou son enfant, si on eût voulu massacrer
d'abord ces êtres foibles; il est certain que cela doit ordinairement arriver ainsi, mais peut-on assurer que toujours cela arrive ? Je pense que non ; il est possible qu'a-
vant d'atteindre les voyageurs, les brigands fassent une
décharge d'armes à feu, et que la femme ou l'enfant en
soient atteints d'abord. Il est possible qu'un brigand se
presse de massacrer cet être foible, pour aller ensuite
aider ses camarades contre l'homme qui se défend, etc.

Ainsi, le docteur Mahon désire qu'un médecin ne se
décide que sur des faits certains, avérés ; il est souvent plus sage de douter, que de soutenir des opinions
qui peuvent, par une belle discussion, faire honneur à
leur auteur, mais qui manqueront toujours, aux yeux du
sage, de la principale qualité, la vérité.

DE LA POLICE

MEDICALE.

DE LA POLICE
MÉDICALE.

L<small>A</small> *Police médicale* est une des parties les plus importantes de cette science que l'on a appelée Police, et de laquelle dépendent, dans un corps politique, la sûreté intérieure et le bonheur des membres qui le composent. C'est, en effet, la *Police médicale* qui indique aux législateurs des moyens, des mesures certaines pour conserver la santé des hommes réunis en société, ainsi que celle des différentes espèces d'animaux qui concourent à leurs travaux : c'est elle qui encourage la population, en enseignant les moyens, soit de jouir d'une manière durable des biens que la réunion des hommes en société peut seule procurer à chacun d'eux, soit d'écarter, ou de diminuer, les inconvéniens physiques qui résultent nécessairement de cette même réunion.

Sous ce point de vue, la *Police médicale*, qu'on peut aussi appeller *Hygiene* ou *Médecine publique*, seroit l'art de se tenir sur la

défensive , c'est-à-dire , celui de se préserver
des suites fâcheuses qu'entraîne , par elle-
même , la cohabitation.

Du moment que l'homme eut cessé de vivre
isolé et dans l'état de nature , cette science étoit
devenue non-seulement d'une très-grande
utilité , mais même d'une nécessité indispensable. Et si elle n'a pas encore été cultivée autant qu'elle auroit du l'être, ne seroit-ce point
parce que les souverains n'ont presque jamais
su évaluer le prix de l'existence des hommes ,
et les avantages de la population ? Ne seroit-ce
point aussi la diminution, et, sur-tout, la dégradation de l'espèce humaine, qui les auroit
enfin forcés à encourager la recherche des mesures propres à remédier à un si grand mal ?

Il n'y a pas encore long-tems, en effet, que
la *Médecine publique* ne consistoit, presque
par-tout, qu'à se lamenter sur les maux que
l'on éprouvoit, et à prendre quelques mesures
insuffisantes pour réprimer les charlatans : et
ç'étoit tout au plus si, quand la peste ravageoit
une contrée, on publioit quelques règlemens
et des recettes, et si l'on avertissoit les médecins et les fossoyeurs des fonctions qui, dans
ces tristes circonstances, semblent leur être
dévolues d'une manière plus particulière. Mais
dans les tems ordinaires, c'est-à-dire, lorsque

le peuple n'étoit affligé d'aucune maladie contagieuse extraordinaire, la santé publique
étoit totalement négligée : comme si la *Police*
médicale ne dut avoir pour objet que ces
fléaux destructeurs qui changent rapidement
une contrée florissante en un désert, et que
la perte de plusieurs milliers de citoyens, victimes de diverses maladies, interessât moins
la patrie, que lorsqu'ils sont tous également
frappés du même genre de mort. Presque
nulle part les gouvernemens ne songeoient à
prévenir cette multitude d'accidens variés,
auxquels les hommes sont exposés, soit par
leur propre imprudence, soit par celle d'autrui, à raison de leurs travaux ordinaires, ou,
enfin, par l'influence active de certaines causes physiques. C'étoit, par exemple, un délit
répréhensible de déranger de sa position un
homme que l'on trouvoit ou noyé, ou étouffé,
ou pendu, avant que des officiers de justice
eussent fait une descente dans toutes les formes accoutumées : et souvent, par ce délai,
on laissoit éteindre un reste de vie que l'on
sait aujourd'hui ranimer par une espèce de
création. Il n'y a pas plus de cinquante ans
que, par une insouciance barbare, on abandonnoit les femmes en couches aux soins et à
la discrétion de quelques commères remplies

de préjugés et de superstition , dont toute la mission ne consistoit qu'à apprendre d'un pasteur la manière d'administrer le baptême dans les cas de nécessité ; et qu'au mépris d'une religion , dont les préceptes principaux sont l'amour de ses semblables et l'accomplissement des devoirs qui lient tous les hommes les uns aux autres , on négligeoit cette loi, si précieuse aux amis de l'humanité , par laquelle les romains avoient défendu d'ensévelir une femme morte enceinte avant d'en avoir retiré son fruit.

Il est vrai que la plupart des divers hôpitaux actuellement existans en Europe, sont dus à la bienfaisance de nos ancêtres. Mais comme il manquoit à ces établissemens les mesures sages, desquelles seules peut résulter un soulagement assuré pour l'humanité souffrante ; et que l'on y apperçoit beaucoup plus les intentions pures de leurs fondateurs , que les moyens vraiment convenables pour opérer le bien que l'on cherchoit, il ne seroit que trop facile de prouver qu'ils ont été des causes très-actives de mortalité , plutôt que des sources de santé.

Les préjugés les plus étranges n'ont-ils pas , presque jusqu'à nos jours , rendu inutiles , pour les maladies des animaux , toutes les con-

noissances que les médecins pouvoient leur
appliquer si heureusement ? Et la seule idée
qu'il étoit indécent à eux de se mêler d'une
pareille médecine, n'a-t-elle pas fait abandonner les principaux instrumens de la richesse
des nations à la pratique grossière et à l'ignorance des bouviers , des maréchaux , etc. ,
pendant que le médecin, retenu par l'opinion
publique , qui n'étoit point la sienne, ne pouvoit se livrer à l'observation qui auroit enfanté
des lumières? On doit même dire , à la louange
des médecins, que cet obstacle ne les a pas
toujours arrêtés; et que , l'étude de la nature
les élevant sans cesse au-dessus de la sphère
ordinaire, lorsqu'il ne leur étoit pas permis de
scruter ses mystères en ouvrant des cadavres
humains, ils bravoient les dangers de la corruption , et l'horreur des sépulchres , pour
jeter ainsi les fondemens d'une science, dont
les succès devoient, dans les générations suivantes, apporter un adoucissement aux misè-
res humaines.

Ce n'a été que vers le commencement de ce
siècle, que l'attention générale a paru se fixer
d'une manière plus spéciale sur les avantages
qui pouvoient résulter d'un système général et
régulier de *salubrité*, et que se sont formées ,
dans plusieurs pays, des compagnies auxquelles

on a confié le soin de la santé publique. La connoissance des végétaux salutaires ou pernicieux s'est accrue et perfectionnée par l'établissement des jardins de botanique ; et les avantages qu'en ont retirés en particulier l'agriculture et là médecine vétérinaire , sont avoués de tout le monde. On a établi pareillement des cours d'accouchemens qui ont formé des sages-femmes intelligentes , et des lieux de refuge dans lesquels des mères infortunées , qui sans ce secours, auroient peut-être oublié les sentimens de la nature , leur fournissent de fréquentes occasions de pratiquer les leçons qu'on leur a données. On a transporté les cimetières hors des villes ; on a, avec plus de raison encore , condamné les sépultures dans les églises ; on a placé plus avantageusement les hôpitaux ; on a rendu , par une nouvelle distribution, leur local plus salubre ; on a destiné dans leur enceinte des salles pour les ouvertures des cadavres, afin qu'il fut plus facile au praticien de découvrir certains vices cachés de l'organisation du corps humain , et la manière d'y rémédier ; et afin que les élèves dans l'art de guérir pussent eux-mêmns trouver pour s'instruire , dans les moindres cités , les avantages que l'on rencontroit à peine autrefois dans les écoles des grandes villes , les médecins des différens pays ont été invités à publier les précautions et les méthodes qui leur avoient réussi, soit dans des cas particuliers, soit dans les maladies épidémiques; et les collèges de santé ont ensuite opposé ces forces combinées aux calamités publiques, aux différentes contagions, etc. On a décerné des prix aux inventeurs de remèdes utiles; on a récompensé quiconque arrachoit à la mort des victimes qui lui paroissoient dévolues; les médecins les plus instruits ont tenté de nouveaux essais; enfin, on a établi des écoles vétérinaires, où bravant tous les préjugés, on a scruté, dans les cadavres des animaux morts des maladies qui répugnoient le plus, les causes de ces mêmes maladies.

C'est ainsi que l'amour de l'humanité a fait, en quelque sorte, jeter les fondemens d'une nouvelle science, ou du moins cimenter les bases du perfectionnement de l'art de guérir; et les progrès de toutes les autres sciences ont évidemment concouru à hâter ceux de la médecine.

Malgré ces efforts, combien peu sommes-nous encore avancés dans l'art de conserver la santé par des moyens continués et soutenus, en employant les forces prises dans la nature même de l'homme, autant que le comportent les formes sous lesquelles existe la société humaine ! Mais les plus sages conseils que l'on puisse donner aux hommes, et même les exemples les plus éclatans des avantages que l'on retire en les suivant, ne frappent souvent les esprits que foiblement ; et soit ignorance absolue, soit par une sorte de stupidité inexplicable, des peuples entiers sont incessamment la proie de certaines calamités physiques, sans que le sentiment de leurs souffrances ne les excite qu'à des vains gémissemens, et c'est aux seules forces d'une nature, qui n'est jamais aidée, que quelques individus seulement doivent leur conservation.

Cependant chaque homme, en naissant, a reçu de la nature une sorte d'instinct qui le porte à éviter les choses qui peuvent lui être nuisibles, lorsqu'il les connoît pour telles, soit par des épreuves personnelles ou étrangères, soit à l'aide du simple raisonnement : chaque individu semble même être sous la sauve-garde particulière des ministres de santé auxquels il a accordé sa confiance; et on n'est pas tenté de croire d'abord, que ce soit un des devoirs de l'administration générale d'une nation, de prescrire à chaque citoyen ce qu'il sait lui-même être nécessaire pour sa propre conservation.

Mais

Mais s'il existe certaines causes de maladies dont l'influence soit générale, n'y a-t-il pas par conséquent certains moyens de guérison, qui ne peuvent être adoptés et mis en usage que d'un accord également général, et avec le secours de loix ou de réglemens auxquels tous, sans exception, soient obligés de se soumettre.

C'est, sans doute, une chose digne d'étonnement que l'homme, avec cette raison dont il est si fier, ait encore besoin d'être guidé par l'autorité; tandis que l'instinct seul suffit aux animaux pour assurer leur conservation. Ne les voit-on pas, en effet, éviter la ciguë, le colchique, et d'autres substances nuisibles, sur les caracteres desquels leurs sens ne les trompent jamais, ou que bien rarement; et ne voit-on pas l'homme, au contraire, anéantir, par son intempérance, cette prévoyance naturelle, dont ses sens sont les agens, préférer au doux repos une agitation trompeuse, et la volupté à la jouissance des vrais biens? L'expérience des sages a cependant prouvé avec quelle facilité on éviteroit le plus grand nombre des maladies, si l'on savoit s'abstenir constamment des choses connues pour être nuisibles. Puisque le pouvoir de la raison est si souvent méprisé, et que la plupart des hommes, à l'appas du plus léger plaisir, courent à leur perte, il est donc évidemment nécessaire que les magistrats leur arrachent, pour ainsi dire, des mains, ces instrumens de corruption, soit physique, soit morale, lesquels deviendroient autant de causes de maladies.

Ce qui entre dans le corps de l'homme, ce que l'homme fait, ce qu'il a à souffrir des corps environnans : telles sont les trois classes auxquelles on peut ramener les causes des maladies. C'étoit la division adoptée par Galien, (*de Sanitate tuendâ, lib.* 1.) et elle a été suivie par un grand nombre des médecins.

Dans la première, *ingesta*, τα προσφερομένα sont compris l'air et les alimens. Leur usage, s'il est bien réglé, et s'ils ont d'ailleurs les qualités requises, entretient la santé : il la détruit, au contraire, quand ils sont viciés ou qu'il est mal dirigé.

Dans la seconde classe, *gesta*, τα προιεμένα l'influence du médecin public ne sauroit être bien étendue, à moins qu'on ne soumette à ses conseils et les différentes parties de la gymnastique, et la censure des mœurs, par lesquelles la santé peut ou se soutenir ou s'altérer, selon qu'on les verra honorées ou négligées.

La troisième classe, *irruentes externæ injuriæ*, τὰ ἔξωθεν προσπίπτοντα paroît au premier coup-d'œil, hors du domaine de la Médecine, cependant, le physicien par excellence n'a-t-il pas le droit de réclamer la part qu'il peut avoir dans l'éloignement de toutes les causes capables de nuire à la santé de l'homme, quelques soient les moyens que l'on emploie ?

La jouissance de l'air est commune autant que nécessaire à tous les animaux, et ses effets sur les corps, soit pour conserver la santé, soit pour produire des maladies, ne sauroient être révoqués en doute. Il pénètre dans les poumons, où il agit sur les principes du sang qui y passe tout entier; absorbé, soit avec les alimens, soit par une série de vaisseaux particuliers placés à la superficie du corps, il se mêle avec tous les fluides : par son poids seul, ou par d'autres qualités qui varient sans cesse, telles que sa densité, ses degrés de chaleur ou de froid, de sécheresse ou d'humidité, son agitation, son repos, par les émanations d'une infinité de substances ; tout ce qui nous compose ne peut se soustraire à son influence, qui devient salutaire ou nuisible, générale ou individuelle, selon des circonstances infiniment multipliées.

On apperçoit facilement, d'après le peu

M 2

que nous venons de dire, que l'air est susceptible d'être altéré non-seulement par certaines
causes dont tout le pouvoir de l'homme ne
sauroit lui faire éviter l'atteinte, mais aussi
par d'autres, que les précautions ou les soins
d'une police vigilante et bien dirigée peuvent
souvent prévenir ou corriger.

La cause la plus ordinaire de la corruption
de l'air, prend sa naissance dans les émanations putrides qui s'y répandent. Mais les effets
de ces sortes d'émanations peuvent être facilement prévenus, moyennant les précautions
analogues à chacune d'elles : par exemple,
si on ne met pas un trop long intervalle entre
la mort et les funérailles, sur-tout dans un
tems qui favoriseroit la décomposition ; si on
a soin d'enlever sur-le-champ les cadavres des
animaux, et de les enfouir profondément ; si
on interdit les sépultures dans les villes et
encore plus dans les temples, et que l'on place
les cimetières hors de l'enceinte, et à un
éloignement suffisant de tout lieu habité ou
même fréquenté ; si on établit également hors
des villes, et à une distance convenable, les
hôpitaux, et certains ateliers, tels que ceux
des amidoniers, des corroyeurs, des ouvriers
en plomb, etc. ; si on enlève avec soin, et souvent, les ordures qui s'amassent dans les

maisons, les immondices et les boues des rues, les fumiers des animaux, etc. ; si les latrines et les égouts publics sont construits de telle manière, qu'ils ne laissent rien échapper, mais qu'ils conduisent ce qui s'y jete hors des limites de toute habitation ; si on donne du cours à des eaux stagnantes, ou si on dessèche les lieux où elles séjournoient, et si on met obstacle aux inondations.

Les agens publics peuvent beaucoup influer sur les causes de la santé publique qui dépendent des alimens. Ils peuvent en prévenir la disette, proscrire ceux qui ont des qualités pernicieuses, mettre en honneur des lois somptuaires comme un frein à l'intempérance et à la corruption des mœurs, qui sont les sources les plus fécondes des maladies. C'est principalement à l'égard de l'espèce de nourriture dont la partie du peuple la plus mal-aisée et la plus nombreuse est forcée de se contenter, que cette vigilance conservatrice de la santé des citoyens, est le plus à désirer.

Après l'air, c'est l'eau dont il importe davantage de surveiller la salubrité, puisqu'elle est pour tous d'un usage indispensable. Les magistrats doivent donc procurer aux citoyens les sources les plus pures, et écarter toutes les causes qui pourroient les altérer. Nous ne

M 3

nous appesantirons point ici sur les moyens
que l'on emploie pour distinguer les eaux les
plus salubres de celles qui le sont moins,
pour corriger celles dont on ne peut éviter de
faire usage, pour conduire une eau quelconque
d'un lieu dans un autre, pour maintenir le lit
des rivières et les différens réservoirs dans
l'état convenable. Tous ces objets sont suffi-
samment traités dans les articles d'hygiène
répandus dans le Dictionnaire encyclopédique.

La sophistication des vins et des autres liqueurs est encore un des fléaux que la police,
éclairée par la médecine, doit combattre avec
le plus de soin et de vigilance. Il y a des
substances nuisibles dont on se sert, soit pour
corriger des qualités désagréables dans certaines boissons, soit pour leur donner une
force et une activité qu'elles n'ont pas naturellement. Les abus qui proviennent de cette
source sont même quelquefois assez terribles
dans leurs conséquences, pour donner lieu à
des questions de Médecine légale.

La surveillance relativement aux alimens
solides ne doit pas être moins active que celle
qui a les boissons pour objet. Les alimens solides seront donc toujours, autant qu'il dépen-
ra des agens publics, en quantité suffisante
et de bonne qualité. C'est dans le cas contraire

qu'ils deviennent une cause non-seulement de maladies sporadiques, mais même d'épidémies. L'abus que les gens riches peuvent faire des meilleurs alimens, est également une source de maladies : mais celles-ci n'affectent, par comparaison avec les autres, qu'un beaucoup plus petit nombre d'individus.

Ce qui rend la disette un fléau si redoutable, c'est qu'elle donne le plus souvent naissance à des maladies que leurs ravages font assimiler à la peste ; et même l'histoire nous apprend que la peste a plusieurs fois succédé à la famine. Telle fut celle qui, au rapport de Quint-Curce, affligea l'armée d'Alexandre-le-Grand; telle fut encore celle dont parle Galien, laquelle désola Rome sous l'empire des Antonins. Les faits consignés dans Tite-Live, dans Plutarque et dans Eusebe, attestent la même vérité. Nous pouvons citer également la peste qui depeupla l'Europe dans le treizième siècle : elle fut de même précédée par la famine. Il peut aussi arriver, que ce soit au contraire, l'abondance de certains alimens qui occasionne des maladies épidémiques, lorsque ces alimens sont insalubres. Telles sont plusieurs espèces de fruits et de légumes, que l'on est dans l'usage de manger comme la nature les donne : car il y en a dont

M 4

on corrige par la coction les qualités malfaisantes.

Il y a des alimens que le seul laps du tems suffit pour détériorer et rendre très-nuisibles à la santé, soit que cela arrive faute de prendre les précautions nécessaires, soit que toute précaution soit insuffisante. Le blé, qui est le plus intéressant de tous, s'altère lorsqu'il n'est pas bien soigné et sur-tout conservé dans un état de sécheresse convenable. Les anciens connoissoient et pratiquoient cet art précieux. Varron nous a transmis la méthode employée de son tems pour construire des greniers propres à conserver le blé : et il décrit ces puits si communs alors dans la partie de l'Afrique, soumise aux Romains, et qui servoient au même usage. On préservoit ainsi le blé de l'humidité, du charançon, etc. Les farines sont d'une garde encore plus difficile que celle du blé lui-même. Lorsqu'elles sont gâtées, la partie glutineuse perd sa propriété nutritive, le pain qu'on en fait a un goût rance que rien ne peut corriger, et son usage engendre principalement des fièvres putrides.

Quelquefois dans des saisons défavorables les champs de blé produisent en même-tems d'autres graminées capables de nuire à la santé, ou certaines plantes dont les graines moins nuisibles à la vérité, n'ont cependant pas de parties nutritives. On doit séparer avec soin les unes et les autres du blé. L'ivraie et l'avoine sauvage sont du nombre des premières ; les convolvulus, les lychnis, les raiforts, les bluets, les chardons, les glouterons sont du nombre des secondes : tous les cultivateurs les connoissent. Le blé lui-même est sujet à une espèce de gangrène sèche, ou à ce qu'on nomme *l'ergot*. Ces maladies d'une espèce du règne végétal en rendent l'usage très-dangereux ; elles occasionnent des stupeurs, des léthargies, des apoplexies, et même des morts subites.

Il n'est pas rare de voir des plantes vénéneuses se vendre avec des légumes auxquels elles ressemblent beaucoup. Il y a, par exemple, une espèce de ciguë que l'on confond facilement avec le persil. La ciguë ordinaire approche beaucoup de la plante potagère nommée panais (*pastinaca, staphylinum.*) Un grand nombre de champignons sont d'un usage très-pernicieux. Le *stramonium*, le *solanum furiosum* ou *melanocerasum*, l'*hyoscyamum*, le *nappellum* croissent avec beaucoup de facilité dans une infinité d'endroits ; et l'on a vu souvent des enfans s'empoisonner avec leurs fruits. N'est-il pas du devoir d'une bonne administration d'extirper ces causes de maladies, ou d'accidens fâcheux, comme on extermine les loups, les vipères, et autres animaux nuisibles? Ses soins doivent se porter également sur les pâturages destinés aux animaux, qui, malgré la sûreté de leur instinct, dévorent quelquefois certaines plantes à leur détriment. Telles sont le colchique et le rossolis pour les moutons; tel est le solanum pour les bœufs, etc.

Les viandes qui servent à la nourriture de l'homme, sont aussi un objet important de la médecine publique. La loi de Moïse avoit interdit au peuple juif la chair de porc et celle de lièvre, parce qu'on croyoit que leur usage favorisoit la naissance de la lèpre et d'autres maladies de la peau. Il ne paroît pas qu'elles aient une pareille influence dans nos climats; ni même qu'aucune espèce parmi les viandes usitées, ait, d'une manière marquée, la fâcheuse propriété de produire quelque maladie. Mais toutes, quand elles sont dans un état de dépravation, deviennent d'un usage très-pernicieux. Louis Keppler attribua à une pareille cause, c'est-à-dire, à des viandes gâtées, la fièvre épidémique qui attaqua, en 1649, les étudians de l'Université de *Kœnisberg*. Heureusement que la répugnance invincible que

nous avons pour ces alimens, lorsque leur altération est considérable, nous préservera
toujours des accidens que leur usage est capable de produire.

Ce ne sera, sans doute, que par les conseils de la médecine perfectionnée, que les
gouvernemens parviendront à étouffer le germe
funeste qui corrompt les générations jusques
dans leur source : je veux parler du mal vénérien. Mais, en attendant, une administration
de police bien dirigée ne pourroit-elle pas,
sinon proscrire ces lieux de débauche qui sont
comme autant de foyers d'où la contagion s'é-
tend au loin, au moins les surveiller, et y établir des réglemens qui diminueroient sensiblement les occasions de répandre l'infection.
Tel seroit, principalemeut, celui en vertu
duquel les filles qui garnissent ces mauvais
lieux seroient visitées par des gens de l'art,
qui constateroient leur santé ou leur état de
maladie? Une semblable police médicale n'a
point été jusqu'ici sans exemple.

Pour prévenir l'insalubrité qui naît des défauts dans la construction des habitations, on
aura soin sur-tout qu'elles soient exhaussées
au-dessus du niveau du terrain, qu'elles soient
à l'exposition la plus favorable, et que l'air les
parcourre librement. Les bâtimens publics, ou

le peuple est réuni en grand nombre, tels que
les temples, les hôpitaux; les salles de spec-
tacles, les colléges et autres écoles seront
vastes, bien aérés, et pourvus, en cas d'incendie, d'issues faciles et multipliées. Les prisons, et leurs cachots, doivent être construits
pour s'assurer de ceux que l'on soupçonne
avoir mérité l'animadversion des lois, et non
pour punir d'avance ceux dont les crimes ne
sont pas encore constatés.

L'annonce d'une maladie contagieuse, principalement de la peste, porte la terreur dans
tous les esprits : et cette affection de l'ame
rend plus susceptible du mal, ou l'aggrave chez
ceux qui en sont déjà attaqués. Les conseils
du médecin public, et la confiance qu'il saura
inspirer, en deviendront pour plusieurs, ou
le préservatif, ou le remède.

Les animaux attaqués, ou soupçonnés de la
rage ; les maisons et les ponts qui menacent
ruine ; les querelles, l'explosion des armes à
feu, la course rapide des voitures, et gens de
cheval, principalement dans les grandes villes ;
les animaux féroces, les bêtes à cornes, qui
s'échappent quelquefois ; les magasins à poudre ; le feu dans le voisinage de matières com-
bustibles ; la chasse aux brigands ; la garde
exacte des fous furieux : voilà encore des ob-

jets dont la surveillance a un rapport évident avec la conservation de la vie des hommes et de leur santé.

Il en est de même de ces différens usages et coutumes qui sont toujours dangereux, et quelquefois très-pernicieux. Le luxe qui rend les hommes efféminés, et par cela seul, plus susceptibles d'un grand nombre de maladies, mérite aussi, à plusieurs égards, les plus grandes entraves, et d'être découragé de toutes manières.

Enfin, les empyriques, qui, par leur igno-rance, rendent souvent mortelles les maladies les plus légères, doivent être traités comme des ennemis publics.

Ce n'est également qu'en suivant les con-seils d'un médecin public éclairé, que le gou-vernement pourra faire les dispositions conve-nables pour écarter ou circonscrire les mala-dies contagieuses.

Dans un tems de peste, il faut, 1°. environ-ner de retranchemens et d'un cordon de trou-pes les lieux qui en sont affligés, de peur qu'au-cun des pestiférés n'en sorte, et ne porte ail-leurs la contagion; 2°. si une province, ou une ville, est exempte encore de ce fléau, on fera subir une quarantaine rigoureuse à quiconque voudra y pénétrer ; 3°. personne ne pourra entreprendre un voyage , sans être muni , au préalable, de certificats de santé.

. Si le fléau de la peste ravage une province, une ville, un bourg, un quartier , une maison seule ; alors, pour empêcher ses progrès, il suffit d'interdire toute communication entre les malades et le reste des citoyens. On parvient à ce but désiré, en établissant des lazarets à une distance convenable de toute habitation , et en y faisant transporter les malades dès le premier moment de l'invasion. Ce transport doit se faire la nuit , pour éviter d'augmenter la consternation dans les esprits, et le danger de la contagion. Les convalescens ne doivent rentrer dans le sein de la société qu'après une épreuve assez longue pour pouvoir s'assurer complettement de leur guérison. Les morts seront enlevés de nuit, et enterrés à une grande profondeur. On désignera d'une manière particulière , des ministres de santé et de religion , pour veiller à l'observation exacte de tous les réglemens concernant les malades, et les précautions à prendre contre la maladie.

S'il existe dans un pays des fièvres d'une putridité extrême qui les rende contagieuses,

il suffira, pour en borner les progrès, d'empêcher la communication des malades avec les
autres.

La contagion dyssentérique se trouve bientôt circonscrite, quand on enlève avec célérité
les déjections, ensorte que les gens sains ne
puissent en respirer les émanations.

Celle de la petite vérole et celle de la rou-
geole ne demandent que les précautions générales dont nous avons déjà parlé.

Tout le monde sait ce qu'il faut faire, ou
plutôt ce qu'il faut ne pas faire, pour se soustraire à la contagion du virus vénérien.

Pour fuir celle de la gale, les médecins
prescrivent d'éviter le contact des personnes
infectées, de leurs habits, etc. Dans les hôpitaux, dans les dépôts de mendicité, dans les
prisons, ou cette maladie est endémique, les
galeux doivent avoir des salles particulières ;
leurs habits doivent être lavés avec soin, et
ensuite exposés à la vapeur du souffre.

Il en est de même pour la contagion de la
maladie si connue autrefois sous le nom de
lèpre; heureusement que depuis plusieurs siècles elle ne se montre que très-rarement.

La contagion de la rage ne sauroit être bor-
née dans son cours, que par la destruction des
animaux enragés, et par la plus grande sur-

veillance dans le traitement des hommes qui ont été mordus.

MORT APPARENTE.

Il n'est arrivé malheureusement , et il n'arrive encore que trop souvent , que des hommes frappés d'apoplexie , de suffocation ou d'asphyxie , en un mot, de mort apparente , meurent véritablement de ces accidens ; faute de recevoir les secours convenables, soit par l'éloignement des gens de l'art , soit par toute autre cause. Il est donc de l'intérêt général , que l'on établisse des lois qui décernent des récompenses à tous ceux qui secourent un asphyxié , et des punitions à ceux qui négligeroient de le faire. Ces ordonnances doivent être accompagnées d'une instruction , à l'aide de laquelle les gens les moins instruits puissent au moins administrer les premiers secours, en attendant l'arrivée d'un homme de l'art ; et d'une défense de procéder à la sépulture , jusqu'à ce que l'odeur cadavéreuse ne permette plus de douter de la certitude de la mort.

Il y a plusieurs espèces d'asphyxies , qui la plupart sont produites par des causes externes et imprévues. Ces causes sont : l'eau , l'étranglement , certains gaz , la foudre ; le saisissement ffient par le froid, la commotion au cerveau, l'étouffement par compression, l'introduction de corps hétérogènes dans la trachée-artère, enfin celles qui agissent sur les enfans nouveaux nés, telles que la trop grande abondance de sang, etc. Chacune de ces causes exige une modification dans le traitement.

1°. *Asphyxie des noyés.* On retire le noyé de l'eau le plutôt qu'il est possible, et cependant avec précaution; on lui ôte ses vêtemens humides; on l'enveloppe dans des couvertures chaudes; on le place dans un lieu d'une température moyenne; on lui tient la tête et la poitrine un peu élevées; on lui fait éprouver quelques mouvemens, auxquels la tête ne doit point participer. On le saigne de la jugulaire ou de la temporale, et si ces vaisseaux ne fournissent pas assez de sang, on ouvre une des veines du bras par une large piqûre. On enlève ce mucus gluant qui ordinairement remplit la bouche et les narines. On tâche de dilater les poumons, en soufflant de l'air par la bouche, après avoir pincé les narines. On administre des lavemens de tabac pour irriter le canal intestinal, et on masse le ventre d'une manière douce et sans discontinuer. Si par un obstacle quelconque, tel que le spasme, etc. l'air ne peut pénétrer dans la trachée-artère, il faut avoir recours à

la trachéotomie. Des frictions sur tout le corps
faites avec une étoffe de laine un peu rude ,
que l'on impregne de vapeurs stimulantes ,
sont fort utiles. Il ne convient d'irriter les narines et la gorge des noyés avec le doigt, avec
une plume , de la fumée de tabac , un vomitif , des sels volatils , qu'autant qu'on auroit
préalablement détruit , ou au moins beaucoup
diminué , toute congestion d'humeurs dans le
cerveau et dans les poumons. Lorsque les fonctions vitales ont commencé à renaître , on ré-
chauffe le corps en le lavant avec du vinaigre, du
vin , des spiriteux , etc. Enfin , quand le malade
est assez remis pour pouvoir avaler , on lui
fait passer un peu de vin chaud , ou tout autre
cordial.

2°. *Asphyxie par étranglement.* Il faut
couper sur le champ l'instrument fatal , c'est-
à-dire , la corde ; exposer l'asphyxié à un air
frais , le dépouiller de tout vêtement qui le
serre , lui faire une saignée de la jugulaire , lui
laver la tête avec de l'eau très-froide pour occasionner une révulsion , lui donner des remèdes irritans dans lesquels on fera entrer du sel
et de la scille , lui présenter de l'esprit de sel
ammoniac , etc.

3°. *Asphyxie des vapeurs méphytiques.*
La vapeur du charbon , celles des fosses d'ai-

stance, des puits, des matières en fermentation, exigent également que l'on porte ceux
qui en sont frappés dans un endroit où l'air
frais ait un libre accès ; qu'on leur tienne la
tête élevée, et les mâchoires ouvertes ; qu'on
les asperge d'eau froide ; qu'on leur fasse respirer un esprit volatif irritant, et même qu'on
leur en fasse avaler une légère quantité, par
exemple dix ou douze gouttes dans un véhicule convenable.

4°. *Asphyxie par la foudre.* Les effets de
la foudre sont d'engourdir le fluide nerveux,
et de porter le sang au cerveau où il s'engor-
ge (1). On les combat par des saignées de la
jugulaire ou du bras, par de l'eau froide versée en quantité, par des lavemens âcres, et
par des esprits volatifs.

5°. *Asphyxie causée par le froid* (2). De
toutes les espèces, c'est celle dont les effets
sont moins rapides, et plus faciles à vaincre.
La précaution essentielle consiste à ne rap-

---

(1) Je crois que cela n'arrive qu'aux personnes auprès
desquelles la foudre tombe ; l'air se trouvant vicié par
des gaz non-respirables, l'asphyxie doit avoir lieu.

(2) Je ne crois pas que l'on puisse appeler cette maladie asphyxie ; le froid tue en engourdissant, où, selon
Brown, en affoiblissant.

peler la chaleur que par degrés insensibles. Ainsi , il ne faut point transporter l'asphyxié dans un endroit échauffé , encore moins le présenter au feu , ou le placer dans un lit chaud : ce seroit le livrer à une mort certaine. Il faut , au contraire , le couvrir de neige tout entier , excepté la bouche et les narines , ou le mettre dans un bain froid , ou l'envelopper dans des linges trempés dans de l'eau très-froide. S'il parvient à donner des signes de vie , on le placera dans un lit froid , et on ne fera usage de réchauffans que de la manière la plus graduée. On cherchera à le ranimer , en lui insinuant dans la bouche et l'œsophage un peu de vin chaud.

6°. *Asphyxie par commotion du cerveau.* Une chute , ou quelque violence , en est l'occasion la plus ordinaire. Les saignées, l'application de l'eau froide, les lavemens irritans ; voilà le traitement que l'on peut terminer par l'infusion d'*arnica.*

7°. *L'asphyxie*, dont la cause est l'*étouffement par compression*, cède aux mêmes remèdes. Elle a lieu chez les enfans par l'imprudence des nourrices qui les couchent avec elles, et les accablent de leurs corps lorsqu'elles s'endorment; chez des adultes qui se trouvent engagés sous des décombres, etc.

8°. *L'asphyxie*, qui reconnoît pour cause l'introduction de corps hétérogènes dans la trachée-artère, se guérit en extraiant ce corps. On en vient à bout, en excitant la toux ou le vomissement, soit avec le doigt, soit avec une plume frottée d'huile et introduite dans ce canal : alors on peut saisir le corps étranger mis en mouvement avec une pince, ou un bout de baleine, ou même avec le doigt. S'il est immobile dans le lieu qu'il occupe, on n'a d'autre ressource que dans l'opération de la trachéotomie.

9°. *L'asphyxie*, qui survient aux enfans nouveaux nés, présente deux cas tout-à-fait différens. 1°. Ou la face est livide par l'abondance du sang qui s'est porté à la tête : alors il faut couper le cordon, et tirer une ou deux onces de sang ; ensuite on lave la tête de l'enfant avec de l'eau froide. 2°. Ou le visage est pâle : on s'abstient alors de la saignée ; on lave l'enfant avec un mêlange d'eau et de vin chauffé ; on lui souffle, dans les poumons, de l'air pur ; on lui présente, sous le nez, des sels volatils ; on lui en fait même avaler quelques gouttes dans de l'eau ; on enlève, de l'arrière bouche, le mucus qui fermoit la glotte ; et souvent on parvient, en même-tems, à exciter,

N 3

avec fruit, le vomissement ; on donne un lavement irritant.

L'illustre Frank observe, avec beaucoup de
raison, que les lois de quelques peuples de
l'antiquité n'étoient plus sages que les nôtres,
que parce qu'elles étoient plus analogues à la
nature de l'homme, et qu'elles se prêtoient le
plus qu'il étoit possible à l'exercice de ses facultés ou à ses besoins. Il avoit sur-tout en vue
celles de nos lois qui ont, ou plutôt qui devroient avoir, pour objet de favoriser la population : et il critique bien justement le manque
de lois de cette espèce.

Ces lois, relatives à la population, regardent : 1°. l'augmentation de la population en
elle-même ; 2°. les mariages ; 3°. les soins
que méritent les femmes, et lorsqu'elles sont
grosses, et lorsqu'elles sont à l'instant d'accoucher ; 4°. ceux qui sont dus aux enfans
nouveaux nés ; 5°. l'éducation physique de ces
mêmes enfans ; 6°. enfin, la police qui a pour
objet de constater la mort de chaque individu, le genre de cette mort, et de veiller aux
sépultures.

La force et la richesse d'un empire dépendent de sa plus ou moins grande population.
C'est une vérité qui n'a aucun besoin de dé-

monstration. Le gouvernement doit donc porter tous ses soins à favoriser tout ce qui peut
l'encourager, et à écarter les obstacles qui
pourroient lui nuire. Il n'est pas en son pouvoir
d'écarter la mort naturelle : et quand l'homme
est parvenu à la caducité, il tombe, sans qu'on
puisse attribuer sa chûte ni à une violence extérieure, ni à une maladie quelconque. Mais
la mort, contre nature, qui vient à la suite des
maladies de toute espèce, et d'accidens sans
nombre, pourroit être arrêtée dans sa marche,
plus ou moins rapide, par les lois sages d'une
bonne administration, et les progrès qu'elle
feroit faire à l'art de guérir. Les maladies cou-
rantes moissonnent tous les ans un trente-sep-
tième environ de la population. Les épidémies
sont bien plus dévorantes ; les maladies contagieuses aiguës le sont encore plus : enfin, la
peste enlève quelquefois la moitié des habitans
des contrées qu'elle désole. Les maladies chroniques sont aussi très-funestes. De 1,000 enfans
qui naissent, 260 meurent dans la première année, 80 dans la seconde, 40 dans la troisième,
24 dans la suivante : ensorte qu'au bout de 8 ans
à peine en reste-t-il la moitié. On doit a
tribuer cette mortalité si terrible, dans ses
conséquences, aux vices de la première éducation, et à l'impéritie des femmes qui en sont

N 4

chargées. Quels objets plus dignes des regards
du gouvernement !

Le célibat des prêtres, des moines, des
soldats, des domestiques, et de tous ceux
auxquels le mariage est interdit, ou pour qui
il seroit le plus souvent une cause de mal-aise
et de misère, est un second obstacle à l'accroissement de la population. Anéantir les lois
qui empêchent les uns de se marier, proscrire
le concubinage et les femmes publiques,
dont l'attrait en détourne un grand nombre
d'autres, doter les pauvres : voilà les moyens
de le surmonter.

Il n'est pas toujours au pouvoir d'un bon
gouvernement d'éviter la guerre : mais il peut
toujours diminuer le nombre de ses victimes
par les soins de toute espèce qu'il fera prendre
de ses guerriers.

Il ne suffit pas que de bonnes lois favorisent
la population en multipliant les mariages. Il
faut encore qu'elles veillent à ce que tout
citoyen qui contractera cet engagement sacré,
ne le fasse qu'autant qu'il sera doué des qualités
requises et nécessaires pour produire des sujets
sains, vigoureux, et capables de remplir un
jour les fonctions auxquelles ils seront destinés.

On devroit donc interdire également et les
mariages précoces, et ceux qui se font, passés

une certaine époque de la vie. En effet, les jeunes filles, mariées de trop bonne heure, sont sujetes aux avortemens ; et leurs jeunes époux périssent souvent de consomption. D'ailleurs leurs enfans sont le plus ordinairement d'une constitution foible et peu vivace. D'un autre côté, les hommes et les femmes arrivés à un certain âge, cessent d'être féconds ; et si un des deux individus mariés est encore jeune, il est perdu gratuitement pour la population.

Les maladies héréditaires incurables, seroient encore pour un sage législateur un motif suffisant de défendre le mariage à ceux qui en sont atteints.

Les femmes grosses doivent être sous une protection immédiate et particulière du magistrat. Il veillera à ce qu'elles ne soient jamais exposées à des frayeurs vaines ou fondées, soit par des querelles, soit par la vue de ces mendians qui tâchent d'exciter la commisération en montrant des difformités révoltantes, soit par des représentations de spectres ou de figures monstrueuses, etc.. Il les préservera de toute sorte de mauvais traitemens. Les tortures, et encore plus les supplices, envelopperoient dans la punition qu'elles pourroient avoir mérité, le fruit malheureux qu'elles porteroient dans leur sein. Pour prévenir l'infanticide, aucun tribunal ne pourroit prononcer des peines contre la grossesse illicite : et les médecins, chirurgiens et pharmaciens, seroient soumis à la rigueur des lois, s'ils participoient à un délit aussi grave que l'est celui de l'avortement médité. Chaque ville et chaque district de campagne seroit pourvu de sages-femmes, et d'accoucheurs habiles et exercés dans leur art. Il y auroit une maison destinée à recevoir les filles grosses au moment d'y faire leurs couches. Ce seroit une école d'accouchement ; un préservatif contre l'infanticide ; un bureau de nourrices, un moyen de conserver beaucoup de mères et beaucoup d'enfans, que le défaut de soins et la misère font périr dans leurs propres foyers : c'en seroit un aussi de rappeler dans le chemin de la vertu plusieurs de celles qui n'en sont sorties que dans un moment d'erreur, et par les suites d'un amour malheureux.

Les magistrats, instruits par les médecins, pourront apprendre aux mères quelle est la meilleure méthode à suivre pour soigner leurs enfans nouveaux nés, et prévenir par-là la perte d'un très-grand nombre qui sont enlevés par cette foule d'accidens si communs dans le premier âge de la vie. Les enfans abandonnés par leurs parens pour cause de bâtardise, ou pour toute autre ; seront reçus, nourris, élevés dans un hôpital uniquement consacré à cette œuvre si précieuse à l'humanité. On formera un dépôt, ou bureau de nourrices, soit pour les enfans trouvés, soit afin que les mères, qui sont dans l'impossibilité de nourrir elles-mêmes, puissent en trouver qui aient les qualités nécessaires.

L'éducation physique des enfans dans les premiers tems de leur existence est de la plus grande conséquence pour leur conservation et pour la population ; et les causes qui en font périr un si grand nombre, ne sauroient être trop connues de l'administration, qui doit regarder comme un de ses devoirs les plus importans de les prévenir, ou de les combattre, par les institutions les plus sages. Les principales sont : 1°. un mauvais régime. Il seroit avantageux d'astreindre les mères à nourrir elles-mêmes. Le lait d'une nourrice mercenaire ne convient jamais autant; et les différentes sortes de bouillies, par le moyen desquelles on cherche à remplacer le lait, sont souvent pernicieuses ; 2°. la petite vérole, ses ravages seroient réprimés, et presque éteints, si l'inoculation étoit adoptée généralement ; 3°. les convulsions. Cette cause de mortalité doit sa naissance ordinairement ou au travail de la dentition, ou à la présence de quelque matière âcre dans le canal intestinal, ou à des vers. Des précautions, plutôt que des remèdes, les rendroient beaucoup moins fréquentes, et chaque citoyen pourroit aisément les connoître et les employer ; 4°. M. Frank assure qu'en Suède, année commune, on compte 650 enfans étouffés par leurs nourrices qui les couchent avec elles. Il propose, pour éviter ces malheurs si multipliés, l'usage de l'espèce de couchette, nommée par les Italiens, *arcuccio*. Les cercles qui en composent le dôme ou la voute empêchent absolument le corps de la mère d'appuyer sur l'enfant, qui ne se trouve pas moins plongé dans cette atmosphère maternelle qui lui est si profitable.

Une des parties les plus importantes de la police médicinale est celle qui regarde les sépultures. On frémit, quand on pense au nombre de ceux qui ont été enterrés comme morts, et qui ne l'étoient qu'en apparence, et combien y en a-t-il eu dont on a ignoré le sort déplorable. Par cette seule raison là, il seroit à souhaiter qu'il y eut des *inspecteurs des morts* : ensorte qu'on ne put procéder à la sépulture avant qu'ils eussent rempli leurs fonctions, mais elle n'est pas la seule : et les gens de l'art, nommés pour cet office, seroient obligés de constater :

1°. La mort.

2°. Le genre de la mort ; c'est-à-dire si elle a été naturelle, l'effet d'une maladie ou de la vieillesse.

3°. Si, au contraire, il y a des signes de mort violente, par exemple, des blessures, etc. leur devoir, dans ce dernier cas, seroit de ne point permettre la sépulture, mais de déférer la chose aux juges criminels.

4°. Lorsqu'ils visiteront le corps d'une femme, ils s'assureront si elle n'étoit point grosse : et, en cas de grossesse, on procédera, aussi-tôt que la prudence le permettra de le faire, à l'opération césarienne, afin d'extraire le fœtus qui peut encore être vivant et conservé pour la société.

5°. Si la mort vient à la suite d'une maladie accompagnée de putridité, telle que certaines petites véroles, des fièvres de mauvais caractères, et sur-tout la peste, la mort n'étant plus alors douteuse, et les cadavres donnant bientôt des signes d'une putréfaction dangéreuse, ils hâteront le moment de la sépulture.

6°. Mais quand ces signes n'ont pas lieu, et que rien, au contraire, n'assure de la perte absolue de la vie, ils doivent la faire suspendre et essayer tous les moyens capables de rappeler ceux qui , par quelqu'une des différentes espèces d'asphyxies dont nous avons parlé plus haut , seroient tombés dans un état semblable à la mort

7°. La mort étant certaine , et la manière dont elle aura eu lieu ne donnant aucun sujet de soupçon , les inspecteurs donneront un bulletin, qui sera inscrit dans son entier sur les registres de la municipalité : ce bulletin contiendra , 1°. le nom et le surnom du mort, 2°. son âge , 3°. son sexe , 4°. son état , 5°. la maladie à laquelle il a succombé , 6°. le nom du médecin , chirurgien , empyrique qui l'aura gouverné ; ou bien on spécifiera qu'il étoit abandonné aux forces de la nature , 7°. le lieu de sa mort , 8°. l'heure , le jour et l'année du décès.

Cette inspection des cadavres de tous ceux qui meurent , et ces extraits mortuaires , ainsi circonstanciés ; ne sauroient manquer de produire les plus grands avantages.

Le premier est de dévoiler aux yeux de la justice, des assassinats, des empoisonnemens, des infanticides , dont les auteurs échappent à la vengeance des loix , et par une suite nécessaire , de prévenir un grand nombre de ces forfaits.

Le second avantage est d'empêcher qu'on n'enterre les gens encore existans.

Le troisième, de faire mieux connoître les maladies épidémiques, endémiques, ainsi que les entreprises des charlatans.

Le quatrième, de donner des renseignemens certains sur la salubrité ou l'insalubrité des lieux habités, et des différentes saisons, et sur la mortalité en général. C'est aussi le seul moyen d'évaluer les progrès, ou la diminution de la population, en comparant les registres des naissances à celui des sépultures.

La police des cimetières ne sauroit être bien établie, ni bien administrée, que d'après les préceptes de la médecine. La distance à laquelle ils doivent être de toute habitation, leur exposition, leur grandeur, les précautions à prendre, s'il faut les transférer, et employer le terrain à de nouveaux usages, les dimensions des fosses, leur multiplicité, la forme des cercueils, toutes ces considérations font voir évidemment combien il importe à la société toute entière qu'elle ne soit jamais soustraite à l'inspection des gens de l'art.

La médecine des hommes est liée quelquefois à celle des animaux. Il seroit donc bien important que, dans certaines circonstances d'épizooties , les médecins se concertassent avec les vétérinaires.

Au reste, nous n'avons point prétendu, dans le tableau général que nous venons de faire de tous les avantages qu'un bon gouvernement peut tirer de la médecine, et que la médecine seule peut lui fournir, donner une connoissance complette et suffisante de tous les objets qu'il contient. Chacun de ces objets si intéressans, mérite sans doute une considération particulière.

DU

DU CÉLIBAT.

Des écrivains philosophes ont établi, d'une manière invincible, que le principal but auquel devoit tendre un bon gouvernement, c'étoit d'accroître la population d'un pays, autant que la nature de son territoire pouvoit le comporter, ainsi que la nature de ses autres moyens de fournir à la subsistance de ses habitans. Mais ils n'ont, sans doute, voulu parler que du nombre de ces individus qui, par leurs talens quelconques, sont capables de supporter une portion des charges de cette même société, dont ils sont admis à partager les avantages; et ils ont dû exclure nécessairement tous ceux que leurs défauts naturels, ou une inertie volontaire, doivent faire regarder comme des êtres vraiment parasites.

Si on parvenoit, par de bonnes lois, à réprimer tous les abus que l'instinct de la nature, livrée à elle-même, peut produire, et que des fléaux redoutables à l'espèce humaine, tels que des maladies ou des guerres meurtrières, épargnassent une contrée, sa popula-

Tome III.   O

tion (d'après les calculateurs politiques les
plus éclairés), seroit susceptible de doubler
dans le cours de cinquante années, et même
dans un espace de tems moins long. Mais peu
de pays ont été assez fortunés pour fournir de
pareils exemples; presque par-tout, au contraire, la multiplication de l'espèce humaine
se trouve retardée par différens obstacles.

Nous ne devons nous occuper que de ceux
qui sont du ressort de la Médecine, en ce qu'ils
contrarient le vœu de la nature. Le célibat
doit être regardé, sans contredit, comme le
plus funeste de tous.

L'homme ayant reçu du créateur la faculté
de se reproduire, cette fonction a été confiée
à certains organes qui l'exercent, ou du moins
qui la préparent d'une manière non-interrom-
pue, puisque leur action continuée résulte,
comme celle de plusieurs autres, de la circulation générale, qui ne peut souffrir aucune
intermission. Et même, cette faculté ne devant pas dépendre uniquement du caprice des
individus, qui sont souvent tentés de sacrifier
l'existence des générations futures à des avantages momentanés, la nature a mis en nous un
penchant très-vif et presqu'irrésistible à la
mettre en œuvre. Aussi cet appétit est-il nécessairement lié au mécanisme des parties, et

à la présence de la semence qu'elles ont préparée, comme la faim dépend de la conformation de l'estomac, et de l'irritation qu'il éprouve, lorsque le suc gastrique et la salive y af-
fluent. Il n'y a, physiquement parlant, aucun
moyen d'éluder les effets de cette organisation; et si, par un motif quelconque, on s'y
soustrait pendant le tems de la veille, elle re-
prend ses droits à la faveur du sommeil. *Itaque si in pudendis congesta est*, disoit l'illustre Fernel, *ea primò pruritum quemdam et
titillationem invehit : hæc deinde sensum,
mox verò interiorem sentiendi facultatem
movet non solùm vigilantibus, sed et ple-
rumque dormientibus, nobis.*

Quand on considère attentivement la structure intime des parties de la génération, on se
convaint bientôt que la nature a suivi, pour
produire le mécanisme de ces organes, un
plan particulier et très-industrieux. A une distance très-considérable du lieu qu'ils occupent,
partent du plus gros tronc artériel du corps
humain deux artères, qui, défendues dans
leur trajet par une gaîne membraneuse, descendent et sortent de la cavité abdominale,
pour entrer dans un sac particulier, où ces
organes se trouvent placés. Elles s'y distribuent
par des ramifications innombrables, dont l'en-

trelacement et l'action sont tels, qu'il en résulte ce suc générateur, source des races futures. A mesure que celui-ci est préparé et séparé (*secretus*), par le mécanisme incompréhensible dont nous avons parlé, il passe dans les canaux déférens, qui, pénétrant dans la cavité abdominale par les anneaux des muscles grands-obliques, vont se rendre, après une marche tortueuse, aux vésicules séminales. C'est-là que la semence séjourne quelque tems, comme pour s'élaborer et se perfectionner. Bientôt son affluence dilate et irrite le double réservoir que la nature lui a destiné ; et, quelquefois, celle que les testicules fabriquent incessamment ne peut plus entrer dans un lieu qui regorge déjà.

Cette pléthore et cet engorgement des canaux séminaires deviennent la cause et le signal de l'orgasme vénérien, de cette passion fougueuse qui transforme les êtres les plus timides en animaux furieux, et leur fait affronter les dangers les plus évidens pour la satisfaire, en les débarrassant de ce superflu qui les tourmente par une action purement mécanique.

Chez l'homme, la religion, la réflexion, et des circonstances déterminées peuvent bien quelquefois modérer cette fougue naturelle ; et, de même qu'une transpiration considérable diminue l'abondance des urines, un instinct indocile peut être contenu, en dissipant par une autre voie la surabondance de l'esprit vital. La résorption de la partie la plus fluide de la semence retardera aussi l'époque d'une trop grande affluence, et transmettra au sang des particules d'une substance active qui affermiront la santé et accroîtront les forces. On parviendra encore à diminuer une trop forte sécrétion de la semence par la fuite de tout ce qui peut animer le jeu des organes de cette sécrétion, par l'application de l'esprit, ainsi que par le travail du corps. Il arrive même que certains individus chez lesquels cette sécrétion est naturellement peu abondante, se font, en quelque sorte, une nouvelle constitution contre nature, par une continence très-prolongée, et en évitant très-soigneusement non-seulement les occasions, mais même jusqu'aux pensées lascives. Alors leurs testicules diminuent de volume par degrés, et ils finissent quelquefois par être à peine sensibles à la vue. Haller dit avoir observé ce phénomène en ouvrant les cadavres de pieux cénobites, qui, durant le cours d'une longue vie, n'avoient jamais cessé, sans doute, d'être fidèles à leur vœux et aux préceptes sévères de leur religion. Galien avoit aussi fait la même remarque. *Cantoribus, et athletis, qui jam indè ab initio nullam vitæ partem venereis illecebris contaminaverunt, nullam admittentes hujusmodi vel cogitationem vel imaginationem, iis pudenda exilia, et rugosa, veluti senibus, fiunt.* Il doit être infiniment rare qu'un tel changement s'opère chez ceux qui suivent, dans leur manière de vivre, les lois de la nature et les usages de la société; et si la semence, préparée et séparée du sang par les organes de la génération, peut quelquefois être retenue long-tems, sans que la santé en souffre, par l'empire que l'on exerce sur son imagination, soutenu de travaux corporels non interrompus, on remarque que le plus souvent ces efforts dirigés contre l'instinct de la nature, ne servent qu'à le rendre plus actif. La résistance redouble la vivacité de l'attaque; le sang devenu plus riche en molécules séminales qui ont été repompées, les représente de nouveau aux organes destinés à les séparer de sa masse; l'esprit de vie, déjà existant dans le torrent des humeurs, devient un stimulus qui anime de plus en plus la sécrétion nouvelle qui s'opère; et le trouble des passions s'augmente jusqu'à l'ivresse, parce que les canaux et les vésicules spermatiques ne peuvent se prêter à une plus grande disten-

sion. Ainsi, l'on voit, dans la saison du prin-
tems, les testicules des oiseaux acquérir un
volume bien au-delà de celui qu'ils ont ordinairement : aussi cette saison est-elle, particulièrement pour eux, la saison des amours.
Wepfer trouva huit onces de semence dans un
cochon, et dans un sanglier. Birk en trouva jusqu'à une livre. Buffon a observé que
les canaux spermatiques des chiens étoient
alors pleins de semence ; et même un d'eux,
quoiqu'il eût été battu fortement, ne cessoit
de donner les signes de la plus grande ardeur
pour le coït.

Il survient également chez les femmes, à
différentes époques, certains changemens,
desquels résulte l'irritation la plus vive et le
stimulus le plus pressant ; et ces époques que
l'on a nommées le langage d'amour, l'heure
du berger, sont bien dangereuses pour des
êtres si peu faits déjà pour une résistance soutenue. Les femmes ressentent fréquemment
alors une forte pression et un poids autour de
la matrice : leur pouls est dur, et ses vibra-
tions sont très-exprimées. On en a vu plusieurs
que, ni la pudeur naturelle ou ordinaire à leur
sexe, ni les avis les plus fortement motivés,
n'ont jamais pu empêcher de se satisfaire elles-
mêmes, et de chercher à éteindre, par des

O 4

évacuations multipliées , le feu qui les dévoroit. La perte de la santé , et même celle de
la vie , ont été quelquefois la suite déplorable
de ces excès. Tout le monde connoît ceux auxquels es emporte la fureur utérine.

Lorsque ces circonstances sont aussi impé-
rieuses , la nature l'emporte toujours , soit que
l'ame , dont les idées morales se trouvent déterminées par l'impulsion violente du tempérament, donne son assentiment d'une manière
formelle ; soit que , durant le sommeil des
sens externes , elle soit maîtrisée par des images fantastiques , que les résolutions de la pu-
reté la mieux affermie n'ont pas toujours la
vertu d'écarter. Le calme renaît alors : et si
l'évacuation qui a eu lieu n'a entraîné que le
superflu , bien loin que le corps s'en trouve
affoibli , il éprouve , au contraire , une nouvelle vigueur , et un sentiment agréable d'a-
gilité , qui est l'effet de plus d'aisance dans la
circulation.

Si ceux , qui , pour obéir aux lois que leur
état leur impose , ou par quelqu'autre motif ,
refusent d'écouter la voix de la nature , n'en
ressentent souvent aucune incommodité ; si
même l'expérience atteste que de pieux célibataires , rigides observateurs de leur règle ,
ont joui jusqu'à une extrême vieillesse de la

santé la plus intacte, c'est par un bienfait de cette même nature, qu'ils ont méprisée, et qui ne se montre nulle part plus prévoyante que dans le mécanisme industrieux avec lequel elle forme l'humeur prolifique. En effet, pour peu qu'on fasse attention aux fâcheux effets d'un lait qui séjourne, ou d'une mucosité qui s'amasse, ou de la bile qui cesse de couler, on verra combien peu d'énergie et de forces elle déploie dans ces circonstances, par comparaison avec ce qu'elle fait lorsque la semence est retenue dans ses réservoirs par des moyens physiques ou moraux. Cette surprise qu'elle fait à l'homme au milieu de son sommeil, est un don que le créateur n'a accordé qu'à l'homme, et qu'il a dénié aux autres animaux.

Meckel ne pouvant supposer que la résorption de la semence se fit par les vaisseaux absorbans déjà connus, en a cherché d'autres, et en a découvert, en effet, d'assez considérables, auxquels il attribue cette fonction. D'où il conclud que l'on ne doit guères s'inquiéter de la trop grande quantité de matière séminale qui peut s'accumuler, soit chez l'homme, soit chez les autres animaux. C'est aussi le sentiment de Haller. Mais quand il seroit vrai que l'existence de trop de semence

n'est jamais à redouter, en est-il de même d'une
autre cause de l'évacuation en pure perte de
la semence qui a lieu aussi souvent, c'est-à-
dire, de l'âcreté et de l'activité que cette matière contracte par son séjour dans les réservoirs, ou même dans le torrent de la circulation? C'est ce qu'on observe souvent chez des
individus d'une santé foible : l'âcreté compense
la quantité, et ils en éprouvent des pertes si
fréquentes, que leur dépérissement en devient
la suite inévitable.

Il est vrai que des hommes d'un tempérament phlegmatique, et conséquemment froid
et peu irritable, employant d'ailleurs tout ce
qui peut *mortifier la chair* (pour me servir
des expressions techniques) parviennent à
éviter toute effervescence amoureuse, et voient
souvent s'écouler une période d'années, avant
qu'un songe voluptueux les transforme instan-
tanément en des créatures sensibles. Mais de
pareils exemples sont-ils à citer, lorsque l'on
considère l'homme en société, exerçant librement les fonctions inhérentes à sa nature?

En général, on sait peu ce qui se passe dans
les animaux que l'on prive de l'acte de la génération. Cependant il y a lieu de présumer que
la nature, indulgente pour tout ce qui est sorti
de ses mains, supplée à ce qui leur manque,

soit que la plupart n'ait pas, comme l'homme,
la faculté de dormir sur le dos, soit que la semence, lorsqu'elle est devenue trop abondante,
s'échappe avec les urines, soit enfin par cette
manœuvre si familière à certaines espèces.

On a souvent remarqué que les personnes
qui observoient une continence exacte pour laquelle leur tempéramment n'étoit point fait, et
dont la résistance n'étoit secondée par aucune
évacuation involontaire, se concentrant trop
en elles-mêmes, devenoient des êtres insup-
portables dans la société. Car les passions les
plus opposées produisent quelquefois les mêmes effets. En Angleterre, les suicides se rencontrent le plus ordinairement parmi les célibataires ; et ils semblent se multiplier en
France, depuis que le mariage est évité comme une charge par un plus grand nombre d'individus. Galien avoit déjà fait la remarque,
que ceux qui se soustraient au pouvoir de l'a-
mour deviennent lents, enclins au sommeil,
timides, mélancoliques, que les forces digestives et l'appétit diminuent, et qu'au lieu de
ménager leur vigueur, comme quelques-uns
se l'imaginent, ils négligent le moyen le plus
agréable de l'accroître. Aétius recommande
ces mêmes plaisirs comme un remède assuré
contre la tristesse, l'atrabile, l'humeur sau-

vage. La folie, chez quelques individus, un
état d'infirmité habituelle chez d'autres, ont
cédé au même moyen. Swenck rapporte
qu'une italienne, qui, dans un accès de sa
folie, étoit sortie nue de chez elle, étoit entrée dans une maison où plusieurs hommes la
firent servir à leurs plaisirs, retrouva la raison
au milieu de leurs embrassemens.

En effet, il n'y a peut-être pas d'impression
plus forte que celle qui résulte quelquefois
d'une trop grande quantité de liqueur séminale
accumulée. Quelle énorme différence entre
un castrat et un homme ordinaire? Croiroit-on
que le bœuf et le taureau sont de la même
espèce ? Boerrhaave, d'après Wierus et Graaf,
cite le fait d'un châtreur de porcs d'Allemagne,
qui, irrité du désordre dans lequel vivoit sa
fille, lui fit l'extirpation des ovaires, ce qui
éteignît entièrement chez elle tout ce feu qui
la dévoroit auparavant. Le même effet a lieu
chez les femelles de quelques animaux, auxquelles on ampute les ovaires.

On diroit que la nature se venge du refus
que l'on fait de suivre ses inspirations. On
a observé que plusieurs de ces coupables,
qu'elle avoit doués d'un tempéramment violent, et chez lesquels la semence se préparoît
avec une sorte de profusion, contractoient

une grande tendance à la pollution involontaire, qui les énervoit ; qu'ils étoient sujets
à des gonorrhées., à des engorgemens, à des
tumeurs, à des douleurs, et à des inflammations des parties génitales ; qu'ils éprouvoient
un désir immodéré du coït, de la tristesse,
des convulsions, et quelquefois une sorte de
folie amoureuse.

Non-seulement la stagnation de la semence
rend cette humeur acrimonieuse; mais encore
elle contracte, par une résorption répétée, et
en circulant long-tems dans la masse des humeurs, un caractère que l'on pourroit croire
véritablement vénéneux. L'haleine des animaux, auxquels le coït est interdit, semble
souvent être pernicieuse pour ceux qui les ap-
prochent; et c'est une chose certaine, disoit
Lorry, que si des personnes, de l'un ou de
l'autre sexe, gardent une exacte continence,
elles se trouvent couvertes de pustules nombreuses, dont la matière est chassée vers la
peau par une suite de l'engorgement des glandes. Il existe, dit-il encore, une certaine sym-
pathie entre les parties génitales, soit du mâle,
soit de la femelle, et la peau, qui, après le
coït, éprouve une moiteur considérable, et
même aussi comme des boutons de chaleur.
Ne pourroit-on pas attribuer à l'impression de

la semence le vomissement et les nausées que
les femmes éprouvent lorsquelles ont conçu ?
On est aussi tenté de croire que cette même
cause influe sur le lait des nourrices, et qu'elle
contribue à produire, dans les enfans qui les
tettent, soit des nausées et le vomissement,
soit des convulsions. La semence, ramassée
dans les vésicules spermatiques, rentrent dans
le torrent de la circulation ; et elle agit sur nos
nerfs comme feroit un esprit volatil, et, par
une qualité qui semble analogue à celle de l'o-
pium, qui, comme elle, agite le pouls, excite
la sueur, et produit l'éréthisme vénérien. La
sémence paroît avoir une qualité dissolvante
et putréfiante. La chaire des animaux qui meurent étant en chaleur se corrompt plus aisément qu'en tout autre tems. Willis disoit qu'un
homme atteint d'une passion vive ressemble
à un charbon ardent; que sa chair, ses viscères, ses os, sont comme si le feu les eut frappés, et qu'ils se corrompent avec bien plus de
promptitude. C'est aussi ce qui a fait dire à
Baglivi que, toutes choses égales d'ailleurs,
les maladies des gens qui s'abstiennent de l'a-
mour sont plus violentes ; que dans les maladies un dérangement dans la sécrétion de la
semence rend les accès plus considérables, et
qu'une évacuation de cette humeur fait, au

contraire, changer le mauvais caractère de la maladie chez ces individus trop continens. Amatus, Lusitanus, Targioni, et d'autres gens de l'art, rapportent des exemples frappans de ces assertions. On doit mettre au nombre des maladies qu'accompagnent des symptômes extraordinaires, celles qui sont produites par une résistance opiniâtre à l'instinct de la nature. Les mouvemens convulsifs de toute espèce, effet très-commun des passions qui nous agitent, sont un phénomème fort ordinaire de la maladie connue sous le nom de fureur utérine. Les tumeurs, les squirrhes, et même les cancers des testicules, de la matrice, ainsi que des mammelles qui ont tant rapport avec ce dernier organe ; l'hydropisie des ovaires se rencontrent bien plus ordinairement chez les célibataires: ils sont sujets aussi à des engorgemens de semence qui peuvent augmenter au point de produire et des varices, et des ruptures de vaisseaux. Les pâles couleurs, le dérangement des règles, les fleurs blanches, la folie amoureuse, sont souvent le partage de ces vierges chastes que le mariage guériroit radicalement. Une femme qui s'interdit les plaisirs de cet état, dit P. Zacchias, acquiert une disposition à toutes sortes de maladies par le seul arrêt de la liqueur séminale ;

et l'expérience a prouvé que mille dérange-
mens, et mille infirmités n'ont pas d'autre
origine. Galien, Sthal, etc., rapportent nombre de mélancoliques, d'épileptiques, de ma-
niaques, guéris parfaitement par l'usage du
mariage. Il est vrai que ce moyen n'est pas toujours à la portée de toutes les personnes qui
e ont besoin. C'est ce qui avoit engagé quelques médecins à chercher à le remplacer alors
par d'autres ; mais que des motifs plus respectables, sans doute, que les conseils de Mésué
et l'autorité du jésuite Sanchez, obligent de
rejeter. C'est une médecine prohibée, dont
Galien, Haller et Tissot, n'ont pu se défendre
cependant de consigner dans leurs écrits quelques-uns des très-heureux effets.

Puisque l'art n'est pas encore parvenu à prévenir les funestes effets de la rétention de la
semence chez un assez grand nombre d'individus de l'un et de l'autre sexe, et qu'il est
même probable qu'elle n'y parviendra jamais,
parce que la nature se montrera toujours supérieure aux efforts qu'on emploie pour la con-
trarier ; puisque ceux pour qui la continence
n'est point une cause de maladie, n'échappent
à ces infirmités de tout genre, dont nous venons d'esquisser le tableau, que par la dissi-
pation périodique d'un dépôt précieux, dont
ils

ils doivent compte et à la nature et à la société, quoique cette perte soit involontaire; puisque le plus grand nombre des célibataires a
contracté une habitude qui énerve le corps en
même-tems qu'elle dégrade l'ame, ou porte le
trouble dans le sein des familles, ou devient
l'opprobre des mœurs publiques : n'est-il pas
à desirer que les législateurs s'empressent de
trouver les moyens les plus énergiques pour
extirper jusqu'à la racine d'un mal, dont les
ravages sont si multipliés. Les préceptes
de la religion mal entendus, des loix de discipline dignes de l'ignorance et de la barbarie des
siècles où elles sont nées, d'autres loix enfan-
tées par le despotisme pour isoler les instrumens dont il avoit besoin, de la société qu'il
vouloit asservir, des vices de tout genre dans
les différentes parties de l'administration, et
même des préjugés gothiques qui faisoient regarder une famille comme une charge, et le
grand nombre d'enfans comme un malheur :
tels sont les obstacles qui s'opposent non-seulement à une plus riche population, mais encore à l'existence d'une plus grande somme de
santé répandue parmi les individus qui composent une nation. Ecclésiastiques, soldats, citoyens de toutes les classes, ont été voués au
célibat, qui a englouti, comme un gouffre,

les générations innombrables dont ils auroient été la tige féconde.

Ces objets si intéressans méritent , sans doute , qu'après les avoir considérés en général , nous nous arrêtions encore sur chacun d'eux en particulier.

Du célibat ecclésiastique.

Il n'est pas facile de fixer l'époque à laquelle le célibat est devenu une loi générale pour les gens d'église. Des causes prises dans la nature ont dû l'introduire parmi eux , au moins partiellement. Ces causes sont l'impossibilité de soutenir une famille, l'incertitude sur son propre sort, et les persécutions. Dans de semblables circonstances , le mariage est certainement un fardeau de plus , l'instinct qui nous porte à nous perpétuer, est moins vif; et il seroit pénible de le satisfaire, n'ayant que la perspective de faire des compagnons de notre infortune. Un homme libre de tout lien échappe plus aisément à ses persécuteurs ; et le désir de sa conservation est plus pressant que celui de se propager. On ne seme que quand on a l'espoir de recueillir. N'a-t-on pas toujours observé , au reste , qu'une doctrine nouvelle , soit qu'elle se trouve contraire aux préjugés des peuples, soit qu'elle attaque la constitution d'un pays, soit enfin que ses prôneurs se singularisent par un genre de vie extraordinaire, expose ceux-ci aux plus violentes secousses de la persécution; et que les travaux d'une pareille mission, quelle qu'elle puisse être, se multipliant, leur rend impossible les paisibles fonctions de gouverner une famille.

Ç'a été de tout tems une opinion dominante chez les nations même les plus policées, que le commerce des deux sexes avoit quelque chose d'immonde, et que cette impureté s'accroissoit dans le tems des règles et des suites de couches, au point de communiquer une qualité vénéneuse. On concluoit delà que, pour offrir à la divinité un culte pur, et la rendre plus facile à exaucer les vœux du peuple, il fallóit que les ministres des autels évitassent ce qui devoit les souiller. Haller pense que cette opinion de la malignité du flux menstruel a été apportée d'Asie en Europe par les médecins arabes. Ce qui a pu lui donner naissance est vraisemblablement la promptitude avec laquelle le sang se corrompt dans les climats chauds, du moment qu'il n'est plus contenu dans ses vaisseaux. De nos jours, les arabes, au rapport de Nieburh, ne regardent plus comme contagieux le coït avec une femme

qui a ses règles ; et un autre voyageur assure
l'avoir éprouvé sur lui-même , sans aucun inconvénient. Dans plusieurs contrées de l'Afrique, les femmes et les filles sont obligées alors
de se séquestrer de la société , de s'abstenir
de toute fonction domestique , et même de
porter un signe qui avertisse de les éviter.
Les juifs observoient les mêmes pratiques ; et,
ce qui est étonnant , la loi de Moïse condamnoit à la mort l'homme et la femme qui usoient
du coït en pareilles circonstances. (*Lévit.*
ch. 20 , v. 18). Si toutes les images effrayan-
tes que Pline se formoit de la malignité du
flux menstruel étoient fondées en réalité , il
n'existeroit pas de poison plus redoutable.

Ces préjugés , appuyés d'ailleurs de l'autorité d'un grand nombre de médecins , ne
furent pas les seuls qui éloignèrent de l'état
du mariage les ministres de la religion. La
population eut encore à souffrir de ceux qui
firent regarder et le coït lui-même , et la liqueur séminale , comme choses immondes.
Delà l'usage religieusement observé chez les
nations qui habitent les pays chauds , de se
baigner immédiatement après l'acte conjugal.
C'étoit un précepte formel de la loi mosaïque;
et nous observerons en passant , que ceux qui
la suivoient ne croyoient impure s que les éva-

uations qui avoient lieu par les parties génitales seulement.

Nous croyons inutile de rechercher ici quels étoient les fondemens de l'opinion de tant de peuples différens les uns des autres, et depuis les tems les plus reculés jusqu'à nos jours, sur l'impureté du flux menstruel et de la liqueur séminale. Il suffira de dire ici que la découverte de la circulation du sang et de toutes nos autres humeurs, a dû nous conduire à la connoissance précise de la nature de la matière des règles : et il a été facile de conclure qu'elle ne pouvoit avoir, dans un individu supposé sain, que les qualités dépravées d'un sang extravasé et exposé à l'impression d'un air chaud, ou qui a séjourné trop long-tems dans les plis ou rides du vagin. Tous les physiciens se sont également convaincus qu'il n'y a rien d'impur dans l'acte de la génération, que la liqueur prolifique est un chef-d'œuvre d'élaboration de nos organes, que la santé et la force de l'homme dépendent de son émission régulière et modérée, qu'enfin le coït par lequel on conserve l'un et l'autre ne sauroit avoir rien d'humiliant.

L'idée que le sacrifice de tel ou tel instinct donné par la nature pouvoit être agréable à la divinité, et que ceux qui étoient consacrés à

P 3

son culte devoient s'en faire un devoir, soit
lorsqu'ils exerçoient les fonctions de leur ministère, soit même en tout tems, est une des
plus étonnantes que l'histoire de l'esprit humain nous présente. Si on a voulu par-là mettre un frein à la dissolution des mœurs, si commune et si préjudiciable dans les climats brû-
lans, pourquoi y a-t-on permis presque généralement la polygamie? Et la défense de travailler à la propagation de l'espèce devoit-elle
moins tomber sur le peuple, toujours gros-
sier, que sur une classe de gens qu'un âge mûr
et un esprit plus cultivé pouvoient engager davantage à se modérer dans la jouissance des
plaisirs de l'amour? Les Brames, chez les In-
diens, les Moines du Grand-Lama, les prêtres
de la nation des Kalmoucks, les Rohins du
royaume d'Arracan, les Talapoins du Pégu
et de Siam, les prêtres idolâtres de l'île de
Ceylan, les Bonzes de la Chine et du Japon,
sont astreints aux rigueurs de la continence.
Les prêtres des anciens Egyptiens, ceux des
Athéniens, ceux des Romains (dans les premiers tems de la république) se soumettoient,
dit-on, à la même privation. Chez ces derniers,
il falloit du moins s'abstenir du commerce des
femmes quelque tems avant que de remplir
et pendant qu'on remplissoit un ministère

sacré. Il en étoit de même pour les Lévites ;
et cette obligation s'étendoit à tout le peuple
d'Israël.

Ce tableau abrégé des idées que presque
tous les peuples de la terre s'étoient faites de
l'influence de l'acte de la génération sur le
moral des individus, nous conduit naturellement à cette conséquence, qu'ils regardoient
l'esprit de continence comme une vertu propre et essentielle à l'esprit sacerdotal. Cette
opinion ne fut jamais répandue plus généralement que dans les premiers tems de l'ère
chrétienne; ensorte que l'empereur Auguste
crut nécessaire de l'affoiblir par ses lois sur le
mariage. Constantin s'imagina qu'il pourroit
ménager également l'opinion et la loi, en ac-
cordant à chacun la liberté ou de se marier,
ou d'acquérir la gloire que l'on attachoit de
son tems au sacrifice d'un instinct donné par la
nature, et à la privation des femmes, parmi
ceux-là même qui ne se consacroient en aucune manière au service des autels.

Un de ces canons, connus sous le nom de
Canons des Apôtres, défend aux prêtres et
aux évêques de renvoyer leurs femmes; et,
s'ils s'obstinent à le faire, il ordonne de les dé-
posséder de leurs dignités, et de ne point
communiquer avec eux.

P 4

Des savans ont prétendu, à la vérité, que ce canon ordonnoit seulement aux prêtres et aux évêques de fournir décemment à l'entretien de leurs femmes. Mais, s'il excluoit en effet toute co-habitation charnelle, n'exposoit-il pas à une tentation continuelle? Et n'est-il pas impossible, dans certains momens, de se contenir dans les bornes d'un amour fraternel? Seroit-ce par l'effet d'une équivoque aussi grossière que la castration volontaire étoit devenue si commune parmi certaines corporations de chrétiens, entr'autres la secte des Valésiens, que l'église fut obligée d'employer contre cet abus tout ce qu'elle avoit de puissance, en déclarant les coupables inhabiles à toute fonction ecclésiastique, homicides d'eux - mêmes, et ennemis de l'œuvre divin de la création? Les lois de Moïse, celles des Romains étoient aussi sévères; et les capitulaires de Charlemagne renouvelèrent la même défense.

Dans le quatrième siècle, d'autres hérétiques, ou plutôt d'autres fous, ayant soutenu qu'aucun homme marié ne devoit espérer le salut éternel, plusieurs conciles, saintement inspirés par l'amour de l'humanité, s'élevèrent contre eux, et promulguèrent, dans leurs décrets, les lois de la nature. Les Tartares Kalmoucks, éclairés par elle autant que les pères des conciles de Prague, etc.; condamnent à des peines analogues à leurs mœurs, ceux qui tournent en dérision le mariage, même celui de leurs prêtres.

On voit, parce que nous venons de dire, que, dès les premiers tems du christianisme, il y avoit un préjugé défavorable répandu sur le mariage; que des sectaires cherchèrent à lui imprimer une tache d'infamie, qui ne convient ni à sa nature, ni à son influence sur la santé de l'homme, ni à la pudeur qui en accompagne, en voile, en double les plaisirs; que les canons de l'église réprimèrent cette frénésie si redoutable pour l'espèce humaine. Cependant, malgré tous leurs efforts, l'esprit de continence fit toujours de nouveaux progrès; et, l'exemple des apôtres devenant de plus en plus contagieux, le célibat ecclésiastique, qui d'abord n'avoit été qu'un usage, une affaire de pure discipline, devint une loi expresse prononcée par un grand nombre de conciles.

Mais que de considérations puissantes auroient dû s'opposer à cet attentat contre les droits de l'homme physique et de l'homme moral! Celles que nous avons exposées plus haut ne prouvent-elles pas que le don de continence est un don rarement accordé par la nature elle-même, et que ce n'est encore qu'à la

condition expresse de se tenir perpétuellement
en garde, et contre soi-même, et contre les
objets qui nous environnent de tous côtés ?
Car, tel est le seul moyen, si toutefois on
peut y compter, de suspendre l'activité d'une
sécrétion dont le but est une évacuation contraire aux engagemens que l'on contracte. A
quel degré doit-on croire formé l'esprit d'un
jeune homme qui, sans expérience, éloigné
avec soin de toutes les occasions qui pourroient servir d'épreuve à son tempérament,
rempli d'une pieuse ferveur, trompé par ceux
qui l'entourent, ayant en perspective un genre
de vie honorable, tranquille et doux, s'oblige
à des devoirs dont il ignore le poids et l'étendue, et renonce à ses droits naturels, avant
que le sentiment qui porte à les exercer se
soit développé chez lui ? Si un nouvel ordre de
choses étoit encore à désirer, ne pourrois-je
pas représenter aussi cette jeune fille, qu'une
éducation toute dirigée vers un terme insi-
dieux, des exemples fardés, des insinuations
artificieuses ou des menaces terribles, quelquefois le dépit d'un amour trompé dans son
attente, ont fait s'envelopper d'un voile qu'elle
ne pourra désormais que baigner des larmes
du désespoir, si la nature réveille dans son
cœur des désirs que les austérités ne feront

vraisemblablement qu'irriter ? Comment les lois civiles et religieuses avoient-elles pu, en dépit de celles de la nature, permettre des engagemens irrévocables à un âge qui est celui de l'irrésolution, de l'inconstance, de la foiblesse et du délire ?

Je ne prétends pas qu'à l'époque de vingt-quatre ans (1), fixée pour recevoir l'ordre de la prêtrise, on soit incapable d'évaluer avec justesse la proportion qui existe entre ses forces et les obligations que l'on s'impose. Mais, que ne devoit-on pas craindre de ces tempéramens sanguins et irritables, dont un des attributs est plus ou moins de légèreté et d'inconstance dans le bien comme dans le mal ? Or, cette espèce de tempérament n'est-elle pas celle de presque tous les jeunes gens de l'un et de l'autre sexe ? Si donc le défaut de réflexion, trop peu de connoissance de soi-même, une ignorance complète de l'influence que quelques années de plus et les objets qui nous environnent peuvent avoir sur nos idées et sur nos affections, devoient faire prévoir qu'il s'élèveroit une guerre intestine, dans laquelle ou la santé seroit obligée de succomber, ou le

_____

(1) C'est à vingt-un ans que les ecclésiastiques font vœu de chasteté.

vœu de continence et de chasteté seroit violé, pourquoi ne préviendroit-on pas un inconvénient si grave, en reculant l'époque d'un engagement irrévocable? Ne devoit-on pas aussi, dans le choix de ceux qui se dévouoient au service des autels, avoir égard à la constitution physique des individus, ne point éloigner ceux qui aspiroient à l'état ecclésiastique, des occasions innocentes de connoître la société, et la douceur des liens par lesquels la nature nous unit de la manière la plus intime ?

Je pourrois aller plus loin, et conclure, de tout ce que j'ai dit jusqu'ici, que ce seroit un très-grand avantage, et pour la religion chrétienne, et pour les états où elle est pratiquée, de changer sur ce point toute la discipline ecclésiastique. L'exemple donné par une grande partie de l'Europe, force les plus incrédules de regarder cette assertion, non comme un problême, mais comme une vérité soutenue par deux siècles d'expérience. Un accroissement considérable de population; des pères de familles donnant l'exemple de toutes les vertus, en même tems qu'ils les recommandent dans leurs discours; une classe d'hommes liée dorénavant à la patrie d'une manière plus intime, et ne servant plus les intérêts d'une puissance étrangère, voilà une partie des avantages précieux qui résulteroient infailliblement d'une loi qui ne feroit que rendre à la nature de nombreux enfans, que les préjugés et l'artifice ont arrachés de ses bras.

Du célibat des militaires.

Le célibat que l'on fait observer à presque tous les militaires, est un obstacle à la population aussi puissant que celui que nous venons de combattre, sur-tout depuis que les souverains entretiennent, même en tems de paix, un si grand nombre de troupes réglées. Chez les anciens, il n'avoit lieu que durant la guerre, sans doute à raison des embarras et des frais énormes que les femmes, à la suite des camps, auroient occasionnés. Ainsi, on lit dans Hérodote, que les femmes des Scythes, ennuyées de la longue durée de l'expédition de leurs maris en Asie, s'abandonnèrent à leurs esclaves. Les Lacédémoniennes, durant les longues guerres de Messène, firent aussi déclarer à leurs maris que, s'ils ne revenoient chez eux incessamment, la patrie couroit risque de rester sans enfans. A Rome, des maris partant pour une expédition, se séparoient de leurs femmes, et, au retour, ils en choisissoient d'autres. La loi étoit, au reste, pour

les chefs comme pour les simples soldats.
Pompée laissa sa femme dans l'île de Lesbos,
et Marc-Antoine indisposa fortement les Romains contre lui, en traînant à sa suite la reine
Cléopâtre. Les généraux, jaloux de maintenir
la discipline, avoient même grand soin de bannir de leurs camps les courtisanes ; et il étoit
défendu, par la loi, aux soldats de leur rien
léguer par testament. Les nations barbares, au
contraire, menoient toujours leurs femmes à
la guerre. Il est vrai que ces hordes ne quit-
toient guères leur pays que pour aller s'établir
dans un autre ; les femmes encourageoient les
hommes au combat, pansoient leurs blessures,
et quelquefois même elles prenoient part à la
mêlée. Alexandre-le-Grand avoit permis à ses
soldats d'épouser leurs prisonnières. Par ce
moyen, ils sentoient moins la peine d'être
éloignés de leur patrie; ils se consoloient de
leurs fatigues guerrières dans le sein de leurs
familles, et le prince se préparoit, pour re-
cruter ses armées, une nombreuse jeunesse
née et élevée au milieu des combats. Les soldats Romains eurent cette même liberté sous
Alexandre - Sévère. De nos jours, les Suisses
et les Suédois peuvent également être mariés.
La même chose a lieu dans l'armée de l'Empereur, et dans celle du roi de Prusse. Si un

homme marié ne veut servir qu'à la condition d'avoir sa femme avec lui, l'officier qui reçoit son engagement, est autorisé à y souscrire ; et un soldat qui désire se marier, en obtient facilement la permission, s'il est constaté que c'est avec une femme de mœurs honnêtes. Le trésor public paie même une somme déterminée pour l'éducation des enfans jusqu'à l'âge de quatorze ans ; mais on exige que les veuves soient assurées d'un moyen de subsistance.

Les qualités d'époux et de père ne sont donc pas regardées universellement comme incompatibles avec le service militaire. N'est-il pas certain, au contraire, qu'elles ne peuvent que le perfectionner ?

Le mariage des militaires est le seul moyen de diminuer les désordres si communs dans les garnisons, d'empêcher la corruption des mœurs des habitans des villes de guerre, et sur=tout la dégradation de leur santé par les maladies vénériennes. Ces forteresses doivent être considérées, en effet, comme autant de foyers d'infection, d'où ce mal, si funeste à l'espèce humaine, se répand à une distance plus ou moins considérable, à proportion du nombre des troupes qui les gardent. Des filles séduites le transmettent à leurs nouveaux époux ou à d'autres amans ; des semestriers ;

ou des soldats qui quittent le service, en ré
pandent le germe dans les familles où ils trou
vent entrée : et c'est ainsi que cette classe
d'hommes destinée à réparer les pertes que la
population souffre dans les villes, et à rempla
cér ces races chétives qui s'y engloutissent
et s'y éteignent, se trouve elle-même altérée
radicalement, et ne produit que des rejetons
qui portent des traces indélébiles de l'inconduite de leurs parens. Les soldats mariés seront aussi moins fainéans ; la nécessité et le
désir si naturel de soutenir leurs familles les
rendront actifs et industrieux ; ils cesseront
de se livrer à l'ivrognerie et à la crapule ; la
fureur des duels se ralentira ; enfin, tenant à
la patrie par un lien de plus, et le lien le plus
cher, non-seulement on ne les verra point dé-
serter et passer à l'ennemi, mais encore ils
deviendront véritablement des citoyens. Eh !
qui n'aime à se rappeler tout ce que cette qualité honorable et utile faisoit entreprendre aux
guerriers de l'ancienne Grèce et de Rome ?

Du célibat ordinaire.

Le célibat, auquel tant d'individus se réduisent volontairement, sans qu'aucune fonction
publique, religieuse, civile ou militaire les y
autorise ;

autorise, né sauroit être vu avec indifférence par un bon gouvernement. Il étoit même regardé avec une sorte d'horreur chez les peuples les plus sages de l'antiquité, chez lesquels un célibataire passoit pour un homme inutile et un fléau de la république. Aussi leurs législateurs employèrent-ils toute sorte de moyens pour empêcher ce mal de se propager. A Sparte, on notoit d'infamie ceux qui refusoient de se marier, et il ne leur étoit pas permis d'assister aux danses des jeunes filles. Ils étoient même obligés de servir de risée au peuple, en exécutant sur la place publique des danses particulières; et quand l'âge, auquel est dû le respect, les avoit accueillis, ils ne recevoient aucun des témoignages que les lois de Licurgue ordonnoient à la jeunesse lacédémonienne de rendre à la vieillesse. Platon avoit imaginé, à peu de choses près, les mêmes réglemens.

Les lois des douze tables, chez les Romains, proscrivoient formellement le célibat, *cœlibes esse prohibento*, et la surveillance sur cet objet étoit confiée aux idiles. Mais la dissolution des mœurs le rendit si commun, qu'il ne fut pas, sans doute, une des moindres causes de la décadence de la république. Les célibataires étoient exclus des dignités; et, au contraire, les gens mariés jouissoient de plusieurs priviléges.

Le plus jeune des deux consuls étoit précédé de licteurs, si la majeure partie de ses enfans étoit encore en vie, ou avoit péri en défendant la patrie ; à nombre égal d'enfans, c'étoit celui qui avoit toujours vécu dans le mariage auquel on accordoit cet honneur. Le père de trois enfans étoit exempt de monter la garde : un plus grand nombre lui donnoit droit aux charges honorables de la république, et même un droit de préférence. Auguste prescrivit le mariage à tous les citoyens, et détermina des peines contre les contrevenans. Il les privoit, ainsi que ceux qui ne devenoient pas pères, de certaines rétributions, des legs et des successions qui leur survenoient. D'un autre côté, le nombre des enfans compensoit le défaut de l'âge nécessaire pour parvenir aux honneurs; et il dispensoit plus ou moins des fonctions onéreuses, et même de toute imposition. Ce furent ces réglemens si sages qui repeuplèrent Rome, que les guerres civiles avoient si long-tems désolée, et qui en bannirent l'adultère, le concubinage et la sodomie.

De nos jours, le grand duc de Toscane a exempté de tout impôt et de toute charge pu-

blique les pères qui auroient douze enfans. Il
y a aussi en France, sur cet objet, d'anciennes
ordonnances que l'on doit regretter de ne pas
voir exécutées.

Ces institutions, dont le but étoit d'extirper un mal aussi préjudiciable à la société,
tombèrent en désuétude ; et même on se ré-
volta contre elles ouvertement. Car ce n'étoit
point par l'amour de la vertu que l'on embrassoit le célibat, on vouloit s'abandonner plus
librement à toute sorte de vices. Au reste, ceux-
là même qui pouvoient être conduits par un
motif pur, ignoroient, sans doute, et les droits
et le pouvoir de la nature, puisqu'ils se suppo-
soient capables de demeurer immobiles au
milieu du tumulte et de l'agitation des passions, et de conserver une continence physiquement intacte, même en dépit des plus dou-
ces illusions du sommeil.

Si l'on nous opposoit la conduite austère d'un
certain nombre de célibataires, pour diminuer
le tort que cette classe d'hommes est accusée de
faire à la société, ne pourrions-nous pas répondre qu'on ne doit pas évaluer l'influence du
célibat par ce petit nombre d'exemples plus
étonnans que faciles à imiter ; mais qu'il faut
voir la chose plus en grand, c'est-à-dire, comparer cette multitude presque infinie d'hommes

Q 3

vicieux et pervers, qui n'ont évité le lien conjugal que pour se livrer à des désordres de
toute espèce, avec le nombre bien moins considérable de ceux que l'attachement d'une
épouse et la tendresse si naturelle pour leurs enfans n'ont point préservés des mêmes excès.

Une considération médicale très-essentielle,
c'est que la variété dans les objets de nos
amours, en excitant nos désirs plus fréquemment que nos forces réelles pour les satisfaire
ne le comportent, nous conduit bientôt à un
état de foiblesse et d'épuisement, duquel résultent souvent des maux très-graves. Le stimulus que nous éprouvions n'étoit plus alors
l'effet d'une pléthore naturelle ; mais plutôt
d'une habitude vicieuse de nos organes, d'une
irritation purement nerveuse.

Un célibataire, forcé d'être moins difficile
sur le choix, évite rarement cette funeste maladie qui empoisonne les sources de la vie.
N'est-il pas vraisemblable que cet homme, dont
l'unique occupation semble être de troubler
l'ordre, communiquera, tôt ou tard, ce redoutable virus à quelque famille ? Les médecins connoissent seuls la perplexité dans laquelle ils se trouvent, lorsqu'ils sont appellés
pour des maux qu'ils n'osent qualifier, dont
ils sont obligés d'éloigner jusqu'au moindre

soupçon, et qu'ils ne traitent même assez souvent que d'une manière ambiguë et incom-
plette, plutôt que de s'éclaircir par des questions qui mettroient le trouble et la désolation
où régnent une union et un bonheur au moins
apparens.

Tels sont les inconvéniens qui résultent nécessairement du célibat. Puisque ces inconvéniens découlent de la nature même de l'homme, il n'est point de remèdes palliatifs pour un
si grand mal. Si donc les sages étoient rois, selon la pensée d'un philosophe ancien, ils ne
affranchiroient les classes de la société, que de
mauvaises loix y ont assujetties ; et, non contens de jeter sur cet état toute la défaveur de
l'opinion et de l'intérêt contrarié, ils cherche-
roient à rendre plus léger le fardeau du lien
conjugal. Alors, sans doute, tous les hommes
se hâteroient d'obéir à cet instinct de la nature, qui seul peut leur faire sentir la réalité et
le bonheur d'une existence fugitive, qu'elle a
placée dans le vuide qui sépare les deux époques de la vie humaine, naître et mourir.

Q 3

COHABITATION.

Les dangers multipliés qui résultent de la cohabitation pour le mari ou pour la femme, engagent quelquefois l'un d'eux à solliciter une séparation de corps. Le désir si naturel à l'homme de conserver sa vie et sa santé rend, sans doute, une pareille demande bien légitime. Mais, comme il arrive souvent que les maux physiques, dont un des conjoints appréhende la communication de la part de l'autre, existoient avant qu'ils fussent unis, ne seroit-ce pas un moyen assuré de la prévenir souvent, que de pourvoir, par la puissance des lois, à ce que les individus qui jouissent des avantages de la santé, pussent seuls aspirer au mariage, et qu'il fût interdit à ceux dont les dispositions physiques formeroient un obstacle invincible à la génération, ou à la reproduction d'êtres sains et viables ?

Je conçois qu'au premier coup-d'œil, soit que deux individus soient déjà unis, soit qu'ils désirent de l'être, il peut paroître extravagant de vouloir priver l'un d'eux du droit

de se reproduire , droit qu'il tient de la nature.
Mais on pensera bien différemment , si on réfléchit que nous ne devons pas regarder l'u-
nion des deux sexes uniquement comme un
acte qui a pour but le plaisir qu'ils se procurent
réciproquement , et la réproduction telle quelle
de l'espèce ; mais que cette union a en outre
avec la société des rapports plus importans :
de sorte que les hommes sont grandement intéressés à ne se point laisser entraîner légèrement dans la décision d'une affaire de laquelle
dépend en quelque sorte le destin de la société
dont ils font partie , et même celui de l'humanité toute entière. En effet , unir , ou laisser
uni , un être sain à un être infirme , n'est-ce pas
attenter évidemment à la santé et même à la
vie du premier ? N'est-ce pas former des nœuds
ou absolument stériles , ou dont les fruits
éphémères deviendront une charge et pour
eux-mêmes et pour la république ? N'est-ce
pas , sur-tout , infecter plus profondément
l'espèce humaine de l'affreuse cohorte de toutes
les maladies héréditaires ?

Nous n'avons pas besoin d'entasser ici des
argumens , pour prouver que l'exercice du
coït requiert que la nature soit dans toute sa
force, pour qu'il ne lui devienne pas nuisible ;
et qu'alors même il lui seroit préjudiciable ,

Q 4

si on en usoit sans modération. Aussi la sécrétion de l'humeur prolifique ne se fait-elle, que
quand le corps approche de son parfait développement ; elle cesse, lorsque les années
amènent avec elles l'affoiblissement. Pour son
activité et son énergie, la semence a été com-
parée aux esprits animaux. Si on la répand
lorsque le corps n'est pas disposé à cette évacuation, dit Galien, on se trouve plus affoibli
qu'on ne le seroit par une forte saignée. Cela
influe jusques sur l'ame : delà l'ancien pro-
verbe, *omne animal post coïtum triste*. Ces
spasmes convulsifs, qui accompagnent le coït,
sont le signe et la preuve de cette puissante
commotion que le feu générateur excite dans
tous les nerfs ; et les effets déplorables que
l'on observe dans ceux qui le dissipent incon-
sidérément, font présumer avec facilité à quel
triste sort est réservé l'être débile qui ose en
sacrifier une partie.

Si on rassembloit sous le même point de
vue tous les maux chroniques, à raison desquels on devroit s'interdire une évacuation
qui énerve, on se convaincroit aisément combien est abusive cette liberté illimitée de former les nœuds du mariage, et jusqu'à quel
point elle compromet l'intérêt réel et des individus et de la société. Ne voit-on pas, en

effet, très fréquemment des gens qui se marient malgré une maladie chronique qui les accable, succomber bientôt après, parce que cette fièvre lente interne, qui est la compagne inséparable de semblables langueurs, prend alors un accroissement sensible et rapide, et consume le peu de forces qui leur restoit encore ?

Tel est le danger certain qui menace tout être mal constitué et valétudinaire qui veut user du droit de se reproduire.

Mais quels motifs puissans n'a pas celui que la nature a doué d'une bonne constitution et d'une santé florissante, pour détester et éviter un semblable lien ? N'a-t-il à redouter seulement que l'infection quelconque, dont une union si intime est le canal inévitable ? De quels plaisirs, de quelle paix de l'ame, l'espoir peut-il bercer son imagination ? Sera-ce de se voir renaître dans sa postérité ? Mais, doit-il y compter, lorsqu'il s'unit avec un être qui a à peine la force d'exister lui-même ? Sera-ce de calmer la passion qui l'agite ? Mais, ce même être si débile, qui ne l'a pas allumée, comment l'éteindra-t-il ? Comment deux individus peuvent-ils se lier ensemble, par un contrat qui expose l'un au péril le plus évident, et rend l'autre excusable d'en violer les condi-

tions ? Tous les deux ressentent le besoin de
suivre le penchant de la nature ; ils l'éprouvent
avec d'autant plus de force que les moyens de
le satisfaire manquent davantage ; et , par
cette privation , le corps et l'ame contractent
une sorte d'état morbifique qui devient souvent pour la société une source de désordres ,
soit physiques , soit moraux. S'il y avoit un
moyen de diminuer dans la société la foule des
veuves , et des enfans privés de l'appui de
leurs pères , on s'empresseroit sans doute de
l'employer ? Pourroit-on donc voir , sans frémir , un homme foible et lascif s'emparer
d'une jeune fille , qu'un mari vigoureux auroit rendu mère , pour la dévouer à une
stérilité perpétuelle , la conduire à pas préci-
pités vers le terme de ses jours , et causer la
désolation d'une famille entière? Si des enfans sont , par hasard , le fruit d'une union
ainsi formée contre le vœu de la nature, voilà
un nouveau poids dont cet homme charge la
société dont il est membre , et pour laquelle
il étoit déja lui-même un pesant fardeau. Ne
valoit-il pas mieux qu'il réprimât ses désirs
effrénés , et que , ne pouvant remplir aucun
des devoirs de citoyen, il n'augmentât pas du
moins le nombre toujours trop grand des infortunés ?

Je sais que la transmission des vices de constitution des pères aux enfans , ou l'existence des maladies héréditaires , a été regardée comme chimérique même par des médecins. Mais le raisonnement et l'expérience journalière ne doivent-ils pas prévaloir sur des opinions dont la singularité fait souvent tout le mérite ? En effet , les mèmes sucs qui circulent dans les vaisseaux de la mère , vont remplir ceux de l'enfant qu'elle porte dans son sein , et qu'elle mettra au jour. Cette puissance invisible qui donne aux parties de ce nouvel être la symmétrie et toutes les proportions qui existent entre celles de ses auteurs , qui imprime sur son visage les traits du visage de l'un ou de l'autre , et après la même conformation de membres ; qui , jusques dans les signes , enfans du caprice , nous donne les preuves les plus étonnantes de cette imitation inexplicable dans la structure et dans la ressemblance : cette puissance , dis-je , ne doit-elle pas influer avec autant d'énergie sur l'organisation des parties internes et des viscères ? C'est sur cette identité de structure des pères et des enfans , sur cette homogénéité de la substance qui forme et le corps de la mère et celui de l'enfant , que les médecins les plus éclairés fondent leur opinion de l'existence des maladies héréditaires, opinion dont les faits les plus multipliés démontrent si clairement d'ailleurs la vérité, que l'incrédulité la plus féconde en sophismes ne lui a jamais rien opposé qui en eût seulement l'apparence. Suivons les générations de phthisiques jusqu'à la quatrième et même la sixième, et nous verrons que malgré les précautions les plus exactes pour corriger une disposition si fatale, le même fléau qui avoit fait périr les premiers qu'il avoit attaqués, enlève également le derniers descendans. Si l'on voit les enfans, les petits enfans, et les arrière-neveux d'un goutteux ressentir les attaques de ce mal cruel, malgré le régime de vie le plus sévère ; si l'on voit se transmettre à une famille toute entière cette disposition des reins, ou cette diathèse des humeurs, qui engendre la gravelle et la pierre ; si la configuration particulière du corps, si le tempérament avec toutes ses nuances, semble passer comme un héritage des pères aux enfans, peut-on combattre l'évidence avec les armes que fournit seulement une théorie subtile, et dans une matière sur-tout que, vraisemblablement, la nature couvrira toujours d'un voile mystérieux ? Il faut donc s'en tenir aux faits.

Ainsi nous ne craignons pas d'assurer fermement, que des pères atteints d'une infirmité
quelconque engendrent des enfans ou foibles
comme eux, ou attaqués du même vice d'organisation : que si ce vice ne se découvre pas
d'abord, il est prêt à se développer par le
premier concours qui favoriseroit sa naissance.

C'est encore un gain pour la société, que ces
unions de gens infirmes demeurent, pour la
plupart, stériles, ou ne produisent que des
fruits dont l'existence est peu durable. Il arrive cependant quelquefois que ces malheureuses victimes d'un nœud inconsidéré, formé
par un être foible et en même tems porté à la
volupté, parviennent à une époque où elles
peuvent à leur tour en former de semblables :
et c'est ainsi que les maux qui affligent l'humanité se propagent d'une génération à l'autre
jusqu'à un terme souvent très-reculé.

On peut encore approfondir davantage cette
discussion, et la considérer sous un autre
point de vue. C'est le danger que court un
homme, ou une femme, jouissant d'une santé
complète, de la perdre par la communication
avec un être malade, de quelque manière que
se fasse cette communication : car le coït n'est
pas la seule. Est-il nécessaire d'avoir l'œil
d'un observateur philosophe, pour voir quelle

monstruosité, c'est au physique comme au
moral, qu'une jeune fille, que la nature des-
tinoit à être la tige d'une postérité saine et
vigoureuse, demeure unie à un phthisique
desséché, ou à tout autre homme affecté d'une
maladie héréditaire ou transmissible, et puisse
solemnellement consentir à faire le malheur de
tout ce qui naîtra d'elle, et le sien propre? On
pourroît citer mille exemples pour appuyer
cette vérité, si elle n'étoit pas de la dernière
évidence. Remarquons seulement ici, comme
en passant, que l'usage où sont les geus de la
classe du peuple, de faire coucher avec eux,
jusqu'à un certain âge, leurs enfans, accélère
chez ceux-ci la communication du virus, auquel ils ont déjà une disposition héréditaire.
Et, de cette manière encore, on doit regarder
l'union conjugale, entre gens infirmes et gens
sains, comme la cause et le centre d'une ra-
diation indéfinie de défectuosités, lesquelles
s'étendent dans les différens individus qui composent l'espèce humaine.

Ainsi, il est d'un devoir étroit pour tous
ceux qui sont à la tête des sociétés, de ne
point permettre qu'un citoyen, atteint d'un
mal contagieux ou héréditaire, s'expose à le
communiquer ou à le transmettre, par l'usage
du mariage. Il ne conviendroit pas cependant

que l'on portât des lois trop sévères, et qui
s'étendissent à des infirmités peu essentielles.
Une législation douce, qui présenteroit les
moyens de corriger avec le tems même des
défauts très-apparens, seroit bien préférable.
Mais une pareille indulgence ne sauroit avoir
lieu à l'égard de tout vice radical, sur-tout si
les humeurs en sont le siége. Il y a des maladies dans lesquelles leur corruption est telle,
que rien ne peut la corriger. Ainsi, dans certains cas, un père communique à sa femme,
et (vraisemblablement) à ses enfans, le vice
vénérien, comme un phthisique transmet jusqu'à la quatrième génération dont il est la
souche, le vice organique de ses poumons.

S'il est donc extrêmement à craindre, s'il
est même certain que la décadence et la diminution de l'espèce humaine augmenteront de
plus en plus, par la facilité avec laquelle on
tolère les associations des individus mal constitués et mal sains, avec des personnes saines
et robustes, ne seroit-il pas de l'intérêt commun de ne permettre le mariage qu'à ceux
dont l'organisation n'offriroit à l'examen aucune de ces infirmités que l'expérience a démontré être contagieuses ou héréditaires ?

Nous allons passer en revue les principales
circonstances dans lesquelles une société bien

ordonnée ne permettra point de suivre l'instinct de la nature, à moins qu'on ne se soit assuré auparavant que le tems ou les secours de l'art les ont totalement changées.

I. *L'épilepsie.*

Ce mal, dont tout le monde connoît les symptômes, est si affreux, qu'on ne sauroit employer trop d'efforts et une trop grande surveillance pour empêcher qu'il ne se propage. Souvent l'usage du mariage en procure des accès à ceux dont le tempérament est irritable, ou qui sont déjà énervés, et il les rend plus violens chez ceux qui y sont sujets. Tissot assure leur avoir vu occasionner des pertes de semence involontaires, dont les malades se trouvoient plus affoiblis que si elles eussent eu lieu dans toute autre circonstance. Quelquefois le coït renouvelle les attaques de ce mal, qui paroissoit radicalement détruit. Plusieurs même y ont succombé dans ces momens où, au lieu de perdre la vie, on la communique à un nouvel être.

Si l'on doit soustraire aux yeux d'une femme enceinte le triste spectacle d'un épileptique que le paroxisme saisit, parce que la frayeur que cause une pareille vue pourroit avoir

avoir pour elle et pour son enfant les conséquences les plus fàcheuses, comment tolérerat-
on qu'un homme sujet à de pareils accidens
vive habituellement avec sa femme durant
tout le cours de sa grossesse, et l'expose ainsi,
à tout moment, au danger de mettre au monde
un enfant que l'impression de terreur, reçue
par la mère, disposera aux atteintes du mal
caduc, quand même il n'auroit point hérité de
son père une semblable disposition ? Car je ne
pense pas qu'on puisse révoquer en doute cette
funeste transfusion.

C'est, d'après ces motifs, que dans quelques pays on a pris différentes mesures, pour
rendre plus difficile, et même pour proscrire
totalement, le mariage aux épileptiques. P.
Zacchias ne juge pas que le mal caduc soit une
cause suffisante de séparation ou d'empêchement. Mais les autres médecins pensent bien
différemment ; et je ne vois pas pourquoi une
question si importante se décideroit plutôt
d'après des préjugés religieux que d'après les
principes de la raison et de l'humanité. L'é-
glise protestante permet la cassation du mariage pour cause d'épilepsie ; et Alberti a con-
signé, dans sa collection, une décision de la
Faculté de Hall, qui porte que *le soupçon de
rechute, dans une pareille maladie, doit être*

regardé comme une cause de dissolution, quand même il n'y auroit point eu d'attaque depuis long-tems. Une ordonnance du roi de Danemarck déclare, que si le mari ou la femme avoit, avant de s'unir, quelque maladie secrète, telle que la lèpre, l'épilepsie ou toute autre de nature contagieuse, et accompagnée de symptômes propres à inspirer l'horreur, et n'en prévenoit point l'autre conjoint ; à la requête de celui-ci, la dissolution du mariage auroit lieu : mais que, si le mal ne se manifestoit qu'après le mariage, on fixeroit un terme jusques auquel on mettroit en œuvre tous les moyens de guérison ; et que, si tous les secours connus ne l'opéroient pas, ou même aggravoient le mal, on procéderoit à la cassation.

Il arrive quelquefois que l'épilepsie, après avoir long-tems suspendu ses attaques, les renouvelle inopinément ; et, quelque longue et bien soutenue qu'ait été la guérison, elle peut n'être qu'apparente : ainsi on ne sera jamais fondé à dire que c'est une nouvelle maladie, dont l'origine ne date que depuis le mariage.

Dans les pays où les maximes d'une religion dominante et les mœurs semblent être un obstacle invincible au divorce, les gouvernemens

devroient mettre encore plus de soin à empêcher les mariages entre les individus attaqués
d'épilepsie et les personnes saines. C'est ce
que fit le prince-évêque de Spire, en 1757 et
1758, par un rescript adressé à tous les tribunaux de sa domination. On y décerne même
des peines sévères contre tous ceux qui contribueroient, par fraude ou autrement, à former de pareils nœuds.

Cependant, il seroit intéressant de savoir si
l'on doit interdire le mariage aux épileptiques,
d'une manière illimitée et sans retour. Nous
ne le pensons pas.

En effet, l'histoire de la Médecine fournit
beaucoup d'exemples de guérisons de cette
maladie, opérées par le mariage lui-même.
Mais cette heureuse terminaison n'a lieu que
lorsque l'abondance de la matière séminale,
ses stases, son acrimonie, sont la cause de l'é-
pilepsie. Il seroit donc souverainement injuste
d'empêcher un citoyen de se marier, parce
qu'il auroit été ou qu'il seroit encore sujet à
des attaques d'épilepsie par une semblable
cause. Les médecins de tous les siècles, depuis
Hippocrate jusqu'à nous, ont toujours porté
un pronostic favorable sur les malades qui se
trouvoient en pareilles circonstances : et, quelque soit le changement qui s'opère à l'époque

de la puberté , quand la nature développe de
nouveaux organes , il faut convenir qu'alors
l'usage modéré des plaisirs de l'amour est un
besoin réel pour ceux qui sont doués d'un tempérament pléthorique et irritable; et que , le
satisfaire , est le plus puissant remède de tous
les maux qui ne sont dûs qu'à une continence
contre-nature.

Il conviendroit donc qu'avant de permettre
ou de défendre le mariage à un épileptique ,
des médecins prononçassent sur son état , d'a-
près l'époque , les causes , et toutes les circonstances de la maladie. Ces causes ne se
trouvent-elles pas souvent être, ou des vers ,
ou des humeurs àcres fixées dans quelques
parties du corps , ou des excroissances de différente nature , ou la suppression d'une évacuation à laquelle le corps étoit accoutumé , etc.
Il est clair que ces causes sont susceptibles
d'être domptées par les moyens que l'art emploie , et qu'ainsi on ne doit point les confondre indistinctement avec celles qui sont
héréditaires , et qu'on ne guérit jamais , ni
avec celles qui sont idiopathiques et qu'on ne
guérit que rarement. Elles forment la classe
des causes sympathiques , et les efforts des
médecins pour les vaincre , sont souvent cou-
ronnés par le succès. *Inde intelligitur* (disoit

Boerrhaave, aphor. 1078) *quæ hereditaria ? Cur ea numquam sanabilis ? Quæ idiopathica ? Cur rarò curabilis ? Quæ sympathica ? Cur sæpè curabilis ?*

Si l'on faisoit un règlement concernant les épileptiques qui voudroient se marier, il faudroit statuer qu'ils seroient obligés de présenter des pièces justificatives, par lesquelles leurs parens ou leurs amis attesteroient au tribunal de médecine, constitué juge en pareille matière : 1°. Que le père du postulant, ni aucun de ses ayeux, n'étoient sujets au mal caduc. L'aphorisme, que nous venons de citer, donne la raison de la nécessité de cette précaution.

2°. Que l'époque de son infirmité ne remonte pas au-delà de trois ans, et sur-tout qu'elle n'a pas eu lieu postérieurement à celle de la puberté. En effet, dans le cas contraire, cette maladie laisse peu d'espoir d'une guérison solide; et quoique la cause n'ait été qu'accidentelle, la machine se trouve tellement *déconcertée*, que chaque paroxisme produit une impression indélébile, et le mal prend un caractère idiopathique au-dessus de toutes les ressources de l'art.

3°. Que depuis trois ans entiers, il n'a paru aucun paroxisme.

R 3

Ces trois conditions accomplies, il seroit, sans doute, encore indispensable de ne point cacher à l'autre partie contractante le danger de la rechûte dont une pareille maladie menace sans cesse, et de prévenir les deux époux qu'ils doivent regarder comme une loi de rigueur qui leur est imposée par la nécessité, de s'abstenir du devoir conjugal dès l'instant où le mal manifesteroit les moindres signes de son existence. Je crois même que toutes les considérations qui peuvent engager les hommes aux plus grands sacrifices, doivent leur être présentées par ceux à qui la dignité et l'importance de leurs fonctions donnent le plus de poids et d'influence. Enfin, chez une nation où toutes les lois sont d'accord pour permettre le divorce, je le regarde, en pareilles circonstances, comme la chose la plus avantageuse à la société humaine, puisqu'il est le seul moyen sûr de couper toute communication à un mal si terrible.

II. *La phthisie, le marasme ou la consomption.*

Marier un phthisique, c'est le tuer : et l'expérience de tous les médecins fait foi, que les enfans nés de parens phthisiques périssent

de bonne heure. On doit donc former des
vœux pour que la puissance législative empêche des infortunés de se donner la mort à
eux-mêmes, de la donner à d'autres qui auroient l'imprudence de rendre leurs destinées
communes, ainsi qu'aux enfans qui seroient
le fruit de cette union, et propager dans le
sein de la société une maladie inévitablement
mortelle. Mais, si cette maladie ne prend naissance que lorsque les nœuds du mariage sont
déjà formés, alors les seules lumières de la
raison devroient engager les deux époux à se
priver des plaisirs de l'amour, puisqu'ils leur
seroient si funestes. Celui des deux qui jouit
des avantages de la santé doit, en outre, prendre des précautions pour que la contagion ne
parvienne pas jusqu'à lui par d'autres voies.
Zacchias croit, avec fondement, que la phthisie ne se communique pas aussi aisément des
jeunes gens aux personnes âgées que de celles-
ci aux premiers ; et que, dans les cas de
séparation, ou de dissolution de mariage,
cette considération doit être d'un grand poids.
Mais, quoiqu'il soit vrai que la jeunesse soit
plus susceptible de ce mal contagieux, il n'y a
pas toutesfois de motifs suffisans de soustraire
les autres au pouvoir de la loi commune : le

péril est également grand et certain pour eux, et sur-tout pour leurs enfans.

Les mêmes règles doivent être observées à l'égard des différentes espèces de consomptions. Il en est une, dont les jeunes gens se trouvent atteints à la suite d'un commerce précoce avec les femmes, et plus encore à la suite de la masturbation : elle déprave les humeurs les plus précieuses, et énerve absolument les forces vitales. Il est rare que les nœuds formés par ces êtres, en quelque sorte abâtardis, soient féconds : ou bien, les enfans qui en sont le fruit sont de véritables squelettes, qui périssent par le travail de la dentition, ou par d'autres maladies du premier âge.

De fréquentes atteintes du mal vénérien, et les méthodes, souvent imprudentes, par lesquelles on les traite, donnent aussi naissance à la consomption ; et même, comme nous le verrons bientôt, elles peuvent altérer l'organisation des parties destinées à la reproduction de l'espèce.

Ne seroit-ce donc pas un moyen puissant de réprimer la débauche, que celui par lequel on mettroit des entraves au mariage de ceux dont la conduite auroit été licencieuse, jusqu'à ce qu'on eut constaté, et leur meilleure conduite,

et leur parfaite guérison ? Ce ne seroit point
établir une inquisition, puisque la plupart de
ces libertins de profession parlent aussi ouvertement, et de leurs maux, et de leur traitement, que d'autres d'un rhume ou d'une saignée. Combien n'en a-t-on pas vu, qui n'ayant
été guéris qu'imparfaitement, ont communiqué
cette affreuse maladie, et à leurs épouses, et
aux malheureux fruits de leur union? Ne doit-
on pas convenir que, jusqu'à présent, l'administration a trop négligé de s'occuper, sur cet
objet, du bonheur public?

Ceux qui, à la suite de diverses maladies,
n'ont recouvré qu'une santé si misérable, que
la vigueur nécessaire pour remplir le devoir
conjugal, sans inconvénient et avec fruit,
leur manque absolument, devroient renoncer
à cette jouissance, ou au mariage s'ils sont encore libres. Ainsi, l'hypochondriacisme, porté
au point de dégénérer en phthisie nerveuse,
est un vice héréditaire; et l'usage du mariage
accélère le terme des tristes jours du patient,
en augmentant cette fièvre intérieure qui le
dévore insensiblement, et en lui enlevant le
peu de ce baume de vie qu'il avoit pu encore
conserver.

Il y a d'autres espèces de marasme, ou
consomption, produites par l'obstruction des

viscères, par le desséchement général de la machine, par des sueurs nocturnes continuelles,
par la déperdition d'humeurs qui ne peuvent
se renouveller facilement. Elles n'exposent
pas à un danger aussi éminent ceux qui cherchent à se reproduire. Mais il est rare que leurs
efforts réussissent ; et une progéniture saine
et robuste ne les dédommagera jamais.

Enfin, tant qu'il s'agira de ne donner à la
patrie que des enfans bien constitués, et des
citoyens qui puissent lui être utiles un jour, il
me semble que tous ceux à qui la nature n'a
accordé qu'une constitution foible et misérable, une organisation défectueuse, que les
individus cacochymes, les cachectiques, les
valétudinaires, devroient être exclus des fonctions qui ont pour objet de perpétuer l'espèce
humaine.

3°. *Autres maladies contagieuses, telles que
la vérole, la lèpre, etc.*

Il y a un très-grand nombre de maladies qui
se communiquent par contagion, et qui cependant ne font pas partie de notre sujet, attendu qu'il n'est nullement présumable que
ceux qui en sont attaqués aspirent au mariage,
ou veuillent exiger le devoir conjugal. Elles

sont de si courte durée, et elles abattent tellement les forces des malades, que de pareilles
idées sont alors bien éloignées de les obséder.
Nous ne parlons que de celles qui, ayant un
caractère chronique, et laissant à ceux qui en
sont affectés ou de la force, ou de l'irritation
nerveuse qu'ils aiment à confondre avec elle,
ne sont point exclus du commerce de la société. Plus l'influence de leurs fatales infirmités
sur leurs descendans seroit certaine, plus on
devroit leur interdire tout projet qui tendroit
à se reproduire. Je conviens que quelques-
unes de ces maladies n'exigent pas des précautions si rigoureuses. Mais, telle est la dignité
de la vie conjugale, qu'au moins doit-on exiger de ceux qui y aspirent une guérison parfaite. On accoutumeroit ainsi les citoyens à
regarder le mariage comme un état dans lequel une santé ferme et durable est indispen-
ble; et on les convaincroit que le soin des générations futures fixe les regards clair-voyans
de l'administration.

Un homme attaqué de la vérole se marie;
il infecte sa femme, chez laquelle le virus fait
des progrès, et qui, ne se doutant point de
son malheur, rend à son tour à son mari le
mal qu'elle en avoit reçu, et dont il venoit de
se faire traiter. Telles sont les scènes scanda-

leuses dont les gens de l'art sont souvent les confidens. Qu'en résulte-t-il ? Ou de pareils mariages sont inféconds, ou les enfans qui en sont le fruit naissent avec l'infection, et sont dévoués alors à une mort presque certaine.

Une loi capable de prévenir de pareilles atrocités seroit celle qui ordonneroit que le mariage contracté par une personne sciemment attaquée de mal vénérien, seroit déclaré invalide, et qu'une portion considérable de la fortune du coupable appartiendroit à l'individu qu'il auroit si indignement trompé. Cette dernière disposition est d'autant plus équitable, qu'en pareilles circonstances il doit être bien plus difficile pour ce dernier de trouver à former d'autres nœuds.

La dissolution du mariage seroit encore plus facile à obtenir, si la vérole avoit affecté les parties de la génération au point de produire l'impuissance.

Si la maladie n'attaquoit un des conjoints que depuis le mariage fait, alors, selon les loix religieuses et civiles de chaque contrée, on prononceroit, ou la dissolution, ou la séparation, ou enfin la peine portée contre les adultères.

La lèpre et les dartres d'une espèce maligne et corrosive sont indubitablement un empê-

chement au mariage, et par conséquent un
motif suffisant pour ordonner la séparation de
corps. Si le Pape Alexandre III a décidé que
la lèpre n'autorisoit pas un des conjoints à refuser à l'autre le devoir conjugal, il faut croire, ou que le Pontife n'avoit point consulté les
médecins, ou, pour l'honneur de ceux qui ont
influé sur sa détermination ; qu'il n'entendoit
parler que de la lèpre non contagieuse, telle
qu'est celle que l'on observe à Martigues en
Provence, ou celle dont parle Niebuhr dans
sa description de l'Arabie. Encore deux époux
feroient-ils plus sagement de s'abstenir d'exercer les droits du mariage. Car, n'est-il pas à
redouter pour eux de ne produire des enfans
que pour en faire des victimes de cette horrible maladie ? Mais, par un malheur attaché à
l'humanité, les lépreux, et, en général, tous
ceux qui sont affectés de maladies cutanées,
sont entraînés par une pente irrésistible, et
avec une sorte de fureur, à goûter les plaisirs
de l'amour.

La teigne infecte souvent des familles entières, et elle corrompt à un très-haut degré
toute la masse des humeurs.

Les écrouelles reconnoissent pour cause des
humeurs dégénérées, qui obstruent les vaisseaux capillaires des glandes, et vicient le

sang lui-même : elles se propagent des pères aux enfans.

Le cancer (ce mal si affreux , qu'il seroit peut-être inoui qu'il n'eut pas détourné deux époux de se livrer aux plaisirs attachés à l'œuvre de la reproduction , quand même il ne seroit point contagieux) le cancer peut communiquer son infection et une disposition cancéreuse aux personnes saines qui ont des relations trop intimes et trop inconsidérées avec un cancereux.

Le coït, en attirant une quantité plus considérable d'humeurs vers les reins et la vessie , accroit la violence des douleurs de la pierre. Les spasmes atroces que sa présence occasionne , diminue la faculté génératrice, dans le même tems que l'irritation excite le désir de l'exercer. Les enfans des pierreux héritent de cette fatale organisation , qui leur devient aussi funeste qu'à leurs pères.

Les mêmes principes ne sont, malheureusement , que trop applicables à l'égard des goutteux , de ceux qui sont affligés de rhumatismes violens et continuels , etc. La société peut - elle espérer que des êtres souffrans et valétudinaires lui donneront une progéniture saine et robuste, et que ceux qui s'uniront à eux ne seront pas des victimes

sacrifiées inutilement , tandis qu'ils auroient
pu être la souche d'une postérité vigoureuse
et utile ?

IV. *L'imbécillité* , *la manie* , *la mélancolie
excessive* , *le somnambulisme.*

Les deux premières de ces maladies , ou infirmités , rendent ceux qui en sont attaqués ,
incapables de faire un choix , de contracter
dans la société , et, conséquemment, inhabiles
à se marier. Mais , quand même quelques-uns
d'entre eux auroient des intervalles lucides ,
du moment que l'on est certain , et de la nature du mal , et du retour périodique des accidens, la loi ne sauroit faire une exception en
leur faveur. Car une triste expérience a convaincu tous les médecins du peu de fonds qu'ils
doivent faire sur un calme un peu prolongé.
On a vu de ces malades porter des mains homicides sur leurs femmes et sur leurs enfans.
Une mélancolie profonde est également voisine, et de la frénésie , et de l'imbécillité: aussi
passe-t-elle facilement et fréquemment à l'une
ou à l'autre. Cependant on ne doit pas oublier
ce que l'expérience a appris, que l'amour en
est souvent le remède. D'un autre côté , appliquer un pareil remède à un frénétique,

pourroit entraîner de grands inconvéniens: et l'espoir qu'il réussira n'est fondé qu'autant qu'il a été lui-même la cause du mal. La possession de l'objet aimé répare le désordre produit par sa privation. Ainsi, ou il faut prendre les mesures les plus sages pour prévenir les dangereux effets d'un paroxisme qui peut avoir lieu inopinément, ou il ne faut jamais permettre le mariage en pareilles circonstances.

Un somnambule est capable, par la vivacité de son imagination et par l'impression forte des objets qui viennent s'y peindre, de toute espèce d'attentats, dont il n'auroit pas même conçu l'idée hors le tems du sommeil. On remarque souvent dans ce qu'il entreprend, une suite d'idées et de raisonnemens : mais l'objet n'existe que dans son cerveau, et c'est un moteur interne qui le dirige. Plusieurs somnambules, par la crainte d'un ennemi imaginaire, ou dans l'idée qu'ils s'en vengent, peuvent se porter machinalement à des excès, qui, s'ils eussent été éveillés, les auroient fait frémir d'horreur. On en a vu s'armer de tout ce qui se trouvoit sous leurs mains, agiter en tout sens des épées nues, et mettre tout en combustion autour d'eux, sans qu'il fut possible de les réduire. Il semble donc conforme à la droite raison que des gens, qui, par les symptômes

tômes de leur infirmité rentrent dans la classe des furieux, soient traités de la même manière par rapport au mariage, ou à faire ou à annuller dans ses effets naturels : et leurs parens ou amis, doivent, sous une peine quelconque, dénoncer une infirmité aussi dangereuse (1).

V. *Maladies des parties de la génération.*

Enfin, procréer des enfans étant le but principal du mariage, et les parties dites de la génération étant des instrumens nécessaires pour atteindre ce but, il faut que ces parties soient organisées de manière à seconder le but de la nature. Lorsqu'elles ne le sont pas, le mariage se trouve annullé de lui-même; la loi ne faisant, pour ainsi dire, que sanctionner le décret de la nature.

Mais, ne seroit-il pas bien plus à désirer, qu'au lieu de recourir si souvent à ces cassations toujours scandaleuses pour cause de stérilité ou d'impuissance, les lois imposassent l'obligation de s'assurer si les citoyens qui aspirent au

---

(1) Cette infirmité n'arrive ordinairement qu'aux jeunes gens, et se guérit par l'âge; ainsi, en attendant quelques années de plus, un tel individu pourroit jouir de la faculté accordée à tous les hommes.

Tome III.   S

mariage n'ont point apporté en naissant, ou n'ont point contracté depuis, un vice de conformation qui s'opposeroit invinciblement à l'union des deux sexes, ou à la conception, ou aux progrès du fœtus, ou à sa sortie. Un pareil examen n'est pas sans exemple : et l'histoire nous en présente un bien mémorable, après lequel personne n'auroit, je pense, bonne grace de chercher à s'y soustraire. Froissard, historien exact et véridique, en parlant d'Isabelle de Bavière, mariée à Charles VI, roi de France, dit : *et toutefois le mariage fut demené. La raison pourquoi vous l'orrés. Il est d'usage en France, quelque dame ou fille de haut seigneur que ce soit, qu'il convient qu'elle soit regardée et épovillée toute nue par les dames, pour savoir si elle est propre et formée pour avoir des enfans.*

La conformation du bassin dans une femme, est ce qu'il y a de plus important à examiner. C'est d'elle que dépendent son sort et celui de son enfant. En effet, comment la tête d'un fœtus, qui a ordinairement cinq pouces de diamètre, pourra-t-elle se frayer une route par le détroit inférieur, s'il n'a que deux pouces et demi, et même deux pouces seulement de largeur ? La mère sera donc réduite à la cruelle alternative de subir l'opération césarienne, ou de voir retirer par pièces son enfant de son sein?

A la vérité, les défauts de conformation ne sauroient guères être constatés sans un examen qui répugne à la pudeur ; et le plus souvent on n'en est assuré qu'à la première couche. Mais ne peut-on pas présumer leur existence , lorsque la courbure de l'épine est telle , qu'elle fait rentrer la dernière vertèbre lombaire dans la partie supérieure de la cavité du bassin ; lorsque les irrégularités de l'os des îles le font relever d'un côté extraordinairement ; lorsque les cuisses dans leurs mouvemens sont trop pressées l'une contre l'autre ; lorsqu'il reste des traces de rachitisme ? Il y a cependant des femmes horriblement contrefaites , chez lesquelles le bassin se trouve avoir ses proportions naturelles , ensorte qu'elles accouchent fort heureusement : tandis que d'autres , avec l'apparence de la structure la plus régulière , ont un vice de forme qui rend leur première couche inévitablement mortelle. Mais ces cas ne sont pas ordinaires (1).

_____

(1) On a des moyens de pouvoir calculer assez certainement la grandeur et l'étroitesse du bassin , par le moyen du compas de proportion ; et ce moyen est d'autant meilleur , qu'on peut l'employer sans faire rougir une jeune fille , puisqu'on peut l'appliquer sur la chemise. Le pel-

S 2

L'absence des règles, à un âge où toute femme bien constituée les a ordinairement, doit encore faire soupçonner quelque vice essentiel dans les organes destinés à la reproduction de l'espèce. Il en est de même du défaut de mamelles, à raison du rapport intime qu'elles ont avec ces mêmes parties, et de l'analogie de leurs fonctions. Un cancer occulte ou visible; des ulcères de malin genre; des fistules; une conformation hermaphrosienne; un clitoris démesuré; toutes les espèces de hernies, lorsqu'elles sont considérables et absolument irréductibles, sont aussi de grands obstacles à la génération.

Chez les hommes, le défaut absolu de testicules; l'imperforation du membre viril, ou sa perforation dans un lieu qui rend l'émission de la matière séminale impossible ou inutile; le manque total de cet organe, ou son extrême petitesse; des excroissances considérables dans toutes ces parties, en sorte que leur forme et

---

vimètre n'est pas dans ce cas; d'ailleurs, il a d'autres défauts. A la vérité, par le moyen du compas de proportion, on ne peut pas assurer que le sacrum ne fasse pas saillie par une trop grande courbure; mais, au moins, on a une grande probabilité pour assurer la bonne conformation.

leur structure se trouvent être absolument vi-
ciées ; le cancer des testicules ; le rétrécisse-
ment du canal de l'urètre ; des hernies qui
descendent dans les bourses et les grossissent
immensément ; des fistules à l'anus et au périnée (1) ; une incontinence perpétuelle d'urines : tous ces vices de conformation , ou de
santé , suffisent pour faire interdire l'usage
du mariage , en toutes circonstances, à ceux
qui en sont attaqués. Au reste, nous n'enpar-
lons ici qu'en passant , ayant discuté cette
matière avec plus d'étendue , lorsque nous
avons traité de l'impuissance conjugale.

Pour résumer ce que nous avons dit jusqu'à présent , il nous semble que ceux qui
sont atteints ou des maladies, ou des vices
de conformation, que nous venons de passer
en revue , ne sauroient se livrer aux douceurs
de l'union conjugale, sans outrager l'humanité, et sans attenter , soit à leur propre vie,
soit à celle des individus auxquels cette union
ne donneroit jamais qu'une existence frêle et
précaire. Un auteur célèbre les compare à ces

_____

(1) Comme ces deux maladies peuvent être guéries, elles
ne seroient un empêchement que jusqu'à parfaite guérison.

S 3

animaux qui dévorent eux-mêmes leurs petits. Certainement, il n'y a pas de moyen plus assuré de rendre à l'espèce humaine, aujourd'hui si dégradée, sa force et sa beauté primitives, et conséquemment de faire refleurir une nation, que d'y établir de bonnes lois pour régler tout ce qui concerne la reproduction. Ces lois sages éloigneroient de cette fonction rivale de la création, tous ceux, sur-tout, qui n'y pourroient concourir qu'avec des germes corrompus ; tous ceux qui, à raison des vices contagieux dont ils sont infectés, ou d'une constitution débile à l'excès, ne feroient qu'immoler à leurs désirs effrénés un nombre considérable d'individus, auxquels une autre association auroit conservé la santé, en même-tems qu'elle les auroit rendus la tige d'une postérité vigoureuse.

La durée de la vie de l'homme est plus longue, lorsque sa conformation est régulière ; non-seulement parce que les ressorts de sa machine s'usent plus lentement, mais encore parce qu'elle résiste mieux et aux maladies auxquelles il ne sauroit se soustraire, et aux travaux inévitables de la société dont il est membre. Ainsi, et une plus grande population, et la conservation plus long-tems prolongée de chaque individu dépendent des lois, dont toutes sortes de considérations doivent faire désirer et solliciter l'établissement par les vrais amis de l'humanité.

S 4

CONTAGION.

LA crainte des maladies, et de la mort qui en est souvent le terme, crainte si naturelle à l'homme, a engagé, ou même contraint les législateurs à modifier quelques-unes de leurs lois, relativement à certaines circonstances dans lesquelles la santé et la vie seroient exposées à un danger évident. Telles sont les circonstances que nous pourrions nommer *cas de contagion*. Ainsi, dans un tems de peste, deux témoins ne sont plus censés nécessaires, un seul suffit; une femme compte pour un témoin; un testament peut être reçu par un autre que par un officier public; l'absence cesse d'être une objection, et la résidence une obligation; le défaut de *comparoir*, la contumace, l'acquittement des impôts et de toute autre charge publique demeurent suspendus sans pouvoir être imputés comme un délit. Cette dispense, commandée impérieusement par le sentiment naturel qui nous porte à veiller à notre conservation, s'étend jusques sur les choses qui sont du ressort de la religion.

Des laïcs peuvent alors entendre en confession, et même, selon Ripa, prononcer la formule de l'absolution ; les religieuses ne sont plus tenues à la clôture ; les fiançailles les plus solennelles cessent d'être un engagement, et plusieurs jurisconsultes ont étendu cette faveur au mariage lui-même, s'il n'a pas encore été consommé.

Ces diverses modifications des lois générales qui régissent la société ne sont pas applicables seulement à la peste. Les autres maladies contagieuses, quoique bien moins terribles qu'elle, en sont susceptibles pareillement, au moins à un certain degré. Ainsi les différentes espèces de lèpres, la gale, la maladie vénérienne, la phthisie très-avancée, etc. forcent à des exceptions, pour ne pas sacrifier la santé des individus bien portans, en les exposant aux suites d'une cohabitation quelconque avec ceux qui en sont attaqués.

On a nommé maladies contagieuses celles qui ont la funeste propriété de se communiquer d'un individu affecté à un individu sain par le moyen du contact : et on a distingué deux sortes de contact ; le contact immediat, et le contact médiat. Le premier a lieu par l'attouchement, tel que le coït, un baiser, etc. : le second par le moyen d'un corps intermédiaire, par exemple, des habits, des marchandises. Un grand nombre de gens de l'art ont prétendu que l'air pouvoit être aussi le véhicule d'un levain contagieux ; d'autres soutiennent que cette voie de communication ne sauroit exister, si ce n'est à une distance très-bornée ; et ce dernier sentiment paroît appuyé sur des faits plus certains.

Les maladies contagieuses peuvent se diviser en deux classes : l'une comprendra celles qui sont de nature bénigne, c'est-à-dire qui ne causent pas une mort prompte, ou même qui sont compatibles avec une existence très-prolongée ; l'autre renferme celles qui attaquent les sources de la vie avec la rapidité la plus meurtrière. Les unes et les autres exigent, sans doute, une sévère animadversion de la part de ceux qui sont à la tête de l'administration, mais les dernières les obligent principalement à une vigilance continuelle, et à des précautions particulières, parce qu'elles se répandent avec une activité qu'on ne peut bientôt plus arrêter.

Tous les individus ne sont pas également susceptibles de la contagion. Il y a entr'eux des différences sensibles à raison de l'âge, du sexe, et sur-tout des tempéramens. La transpiration et l'absorption s'opérant plus facilement chez les enfans, que chez ceux d'un âge plus avancé, nous devons conclure de-là qu'ils recevront plus facilement aussi par l'organe de la peau un virus contagieux qu'ils ne le communiqueront. C'est par cette raison, sans doute, que la petite vérole attaque presque tous les hommes dans les premiers tems de leur vie, et qu'à cette époque, la maladie vénérienne peut se gagner, selon quelques médecins, par une simple accubation : ce qui n'a pas lieu, ou que très-rarement, chez des sujets formés. Dans le bas-âge, le sexe n'est point une raison de différence. Dans un âge plus avancé, on doit y avoir moins d'égard qu'à la nature des tempéramens, et aux habitudes de propreté et de mollesse que les femmes peuvent contracter. Le tempérament sanguin, qui est accompagné et caractérisé par la finesse et la souplesse des tégumens, est, vraisemblablement, celui de tous qui se prête le plus à l'absorption des miasmes contagieux. La *lâcheté* du tempérament phlegmatique est moins favorable à cette même absorption ; et la force ainsi que la rudesse des organes des individus doués des deux autres tempéramens y sont également contraires jusqu'à un certain point.

Les maladies contagieuses n'ataquent pas seulement certains individus plus aisément que

d'autres; elles s'insinuent encore chacune par
des moyens de communication particuliers.
Quelques-unes cependant ne font exception
ni de personnes, ni de moyens. Enfin, il y
en a qui sont susceptibles d'une guérison plus
ou moins prompte, tandis que d'autres ne
laissent que peu ou point d'espérance. Zacchias, passant en revue les principales, présente sur chacune son opinion le plus ordinairement fondée sur les raisons les plus plausibles, c'est-à-dire, sur les vrais principes de
la médecine et sur l'expérience. La phthisie,
par exemple, se transmet, dit-il, plutôt d'un
individu plus âgé à un autre qui l'est moins,
que de celui-ci au premier. C'est ce qui prouvera que les législateurs sont plus fondés, soit
à défendre le mariage, soit à en permettre la
dissolution, ou au moins la cessation de cohabitation, lorsque la contagion est à craindre
pour un jeune sujet de la part d'un vieux,
que dans le cas opposé. Si la maladie contagieuse est de nature à ne mettre presque aucune différence entre les individus, par rapport à l'âge, au sexe, aux tempéramens,
alors les précautions doivent être encore plus
précises, et il est plus indispensable d'apporter
des modifications aux lois générales. Telle
est la lèpre; telle est la gale; telle est sur-tout

la peste. Il y a des maladies contagieuses, contre lesquelles il est facile de se prémunir, parce qu'il est infiniment rare qu'elles se transmettent autrement que par une voie que l'on connoît et que l'on peut éviter. La maladie vénérienne en fournit un exemple. Une autre considération, et qui n'est pas la moins importante de toutes, c'est que plusieurs maladies contagieuses n'infectent pas seulement ceux qui ont communication avec les personnes qui en sont attaquées, mais encore qu'elles imprègnent du même vice la génération qui doit son existence à un pareil commerce. On compte parmi ces dernières l'épilepsie, la phthisie, la lèpre, et la maladie vénérienne. Enfin, quelques-unes sont de si courte durée, et se terminent ou par une guérison ou par une mort si prompte, qu'à peine laisseroient-elles, pour ainsi dire, le tems de l'application des lois que la sagesse humaine pourroit prescrire contre le fléau de la contagion. L'exemple de la rage rend ce principe évident.

L'expérience la plus multipliée, dont la seule doctrine de l'idiosyncrasie peut rendre raison, a prouvé aussi qu'une maladie contagieuse, dont les symptômes sont légers, est susceptible de se transmettre avec les acci-

dens les plus graves et les plus redoutables.
Tel est souvent l'effet d'une gale communi-
quée , ou de la vérole.

Si donc les lois ordonnoient de regarder les
maladies contagieuses comme un obstacle à
l'union conjugale , soit qu'il fût question de la
former , soit qu'il fallût la rompre , ou au
moins renoncer à ses droits , ne seroit-il pas
juste non-seulement de distinguer les cas où
elles sont susceptibles de guérison radicale de
ceux où elles ne le soint point , mais encore
de fixer un terme convenable au traitement
de chacune, passé lequel, la séparation absolue
seroit prononcée , et l'individu sain auroit
la pleine liberté de contracter de nouveaux
nœuds ?

M A R I A G E.

J'ai déjà exposé , dans un autre article, quelles étoient les principales maladies qui s'opposoient à la cohabitation , et j'ai fait considérer ces maladies comme étant également des obstacles au lien du mariage.

Mais il est d'une sage législation de porter encore plus loin ses vues, pour arrêter et pour prévenir la dégradation de l'espèce humaine, qui , sur-tout depuis un siècle, fait des progrès vraiment effrayans.

Une des principales causes de cette dégradation est dans le mariage lui-même ; parce qu'on le contracte très-fréquemment , soit avant l'époque prescrite par la nature, c'est-à-dire , avant le développement complet ou suffisant des forces , soit lorsque ces forces sont affoiblies par l'âge, ou épuisées par les passions et par les maladies, en unissant ensemble des individus , dont l'âge est complettement disproportionné.

Les lois de presque toutes les nations ont fixé un âge avant lequel elles interdisent le

mariage. Mais on ne peut disconvenir que
eelles des anciens peuples ne soient infiniment
plus parfaites que celles des peuples modernes,
qui se sont plutôt laissés conduire à cet égard
par des considérations morales et politiques,
qu'ils ne se sont appuyés sur des principes
puisés dans la nature même de l'homme. En
effet, l'époque du mariage étoit bien plus reculée autrefois qu'elle ne l'est aujourd'hui,
et nous voyons à cet égard un accord parfait entre les opinions des philosophes et celles des législateurs de l'antiquité. Licurgue
défendoit le mariage aux hommes avant l'âge
de trente-sept ans, en même tems qu'il y sou-
mettoit les femmes à dix-sept.

*Le but principal qu'il se proposoit, dit Xé-
nophon, c'étoit d'assurer dans les individus
de l'un et de l'autre sexe la maturité parfaite et la vigueur complette du tempérament: ce qu'il croyoit infiniment avantageux
pour l'œuvre de la reproduction.* Aristote
vouloit que le mari fût de vingt ans plus âgé
que sa femme, afin qu'ils arrivassent en même
tems l'un et l'autre à l'époque où ils seroient
hors d'état d'engendrer. César et Tacite s'accordent à nous représenter les anciens Germains marchant sur les mêmes traces, et re-
gardant comme une chose honteuse d'être ini-
tié

tié dans les mystères de l'amour avant l'âge de vingt ans ; parce, disent ces historiens, qu'ils croyoient que cette continence prolongée conservoit les forces, affermissoit la constitution, et faisoit que les pères avoient des enfans aussi robustes qu'eux-mêmes.

Dans des tems moins reculés, les lois ont fixé l'époque de la puberté par rapport au mariage, à douze ans pour les femmes, et à quatorze pour les hommes. Mais dans les cas où, malgré l'âge déterminé, cette maturité des sexes paroissoit très-douteuse, les unes ont ordonne l'inspection des individus, précaution proscrite par les autres, comme contraire à la décence, et d'ailleurs inutile. Quelques peuples modernes ont adopté et confirmé ces dispositions des lois romaines.

C'est assurément une question bien intéressante à discuter que celle-ci : l'époque de la maturité de l'un et de l'autre sexe déterminée par les lois modernes, est-elle celle qui convient effectivement pour la réproduction ; ou bien cette détermination a-t-elle contribué en grande partie à faire dégénérer l'espèce humaine ?

On ne sauroit douter que l'acte de la génératiou n'influe immédiatement sur la constitution plus ou moins heureuse des animaux, et

TOME III.   T

qu'il n'exige certaines conditions, qui ne peuvent être remplies que lorsque ceux qui l'exercent sont parvenus à l'époque d'une maturité complette. En effet, un enfant vient au monde ; et immédiatement, ou bientôt après sa naissance, son corps exécute la majeure partie de ses fonctions : la nature toute entière semble même s'appliquer tous les jours à en perfectionner les divers instrumens. Les organes seuls de la génération tardent à se développer ; et ils sont comme négligés pendant plusieurs années par cette même nature ; comme si elle n'étoit occupée uniquement que des autres parties de notre mécanisme. Mais enfin, à une certaine époque, un développement suffisant ayant déjà lieu, on apperçoit chez les jeunes filles de douze à quinze ans, et chez les garçons de quatorze à seize, certains phénomènes qui nous avertissent que la nature est sortie de son inaction, et que les organes destinés par elle à la reproduction de l'espèce, sont devenus l'objet de ses soins particuliers.

Cependant, de même qu'on remarque dans chacune de nos parties une certaine foiblesse, lorsqu'elle commence à exécuter ses fonctions, de même le développement des forces reproductives se fait avec lenteur ; et cette lenteur plus grande que dans toute autre circonstance,

semble nous apprendre que les vues de la nature sont ici d'une plus haute importance, et
qu'elle se garde bien d'accélérer une évacuation qui deviendroit extrêmement préjudiciable, dans l'état d'imperfection où la machine
se trouve encore. Ne voyons-nous pas, en
effet, que des jeunes gens qu'une bonne éducation a préservés de la corruption des mœurs
de leurs contemporains, atteignent l'âge de
dix-huit ans et même celui de vingt, sans se
livrer, en aucune manière, aux attraits de la
volupté, ayant d'ailleurs les signes les moins
équivoques de la puberté la plus florissante ?
Ne les voyons-nous pas jouir ensuite, avec le
plus grand avantage, des forces qu'ils ont su
économiser et laissé oisives un peu plus
long-tems que les autres ? Examinez, au contraire, ce jeune voluptueux, dont la foiblesse
et la marche peu assurée, semblent attester
l'imprudence avec laquelle il a prodigué de
bonne heure cette substance active si nécessaire pour completter sa vigueur ; il a, en
quelque sorte, forcé la nature à coopérer à sa
propre ruine.

La constitution s'altère moins chez les
femmes qui se livrent trop tôt à l'amour,
pourvu que leurs évacuations périodiques con-
tinuent d'avoir lieu avec une régularité par-

faite. La raison de cette différence vient de
ce que chez elles la nature a déjà un excédent
de sucs nourriciers dont elles se débarrassent
par cette voie ; de ce qu'elles sont moins éner-
vées par l'acte du coït ; de ce que pendant la
grossesse le flux menstruel cesse d'avoir lieu ,
et que le sang qui l'auroit formé , contribue à
la nourriture du fœtus jusqu'à sa sortie du
ventre de sa mère ; enfin , de ce que chez les
jeunes femmes , l'accouchement, pour l'ordinaire, est moins laborieux que chez les autres.
Au reste , si la nature conduit moins rapidement l'homme que la femme au point de sa
parfaite maturité, elle l'en laisse jouir jusqu'à
un terme plus reculé ; en sorte que celui-ci à
vingt-cinq ans , et celle-là à seize , se trouveront avoir cette force et cette aptitude res-
pectives pour la reproduction, qui dureront jusqu'à l'époque où l'homme est averti par la diminution de sa vigueur , qu'il doit moins son-
ger à donner l'existence à d'autres êtres, qu'à
pourvoir à sa propre conservation. La femme
étant complettement nubile vers la seizième
année de sa vie , et cessant d'être féconde vers
la cinquantième ; si l'homme parcourt sa carrière réproductive depuis l'âge de vingt ans
jusqu'à celui de soixante , n'est-il pas évident
qu'ils cesseront en même tems à-peu-près de

pouvoir, l'un et l'autre, s'occuper de la propagation ?

Les médecins n'ont malheureusement que de trop fréquentes occasions d'observer dans les enfans les tristes effets des mariages précoces contractés par leurs parens, et les progrès alarmans de l'abatardissement de l'espèce humaine, qui résulte d'une telle précipitation. Des maladies incurables, telles que la consomption dorsale, le crachement de sang, la phthisie pulmonaire, l'apoplexie et les affections nerveuses les plus redoutables, sont devenues plus communes qu'elles ne l'avoient jamais été. C'est, sans doute, la même cause qui a si prodigieusement augmenté la mortalité des enfans en bas âge ; ces fruits d'un amour précoce, ces espèces d'avortons, étant de nécessité susceptibles, à raison de leur foiblesse, d'un bien plus grand nombre d'accidens. De même une mère, trop jeune, se flètrit de bonne heure ; elle porte rarement ses enfans jusqu'au terme ordinaire ; sa grossesse est toujours accompagnée d'accidens. Les suites de couches l'épuisent, ou bien l'allaitement l'exténue, les veilles, les tracas domestiques, qui accompagnent cette position, sont au-dessus des forces d'une machine aussi frêle. Quelquefois aussi l'amour des plaisirs, l'entraînant à cet âge, lui

T 3

fera négliger les devoirs qu'impose la maternité : et le cœur de ses enfans deviendra aussi corrompu que leur corps sera foible et débile.

C'est, dit-on, pour prévenir les débauches, auxquelles les jeunes gens se livrent ordinairement, qu'un grand nombre de parens leur font contracter ainsi des mariages précoces. Ils craignent l'épuisement ou les maladies qui sont les suites presque inévitables des plaisirs illicites et prématurés.

Certes, s'il n'est pas d'autres moyens de retenir une bouillante jeunesse jusqu'à ce qu'elle soit assez forte pour soutenir les combats de l'amour, il nous faut déplorer d'avance le sort des générations futures, et la dégradation dont l'espèce humaine est menacée de plus en plus. Mais, je ne pense pas qu'un remède si fàcheux soit le seul auquel on puisse avoir recours; et je ne doute point que la révolution qui se fait, dans les idées politiques, n'en produise une autre, soit dans la morale, soit dans la police de la plupart des nations. De ce changement doit renaître la facilité dont les anciens jouissoient de consulter, pour fixer l'époque des mariages, plutôt la nature même de l'homme et sa marche graduée, que les désirs effrénés et l'impétuosité d'une jeunesse séduite et entraînée par les mauvais exemples.

C'est en attachant de la honte à la dépravation des mœurs, non-seulement dans les personnes du sexe, mais dans les hommes euxmêmes; c'est en honorant et en récompensant les mœurs pures; c'est en donnant à la jeunesse des occupations moins frivoles et mieux réglées; c'est en proscrivant les costumes qui semblent appeller le vice; c'est en diminuant la fréquentation trop intime des jeunes gens de l'un et de l'autre sexe; enfin, c'est en rendant responsables les parens de la corruption qu'ils n'auront pas prévue et écartée par des soins assidus et de bons exemples, qu'il sera possible de faire remonter, pour ainsi dire, l'espèce humaine de cet état de dépérissement où nous la voyons descendue.

On ne peut guères établir des règles générales qui servent de base à la loi qui détermineroit l'époque des mariages. Le climat, les alimens, l'éducation, la manière de vivre, produisent des différences notables relativement à celle à laquelle la puberté se manifeste. En général l'homme est plus précoce dans les pays chauds. Dans la Corée, par exemple, dans l'Indostan, à Java, les filles sont nubiles, et on les marie, à neuf ou à dix ans. Dans les parties méridionales de l'Europe, comme en Espagne, en Sicile, la loi s'accorde avec la

T 4

nature à permettre le mariage à douze ans pour les filles, et à quatorze pour les garçons. C'est dans ces pays qu'une femme de trente ans devient, en même-temps, hors d'état d'avoir des enfans, vieille, et grand-mère. Dans les climats froids, au contraire, si la puberté est plus tardive, elle dure une nombre d'années presque double. La vie sédentaire, l'usage des viandes salées, les bains, hâtent aussi son apparition, comme le prouve l'exemple des femmes turques. L'éducation efféminée que l'on reçoit dans les villes, les genres de divertissemens, même la lecture de certains livres, servent encore à l'accélérer. Des opinions superstitieuses, ou des usages barbares, ont également entraîné quelques peuples à se marier de bonne heure. Les femmes de la Perse regardoient autrefois comme un grand malheur de mourir vierges : et c'étoit un usage parmi les Gaures de célébrer les noces de celles qui étoient mortes avant le mariage. Les Brames se marient afin d'éviter les pollutions même involontaires. C'étoit un cas de conscience pour les souverains pontifes, chez les Juifs, d'épouser une fille tout-à-fait formée, c'est-à-dire, qui ne fût plus dans les six premiers mois qui suivent immédiatement la première éruption des règles. A Bantam, un père marie ses enfans, dans la crainte qu'à sa mort le roi n'en fasse ses esclaves. On le faisoit, ci-devant, dans certaines parties de la France, afin de pouvoir avantager, parce que la loi donnoit aux aînés tous les biens des parens.

D'après tout ce que nous venons de dire, il me semble qu'une loi qui, relativement aux climats tempérés de la plus grande partie de l'Europe, concilieroit le vœu de la nature avec toutes les autres considérations, seroit celle qui, en permettant de marier les filles à une époque moins reculée que les garçons, fixe-roit pour celles-ci l'âge de dix-huit ans, et pour les autres, celui de vingt-cinq. Il con-viendroit cependant de faire une distinction, pour les mâles principalement, entre les ha-bitans des campagnes et ceux des villes. L'édu-cation le plus souvent molle et éfféminée de ces derniers, leur manière de vivre, les dan-gers de la corruption, auxquels ils sont sans cesse exposés, éveillant plutôt chez eux le sen-timent vif et impétueux qui porte l'homme à se reproduire: il y auroit peut-être de l'avantage à avancer pour eux de quelque tems l'époque du mariage, de le leur permettre, par exem-ple, dans leur vingt-deuxième année. C'est ainsi que l'on pourra compter sur un accrois-sement parfait des individus mâles, duquel dépend principalement l'œuvre de la génération.[1] C'est encore le moyen d'éviter que des époux deviennent, avant le tems déterminé par la nature, incapables de s'y livrer. Car, pour résumer en peu de mots tout ce qui vient d'être dit, un mariage précoce produit une stérilité également précoce.

Les mariages contractés dans des circonstances diamétralement opposées à celles dont nous venons de parler jusqu'à présent, ne sont pas moins préjudiciables, soit aux individus eux-mêmes, soit à la société entière. Ce sont ceux de personnes trop âgées, ou d'âge absolument disproportionné. En effet, si la reproduction de l'espèce est le principal but du mariage, il est évident que ce but est alors absolument manqué. Les lois des anciens peuples proscrivoient ces sortes de mariages ; et d'après celles de Lycurgue, un mari déjà avancé en âge, et incapable d'avoir des enfans, pouvoit prêter sa femme à un de ses plus proches parens, ou à un jeune homme honnête, afin de s'indemniser ainsi lui-même, et la société en même-tems de la perte occasionnée par son impuissance. Les lois romaines interdisoient, sans exception, le mariage aux hommes au-dessus de soixante ans, et aux femmes au-dessus de cinquante, comme étant, à cet âge,

hors d'état de propager. Elles devinrent par
la suite moins rigoureuses à l'égard des hommes, dont plusieurs effectivement conservent
leurs forces au-delà de l'époque déterminée.
Mais, du tems de Numa, un homme, après
avoir eu plusieurs enfans de sa femme, étoit
autorisé à la céder à un autre.

Les lois modernes semblent avoir eu plus
de condescendance pour les foibles besoins
de certains vieillards, ou, pour mieux dire,
n'avoir pas mis un frein à leur lubricité : mais
n'auroient-elles pas dû plutôt, par de sages
dispositions, en préserver les tristes victimes ?
Au contraire, elles ont, en quelque sorte,
repoussé le ridicule dont l'opinion publique
cherchoit à couvrir ces unions disparates, et
à les proscrire.

Quand on réfléchit combien il est important pour une nation, sur-tout si sa population
n'est pas forte, que les mariages soient autant productifs qu'il est possible, on regret-
tera que les lois nouvelles aient ainsi prévalu
sur les anciennes. Par l'effet de cette mauvaise
législation, le nombre des naissances est diminué ; la santé et les mœurs des époux sont
exposées à des épreuves qu'elles subissent rarement sans danger ; les enfans ne deviennent
point forts et robustes, comme il importeroit

à la république et à eux-mêmes qu'ils le fussent ; enfin, leurs parens ne vivent point assez
long-tems pour achever leur éducation et leur
former un établissement. Ajoutez à ces inconvéniens celui de multiplier les veuves et les
orphelins; et, en outre, que l'éducation peu
soignée des enfans par des belles-mères ou
des beaux-pères en augmente la mortalité,
sur-tout dans les premières années de la vie.

Un fait que l'on ne sauroit nier, c'est que
de deux époux d'âge disproportionné, l'un
devient nul pour la reproduction, tandis que
l'autre jouit encore de toutes les qualités qui
y rendent propre. La société ne retire donc
pas, d'une pareille union, tous les fruits qu'elle
a le droit d'attendre du mariage de ses membres, et qu'elle recueille, en effet, lorsqu'une
juste proportion entre l'âge du mari et celui
de la femme prévient cette espèce de stérilité
relative. Ne voit-on pas souvent de jeunes
femmes rester stériles avec des maris déjà sur
le retour, et devenir bientôt mères si un second mariage les fait passer entre les bras de
plus jeunes époux?

Il faut cependant convenir qu'il n'est point
d'âge où l'on puisse prononcer absolument, et
sans craindre de se tromper, qu'un homme
jouissant d'une bonne santé est devenu, par le

seul laps du tems, hors d'état d'engendrer. En effet, on a des exemples de vieillards, et même de centenaires, qui ont su donner encore des preuves de leur virilité. Mais ces exemples ne sont point une objection contre la sagesse des anciennes lois matrimoniales, parce que le législateur doit se proposer pour but l'avantage du très-grand nombre, et non pas ce qui convient comme par hasard et par un jeu de nature à quelques individus seulement.

Tous les hommes, dans la fleur de leur âge, ne diffèrent les uns des autres que par plus ou moins d'agrémens, plus ou moins de force et de vigueur ; mais tous les vieillards se ressemblent, et par les imperfections et par la foiblesse que le tems amène inévitablement avec lui. Il y a sur-tout des organes, et ce sont ceux destinés, soit à la reproduction, soit à fournir à l'homme sa première nourriture, sur lesquels son action se porte de la manière la plus marquée. Ne suffiroit-il pas, pour se convaincre de cette triste vérité, de comparer le corps d'une jeune fille avec celui d'une vieille femme ? Que reste-t-il à cette dernière, de ces charmes qui soumettent à son sexe la moitié du genre humain, et qui l'attirent vers un acte qui devroit d'ailleurs lui être tout-à-fait nauséabonde ? Au lieu de ces globes arrondis, qui charmoient la vue et le toucher, qu'apperçoit-on ? une peau brune, ridée et pendante ? Les glandes par lesquelles s'opéroit la sécrétion du lait ne semblent-elles pas entiérement anéanties ? Le flux menstruel, ce signe le moins équivoque de la fécondité, s'est également supprimé chez elle ; même les parties internes de la génération tendent à s'effacer. Les vaisseaux de la matrice se resserrent, et ils se ferment comme s'ils s'obstruoient ; toute la membrane interne de cet organe se ride, et devient semblable à un cartilage desséché ; enfin, le vagin et les parties adjacentes perdent cette sensibilité qui les caractériseroit, et que la nature leur avoit accordée pour les disposer à l'œuvre de la reproduction.

Chez les hommes, la partie qui éprouve, plus que les autres, un changement notable, est la verge, qui, par dégrés, rentre en elle-même, et est beaucoup moins apparente. Le scrotum et les testicules se flétrissent, et deviennent tout-à-fait pendans ; les vaisseaux recurrens se perdent insensiblement, et il ne passe dans les artères spermatiques qu'un flui de aqueux peu abondant ; ce qui rend l'érection et l'éjaculation impossibles sans le secours d'un stimulus prolongé. L'affoiblissement qui résulte pour l'individu est proportionné aux efforts qu'il a été obligé de faire : car il doit ce plaisir passager, non aux forces de son tempérament, mais à une sorte de mouvement fébrile qu'il a su exciter. Pour lui les heures de la nuit ne sont plus séduisantes comme dans les beaux jours de sa vie ; des songes voluptueux ne l'environnent plus ; il ne se réveille jamais au milieu de ces épanchemens spontanés, qui prouvoient jadis l'excès de sa vigueur et le soin qu'une nature indulgente prenoit de sa brillante santé. Une évacuation long-tems attendue et sollicitée, ne laisse, au contraire, après elle, qu'un épuisement universel ; et celui des forces digestives en particulier, est la cause de plusieurs maladies graves et souvent mortelles, que plus de réserve lui auroit fait éviter.

On a beaucoup exalté les avantages que retiroit une personne âgée de coucher avec une jeune. Ils peuvent avoir lieu jusqu'à un certain degré. Mais si cette cohabitation intime est plus préjudiciable à celle-ci, qu'utile à l'autre ; si même il arrive souvent, comme l'observe Lorry, que la peau d'une jeune femme qui a un vieux mari, devienne rude au toucher et flasque, une telle objection peut-elle être de quelque valeur ?

Il y a toutefois une très-grande différence
à établir entre l'union d'un vieillard avec une
jeune femme et celle d'une vieille femme avec
un jeune homme. Dans le premier cas, on
peut encore concevoir quelques espérances,
mais presque jamais dans le second. Car la fé
condité d'une femme sexagénaire est un fait
si rare, que le législateur lui-même l'a traitée
de chose merveilleuse (*partus mirabilis.*)
D'ailleurs, si on considère que la femme perd
tous ses attraits, à l'époque où l'homme a encore toute sa vigueur, et qu'elle cesse beaucoup plutôt que lui d'être fécondé, comment
peut-on espérer qu'elle aura alors quelques
droits encore aux tendres sentimens et aux
caresses d'un jeune homme ? Celui-ci ne res-
sentira-t-il pas, au contraire, une sorte de foiblesse anticipée par les efforts mêmes qu'il
tentera ? Son imagination le secondera en vain :
la présence d'un objet repoussant en amorti-
ra aisément toute l'ardeur. Ajoutez, pour rendre plus complette son impuissance relative,
les tourmens de la jalousie qu'éprouve une
femme qui ne peut pas raisonnablement
compter sur l'amour d'un mari qu'elle n'a acquis
qu'au poids de l'or. Cette amante surannée ne
doit-elle pas bientôt être délaissée pour quelque jeune beauté, qui aura tout, puisqu'elle
saura

saura plaire, et qui même s'embellira de la laideur de sa rivale ? De quels désordres la société ne risque-t-elle pas de se voir troublée ; désordres qui sont une suite nécessaire des lois qui contrarient celles de la nature !.........

« Nous nous résumons, en disant que si l'on continue de permettre aux personnes déjà avancées en âge de se marier, on ne doit pas tolérer qu'une femme de 46 ans, par exemple, épouse un homme qui en ait moins de 60, qu'au contraire un homme de 50 ans pourra prendre une femme de 28 environ et plus, dont la fécondité durera autant que celle de son mari. Mais le sexagénaire ne choisira son épouse qu'entre les femmes qui sont au-dessus de 58 ou même de 48 ans. Ceux qui auroient déjà donné à la patrie des enfans d'un premier mariage, ne seroient point asservis à cette loi ; ce qui seroit pour eux une sorte de récompense, et deviendroit un moyen de remarier de jeunes veuves, auxquelles on formeroit même une dot, ainsi qu'aux jeunes filles pauvres, moyennant une taxe imposée sur les vieux célibataires.

Indépendamment de la répugnance naturelle que ressent une jeune fille pour un homme que l'âge a dépouillé des agrémens de son sexe, il semble qu'un instinct secret l'avertisse qu'un tel homme ne sauroit lui donner tout ce qu'elle désire, ni remplir le vuide qu'elle éprouve dans son cœur. Malgré cet avertissement de la nature, ne conviendroit-il pas encore qu'une instruction ménagée avec décence, lui fît entrevoir le piége que des vues d'intérêt, de vanité, et d'autres considérations préparent sous ses pas. C'est sans doute pour éviter le besoin d'une semblable mesure, qu'il est défendu, dit-on, à Genève, à un sexagénaire d'épouser une femme qui ait moins de trente ans.

GROSSESSE.

LES administrateurs de la chose publique ne doivent pas seulement envisager la grossesse comme un état sur l'existence., ou sur la légi-timité duquel les tribunaux ont à prononcer dans certaines circonstances : leurs regards vigilans, et leurs soins paternels, doivent en-core s'étendre sur les femmes enceintes, com-me étant le gage le plus cher et le plus pré-cieux de l'harmonie universelle, de la pros-périté publique, et de l'immortalité de la fa-mille nombreuse dont ils sont les chefs. Leur sollicitude et leur protection, toujours actives, sauront conserver aux personnes du sexe l'es-pèce de vénération et les autres avantages qu'exige alors la noble fonction dont la nature les a chargées : ils se serviront de toute la puissance dont ils sont revêtus, pour écarter les obstacles qui pourroient troubler ou inter-rompre le grand œuvre de la reproduction, afin que ces fruits précieux, parvenant à une maturité parfaite, réalisent les espérances flatteuses qu'ils avoient fait concevoir.

V 2

Tous les peuples policés de l'antiquité croyoient appercevoir dans l'état d'une femme enceinte quelque chose de si respectable, qu'ils l'avoient honoré, comme de concert, des priviléges les plus éminens. Ainsi les Athéniens épargnoient le sang d'un meurtrier qui avoit trouvé un asyle dans la maison d'une femme grosse. Les anciens rois de Perse faisoient présent de deux dariques, ou pièces d'or, à chaque femme enceinte. Les Juifs, si sévères dans l'observance de la loi Mosaïque, leur permettoient l'usage de certaines viandes défendues, que des caprices d'estomac, si fréqnens dans leur état, leur faisoient désirer avec une violence dont on pouvoit appréhender des suites fâcheuses. A Rome, où tous les citoyens étoient obligés de se ranger au passage d'un magistrat, les femmes mariées étoient dispensées de leur rendre cette marque de respect, dans la crainte, sans doute, que la précipitation ordinaire, en pareil cas, ne portât quelque préjudice à l'état dans lequel on les supposoit être. En Egypte, quand une femme avoit mérité d'être punie de mort, on attendoit qu'elle fut accouchée pour lui faire subir son supplice. Le tribunal de l'Aréopage fit différer celui d'une empoisonneuse, afin que 'enfant innocent ne fut pas puni pour le crime de sa mère. D'après les lois romaines, on ne pouvoit pas même présenter une femme enceinte à la question, et dans la seule vue de l'intimider, de peur que la seule frayeur des tourmens ne préjudiciât à son fruit. On avoit étendu, dans l'ancien régime, cette exception à toutes les circonstances de la grossesse et à toutes ses époques. On ne condamnoit point au fouet une femme qui étoit parvenue à la moitié du tems de sa grossesse ; et, avant ce terme, on modéroit la rigueur de l'exécution de la sentence. Ne seroit-il pas plus conforme encore aux lois de l'humanité, et moins contradictoire, de ne point diviser ainsi le tems de la gestation, et de croire que la protection due à un fœtus de deux mois est tout aussi intéressante pour la société que celle d'un fœtus de six ou sept mois? Ce qui, vraisemblablement, avoit occasionné une pareille variété dans la loi, c'est que les législateurs ne regardoient le fœtus comme un être appartenant à l'espèce, comme une créature humaine, que quand il étoit parvenu à la moitié de son séjour dans le sein de sa mère. Et voilà le tort immense que font quelquefois les systèmes et les opinions scholastiques !

On ne fait point mettre à exécution une sentence de bannissement d'une femme prête

V 3

d'accoucher ; mais on attend que ses couches
soient faites. De même, une femme prête à
accoucher ne peut être citée en justice pour
témoigner, ou prêter serment : et, si l'information ne sauroit être reculée, un homme public doit se transporter chez elle pour recevoir
sa déposition. Il est aussi défendu de contrain-
dre, juridiquement, une fille grosse à déclarer le nom du père de son enfant : et même
toutes poursuites sont interdites contre elle,
pour l'obliger à notifier son état. Ces poursuites sont considérées comme contraires aux
bonnes mœurs, et nuisibles à la réputation des
individus.

Chez les anciens Germains, on ne pouvoit
pas infliger aux femmes grosses une peine capitale : et même depuis son établissement, un
des premiers devoirs de la chevalerie étoit de
les protéger contre les rapines, et tout autre
acte de violence. On voit dans les Ordonnances
des Empereurs d'Allemagne, dans le Code militaire des Provinces-Unies, les injonctions
les plus sévères, non-seulement de ne leur
faire aucun mal, mais même de les défendre
en toute occasion. Chez les Orientaux, les lois
de l'état et celles de la religion prescrivent
également le respect envers elles. Moïse, le
plus ancien des législateurs, prononce la pei-

ne du talion, c'est à-dire, la mort, contre celui qui, en frappant une femme, la fait avorter.

Les privilèges accordés aux femmes grosses sont encore plus considérables que ceux dont nous venons de parler. Presque toutes les nations de la terre ont regardé et regardent encore comme une obligation de s'abstenir des plaisirs de l'amour avec une femme enceinte : aussi les anciens dispensoient-ils les femmes grosses de rendre à leurs époux le devoir conjugal : et ceux-ci participoient au même droit, vraisemblablement afin que la continence fut observée alors, et plus exactement, et par un plus grand nombre de conjoints. Delà sans doute l'origine de la poligamie permise par leurs lois. Les peuplades noires de la Zône torride ont en horreur l'acte conjugal en pareil cas : chez quelques-unes d'entr'elles, les femmes sont alors séquestrées, et on n'oseroit pas même les toucher. Le philosophe Montaigne a dit dans ses essais :
» C'est une religieuse liaison et dévote que
» le mariage : voilà pourquoi le plaisir qu'on
» en tire, ce doit être un plaisir retenu, sé-
» rieux et mêlé à quelque sévérité : ce doit
» être une volupté aucunement prudente et
» conscientieuse. Et parce que sa principale
» fin c'est la génération, il y en a qui mettent

V 4

» en doute , si lorsque nous sommes sans
» espérance de ce fruit, comme quand elles
» sont hors d'âge, *ou enceintes*, il est permis
» d'en rechercher l'embrassement. C'est un
» homicide à la mode de Platon. Certaines
» nations, et entr'autres la Mahumétane ,
» abominent la conjonction avec les femmes
» enceintes ». C'étoit la maxime des Essé-
niens, espèce de secte qui existoit chez les
Juifs. Un père de l'église dit que les époux
devroient du moins avoir la même retenue que
les animaux privés de raison. Les canonistes
regardent la copulation comme illicite, s'il y
a quelques probabilités qu'elle nuira au fœtus,
et cette probabilité existant pour les femmes
qui avortent facilement, l'opinion du célèbre
Zacchias est qu'on doit toujours en dissuader
les femmes enceintes , et qu'ainsi elles sont
en droit de s'y refuser. Un médecin , consulté par une femme qui avoit déja avorté
cinq fois malgré toutes les précautions que
l'art peut suggérer, donna le conseil de
s'abstenir de l'acte conjugal, dès le moment
qu'une nouvelle grossesse seroit confirmée ,
jusqu'à l'accouchement inclusivement. Le
mari, quoique d'un tempérament fougueux ,
se soumit à cette loi, et devint le père de
trois enfans. En effet, on ne sauroit exprimer

qu'imparfaitement tout ce que doit souffrir
d'une pareille lutte un fœtus foible et délicat.
Le ventre de la femme étant fortement comprimé, la matrice est elle-même refoulée et
forcée de descendre vers le vagin, où elle rencontre un autre agent qui la repousse avec
violence en sens contraire. Est-il donc étonnant que le fœtus, qui dans les premiers mois
de la grossesse n'est encore qu'un composé
de filamens sans solidité et peu adhérens
entr'eux, soit la victime des secousses qu'il
éprouve dans ces momens d'amour et de
plaisir, et qu'il soit chassé du sein qui devoit
lui servir d'asile, avant sa parfaite maturité.
Les vaisseaux de la matrice d'une femme enceinte se développent, et se dilatent de plus
en plus ; le sang y aborde avec facilité ; ils
ont moins de ressort et plus d'irritabilité. On
sent aisément pourquoi l'acte de la copulation
doit augmenter cet afflux, ainsi que la chaleur
naturelle. Alors le sang, déjà dense par lui-
même, acquiert un nouveau degré d'épaissis-
sement et de disposition inflammatoire ; les
vaisseaux gripés s'obstruent ou se brisent ; les
humeurs desséchées deviennent stagnantes ; on
voit les femmes concevoir de faux germes, ou
devenir sujettes à des hydatides, à des flux de
sang, à des écoulemens purulens, à l'inflam-

mation et aux squirrhes de l'utérus., aux avortemens fréquens, et quelquefois même elles
sont victimes de ces différentes maladies avant
d'être parvenues à l'époque de l'accouchement.
Les faits de ce genre sont si précis et si ca-
ractérisés, qu'ils doivent exclure jusques au
moindre doute.

Les femmes enceintes sont affranchies de la
loi du jeûne, et elles jouissent, à raison de
leur état, de tous les priviléges accordés aux
malades et aux infirmes. On ne leur refuse aucune espèce d'alimens, de quelque qualité
qu'elle soit, lorsqu'elles en ont un désir violent. Mais cette condescendance peut avoir
ses inconvéniens, quand elle passe certaines
limites : et cette vérité a été si bien sentie
chez certains peuples, qu'elle avoit même
donné lieu à des réglemens positifs. Ainsi, les
Carthaginois avoient interdit l'usage du vin
aux nouveaux mariés, parce qu'ils croyoient
que cette boisson pouvoit faire tort au germe
nouvellement conçu. Numa l'avoit également
défendu aux femmes romaines. Delà l'usage
où elles étoient de saluer leurs parens par un
baiser, sans doute afin que ceux-ci eussent
l'occasion de constater si la loi n'avoit point
été violée. Plusieurs d'entr'elles furent même
appelées en justice pour ce délit, et punies

aussi rigoureusement, dit Aulugelle, d'après M. Caton, que si elles eussent manqué aux lois de la chasteté conjugale. Il y avoit un vin de Grèce auquel on attribuoit la propriété de faire avorter. Ne seroit-il pas possible, en effet, que quelques vins aient cette qualité délétère, comme d'autres ont certainement celle d'engendrer certaines maladies ? Pourquoi donc une sage administration n'imposeroit-elle pas des peines à ces femmes qui se livreroient à des excès de vin capables de procurer l'avortement, soit par eux-mêmes, soit par les accidens sans nombre auxquels ils donnent lieu ? Pourquoi n'interdiroit-elle pas certaines espèces de vins qui seroient reconnues pour être contraires à l'état de grossesse ? Ces principes s'appliquent naturellement à l'usage d'autres boissons, et sur-tout de ces liqueurs spiritueuses dont les effets sont encore plus fàcheux. Les médecins ont observé souvent, avec douleur, qu'elles occasionnoient des pertes de sang qui entraînoient le germe ; que les femmes qui y étoient adonnées devenoient plus rarement mères ; que leurs enfans ne vivoient pas long-tems ; qu'ils étoient mal conformés, et sujets à d'affreuses maladies de nerfs ; que toutes les autres maladies en devenoient infiniment plus graves et plus meur-

trières. Nous croyons toutefois qu'une sévérité excessive seroit nuisible aux femmes enceintes, et que l'usage modéré d'un bon vin
ne peut que leur être très-avantageux.

On évitoit chez les anciens d'exposer aux
yeux d'une femme enceinte tout ce qui pouvoit être pour elle un objet de terreur ; et on
n'omettoit rien pour la porter à modérer ses
désirs, et à réprimer ses passions, tant on crai-
gnoit que ces diverses commotions ne nuisis-
sent à son fruit.

Il sembleroit, au premier abord, que toutes ces considérations ne seroient que de simples conseils très-utiles à la vérité, mais que
chaque femme enceinte peut ne suivre que
dans les circonstances et de la manière qu'il
lui plaît. Cependant, il est très-vrai qu'elles
sont dignes de l'attention la plus sérieuse de
la part du gouvernement; qu'il devroit surveiller, dans tous ses détails, la conduite des
femmes grosses, et regarder comme une obligation essentielle de protéger, par des lois
spéciales, l'être nouveau qui se développe
dans leur sein.

Ces lois, ou ces institutions, apprendroient
de bonne heure à la jeunesse le respect et la
vénération dûs à une femme enceinte : et elles
puniroient doublement quiconque les enfrein-

droit, de même qu'on inflige une peine plus grave contre ceux qui se rendent coupables à leur égard de crimes atroces, que s'ils les eussent commis envers d'autres.

Il ne suffit pas que les femmes enceintes soient maintenues dans les priviléges qui sont, pour ainsi dire, inhérens à leur état : il faut que, dans toutes les occasions publiques, du moment qu'il sera constaté, on leur accorde la prééminence sur toutes les autres femmes de leur classe. Quelque frivole que paroisse cette prérogative, ce seroit bien mal connoître le cœur humain, que de ne pas appercevoir combien il seroit flatteur pour une femme enceinte d'être placée, par la loi elle-même, au-dessus de ses égales.

Ce seroit aussi une fort bonne institution, que ceux qui occupent une place commode dans un lieu public, par exemple dans un temple, fussent obligés de la céder à une femme qui seroit dans les derniers mois de sa grossesse. Mais ne vaudroit-il pas mieux encore que les femmes grosses eussent leurs places marquées où elles n'auroient rien à appréhender de la foule nombreuse qui y abonde quelquefois ? Personne n'ignore que jamais le beau sexe n'est plus dévot que dans ces circonstances : et c'est aussi alors que,

pour obéir au zèle dont il est animé, il veut
braver les dangers auxquels l'exposent tant de
courses multipliées. Le froid, la glace, l'éloignement, la longueur des offices divins, rien
ne l'arrête : delà ces chûtes fréquentes qui
occasionnent des accouchemens prématurés ;
ces refroidissemens suivis de gonflement et
d'inflammation dans les parties externes de la
génération, de convulsions, de douleurs et de
pertes qui compliquent l'accouchement.

Il doit être défendu aussi de chercher à
épouvanter à plaisir les femmes enceintes par
des décharges d'armes à feu, ou de toute autre manière. La négligence avec laquelle on
laisse errer les gros chiens, est encore très-
capable, en leur causant de l'effroi, de faire
naître de grands accidens.

Chacun évitera, soigneusement, de frapper
leur imagination par des récits d'accouchemens laborieux, et suivis de catastrophes fâcheuses. Les sages-femmes emploient souvent
toutes ces histoires pour donner une plus haute
idée de leurs talens, ou excuser leurs mauvais succès. Toutes ces exagérations font craindre à la femme qui va accoucher un sort pareil : et tout le monde doit savoir qu'elle est
alors dans la situation où l'agitation de l'ame
est la plus dangereuse, et où l'espoir d'un

heureux événement est le plus nécessaire. Il faut donc, au contraire, relever leur esprit abattu, en rappelant à leur souvenir que le très-grand nombre des accouchemens sont heureux et faciles; en leur faisant observer qu'un fait isolé ne prouve rien; qu'à la vérité on est exposé à périr dans tous les états de la vie, mais que l'expérience a prouvé que les femmes, au moment d'accoucher, ont moins de risques à craindre que dans le cours de leur grossesse. Mais le meilleur moyen, sans doute, que puisse et que doive employer une sage administration, pour calmer les inquiétudes des femmes enceintes, c'est de multiplier le nombre des bons accoucheurs et des sages-femmes instruites, qui se concilieront leur confiance.

C'est un usage dans quelques petites villes, et dans des villages, d'annoncer la mort ou le convoi, par le son d'une cloche particulière. Ce son lugubre, par l'idée qu'on y attache machinalement, n'est point entendu sans effroi par les femmes enceintes qui, sur-tout, si la cloche annonce la mort d'une femme en couches, le regardent comme le présage et l'arrêt de la leur propre. Cette désolation redouble, lorsqu'il se répand une maladie sur les femmes en couches principalement; et si l'une d'elles a le plus léger dérangement, on le voit, à ce branle fatal, dégénérer et présenter les symptômes les plus graves, qui, très-souvent, sont au-dessus de toutes les ressources de l'art. Il n'y a que l'entêtement des gens de la campagne, et leurs fausses idées de dévotion, qui puissent empêcher la réforme prompte d'un usage si funeste dans ses conséquences. Malheureusement cet obstacle est plus réel, et même plus considérable, que bien des gens ne se l'imaginent.

Des motifs d'un grand poids ont fait douter bien des physiciens, si les effets de l'imagination d'une femme enceinte se transmettoient jusqu'au fœtus; et, dans tous les cas allégués contre leur opinion, il leur a été facile d'établir, du moins, par de fortes conjectures, d'autres causes des accidens qui lui survenoient, que le dérangement survenu dans les idées de la mère. Mais, sans approfondir ici cette question, se refusera-t-on à croire qu'une trop grande agitation d'esprit dans une femme grosse ne puisse, en général, lui être préjudiciable physiquement, et que delà le fœtus ne reçoive des impressions fâcheuses? Une passion vive, et sur-tout celle de la crainte, ne dérange-t-elle pas l'ordre avec lequel les différentes humeurs circulent, au détriment

d'un

d'un germe encore trop foiblement organisé ; de manière à en nécessiter la détérioration, ou l'expulsion avant le terme de sa maturité ? L'observation apprend qu'il n'est pas très-facile de déraciner certaines idées de l'imagination des femmes enceintes, soit que les préjugés de l'enfance se réveillent chez elles à cette époque , soit que la grossesse elle-même grave, pour ainsi dire, plus profondément dans leur cerveau les différens produits de l'imagination. Ces idées sont quelquefois les plus grotesques que l'on puisse se figurer ; mais leurs effets n'en sont pas pour cela moins funestes , que ceux que produisent les idées les plus tragiques.

Il n'y a qu'un meilleur plan d'éducation qui puisse prévenir les préjugés de l'enfance , en donnant aux jeunes filles une plus juste idée de ces objets, que leur ignorance leur peint si terribles et si épouvantables. L'administration peut aussi soustraire aux yeux des femmes enceintes tous les objets qui sont capables de troubler leur imagination, en les bannissant des promenades, des jardins et de tous les autres endroits publics qu'elles fréquentent.

D'après les mêmes principes, on devroit éloigner des mêmes endroits tous ces êtres malheureux estropiés, mutilés, contrefaits,

défigurés par des cancers ou d'autres maux, et
les retenir dans des maisons de charité, où
leur aspect, quelquefois horrible, ne préjudi-
cieroit à personne. Les lois devroient être encore plus sévères à l'égard des épileptiques,
dont les accidens influent sur l'imagination des
spectateurs, et sur-tout des femmes enceintes,
avec tant de violence, qu'ils deviennent quelquefois chez les uns et les autres une cause
également active et opiniâtre de la même maladie.

Ces établissemens ont eu lieu en Danemarck,
de nos jours, par les soins et à la sollicitation
de l'évêque de Copenhague. C'est, en outre,
le seul moyen de rendre utile à la société,
autant qu'il est possible, ce rebut de la nature, et de soulager les familles pauvres du fardeau de ces êtres dégradés. La coutume barbare de certains peuples de l'antiquité, et,
entr'autres, des Lacédémoniens auxquels Lycurgue en avoit fait une loi expresse, d'exposer les enfans disgraciés par la nature, répugne trop aux sentimens d'humanité.

On insère souvent, dans les papiers publics,
des relations d'enfans avortés, et de mons-
truosités de l'espèce humaine. Ces relations,
dont les physiciens ne font aucun cas à cause
de leur inexactitude, et auxquelles les autres

renonceroient sans peine, sont capables de faire une impression funeste sur l'imagination des femmes enceintes. On devroit donc les réserver, si elles en sont dignes, pour les journaux consacrés spécialement aux sciences.

L'excès du travail ou du mouvement, et celui du repos, sont très-nuisibles aux femmes enceintes ainsi qu'à leur fruit; et il n'est pas rare d'en voir avorter et périr par l'une ou l'autre de ces causes. Des courses rapides dans des voitures sur un terrain inégal, l'équitation sur des chevaux trop vifs, exposent les femmes opulentes, qui se livrent à cet exercice durant leur grossesse, à des secousses dans l'abdomen qui peuvent leur devenir très-funestes. Les travaux pénibles des femmes d'un rang inférieur, et sur-tout de celles de la campagne, sont également un des plus grands fléaux de la population. En effet, la nécessité de soutenir une famille nombreuse est peut-être malheureusement au-dessus des lois que l'on pourroit faire pour la réforme d'un pareil abus, puisque les époux, obligés de s'absenter pour leur ouvrage, ne sauroient aider leurs femmes dans leur tâche domestique, encore moins les en décharger entièrement. Que ne peut-on faire des lois civiles pour ordonner la charité réciproque! Alors la communauté de chaque endroit se feroit un devoir de soulager les femmes enceintes parvenues à une certaine époque de leur grossesse; et on cesseroit de voir, à la honte de l'humanité, les femmes moins ménagées que les femelles des animaux, soit par la dureté ou la paresse de leurs époux, soit par un effet de l'indifférence barbare de ceux qui sont à portée de les soulager.

Les femmes enceintes ne devroient pas seulement être dispensées des travaux rudes, elles devroient encore se priver des exercices agréables qui peuvent occasionner de fortes commotions, des chûtes, etc., qui mettent en danger le fruit qu'elles ont comme en dépôt, et dont elles sont responsables envers la société. La modération dans ces sortes de plaisirs, tels que la danse, les mascarades, les courses de traîneaux, est pour elles absolument impossible, tant l'attrait qui les y porte est vif, et exclusif de toute réflexion et même de toute précaution.

L'excès contraire, ou le repos, est un des vices principaux de l'éducation moderne des femmes. Mais on peut assurer qu'il leur est plus contraire dans le tems de la grossesse que dans tout autre. La nature excite au mouvement, dans cette époque, les femelles des animaux; il anime la circulation de toutes les humeurs de la mère qui se communiquent au fœtus, dont les organes, seulement ébauchés, n'ont pas encore la vigueur nécessaire pour entretenir cette circulation sans un secours étranger. C'est ce qui fait que les femmes trop sédentaires sont sujètes à des avortemens, ou ne mettent au monde que des enfans qui périssent plutôt par une inégale distribution, ou par des stases des humeurs, que par une maladie caractérisée.

Rien ne leur est donc plus pernicieux que ces jeux dont un tapis verd est le théâtre, parce qu'elles s'y livrent pendant un tems fort long, qui souvent se prolonge très-avant dans la nuit, et qu'ils les obligent à conserver, durant plusieurs heures, une position gênée, un vêtement qui les incommode, et à respirer un air renfermé, et quelquefois rempli d'émanations odorantes très-nuisibles au genre nerveux, si irritable chez elles. Leur enfant reste immobile comme elles : et comment ce repos forcé ne lui seroit-il pas préjudiciable, puisqu'il paroît insupportable même à des êtres qui jouissent de tout leur accroissement et de toutes leurs forces ? Que l'on joigne à cela l'impression funeste des différentes passions qui agitent ordinairement les joueurs. Ainsi, ce seroit une loi fort précieuse que celle qui

X 3

interdiroit aux femmes enceintes toute espèce
de jeu où le corps est obligé de rester immobile pendant un tems trop prolongé, et feroit
un devoir à ceux avec qui elles vivent de la
leur rappeler, et même d'en exiger l'exécution. On ne sauroit trop éclairer les citoyens
de toutes les classes sur les dangers qui résultent de ces habitudes vicieuses, puisqu'il n'y
a que la conviction et la vigilance des chefs de
famille qui puisse maintenir de pareilles lois
de police en vigueur, sans qu'on ait besoin
d'avoir recours à une sorte d'inquisition toujours odieuse (1).

_____

(1) En Angleterre, les femmes enceintes qui ne sont
pas dans la misère, ne sortent jamais de leur maison. Aucun homme, excepté le mari, n'entre dans leur apparte-
ment jusques six semaines après l'accouchement. Bien
plus, elle ne reçoit même que peu de femmes, et jamais
ce qu'on appelle en France *société*, c'est-à-dire, des
femmes prêtes à jouer. Les Anglaises apportent, pour
raison de cet usage, l'inconvénient qu'il y a, pour les
jeunes filles, de voir les effets du mariage. Si, dans nos
pays, les jeunes gens sont assez instruits pour que l'on
ne craigne pas de leur offrir ces images, au moins n'est-
il pas indifférent pour les femmes enceintes de se trouver
si souvent en société, où elles peuvent être sujettes à
mille accidens, mille impressions funestes, aux passions,
ou au moins à la vue de gens passionnés ?

Quoique bien des femmes, depuis celle de Socrate, soient capables, par leurs travers, de lasser la patience des maris les plus modérés, et que, si quelques-unes d'entr'elles n'avoient pas le frein de la crainte de certaines corrections, elles pussent aller plus loin que l'épouse du philosophe Grec, il n'en est pas moins certain que les lois devroient imposer des peines sévères aux hommes qui se laissent emporter, par la colère, au point de frapper leurs femmes lorsqu'elles sont enceintes. Elles appartiennent alors à la patrie ; elles sont dépositaires de ses plus chères espérances, et leurs maris ne sont plus en droit de les considérer comme n'existant que sous leur seule dépendance. Le nombre de ces malheureuses victimes de la brutalité est incroyable, ainsi que le tort qui en résulte nécessairement pour la population. Il n'est donc pas, peut-être, de loi plus nécessaire, et dont l'exécution doive être plus recommandée à une police vigilante.

Parmi les gens de la classe du peuple, les *grossesses* se suivent presque toujours sans interruption, sans doute, parce que, la copulation étant moins fréquente, la liqueur prolifique est plus élaborée et plus énergique, et que, lorsqu'elle a produit son effet, une nouvelle approche ou d'autres causes quelconques ne

viennent point l'anéantir. Il arrive donc souvent que les femmes de cette classe se trouvent grosses et en même-tems surchargées
d'une nombreuse famille , ce qui les réduit à
manquer des choses les plus essentiellement
nécessaires dans une pareille position. Qui
peut avoir plus qu'elles des droits à la sensibilité des autres citoyens ? Et si les effets de
cette sensibilité se ralentissoient , la loi ne
devroit-elle pas pourvoir à ce que toute femme
enceinte pût non-seulement recourir aux établissemens de bienfaisance , mais encore exiger , à titre de justice, de la communauté dont
elle fait partie , les secours que son état rend
indispensables ? Au reste , nous devons dire ,
à la gloire de notre siècle , que les institutions
de bienfaisance que nous avons vu se former
de nos jours, nous font moins sentir la nécces-
sité de pourvoir, par des lois expresses, au soulagement des femmes enceintes. Puissent ces
établissemens se renouveller , se multiplier et
se perfectionner ! C'est le vœu de tous les
cœurs humains et vertueux.

La manière dont les femmes grosses sont vê-
tues influant beaucoup sur leur état et sur celui
des êtres renfermés dans leur sein, doit être un
des objets d'une police vigilante. A Spartes , à
Athènes , et chez d'autres peuples de l'anti-

quité , il y avoit un magistrat chargé de l'inspection des vêtemens , et il punissoit avec
beaucoup de sévérité les moindres contraven-
tions. Il semble aujourd'hui qu'une femme
n'oseroit paroître publiquement, si elle n'avoit
la partie inférieure du tronc extrêmement ser-
rée et comme étranglée : et , lorsqu'elles deviennent enceintes , elles sont tout aussi fortement attachées à cet usage. On a même voulu
le justifier , en soutenant que par des obstacles qu'il met au trop grand développement
du fœtus , il rend l'accouchement plus facile.
Comme si l'auteur de tout ce qui existe n'avoit
pas établi une juste proportion entre la demeure future du fœtus , et le fœtus lui-même !
Comme si les forces motrices qui procurent la
sortie de l'enfant n'étoient pas suffisantes pour
comprimer sa tête de manière à lui faire franchir le détroit du bassin où elle se présente ,
lorsqu'il est bien conformé !

Au troisième mois de la grossesse, le ventre
de la mère prend de l'étendue antérieurement,
et par les côtés ; et cette étendue augmente
graduellement jusqu'à la fin du neuvième
mois. Les *Corps* que les femmes portent pour
prévenir cette perte momentanée de l'élégance
de leur taille , et d'autres inventions, réussissent quelquefois tellement , qu'ils empêchent

le développement de la matrice, de ses vaisseaux, et de l'œuvre entier de la gestation;
en sorte que ce resserrement, qui a lieu par-
devant et latéralement, concourt avec celui de
haut en bas, à gêner le développement de la matrice, et à faire périr le fœtus. Les médecins, qui
ne s'élèvent pas fortement contre des abus si
énormes, et les administrateurs du pouvoir
public qui ne s'en servent pas pour les réprimer, semblent moins instruits sur cette matière que beaucoup de jeunes filles qui, après
s'être laissées séduire par l'attrait du plaisir,
savent en anéantir les suites avec ces espèces
de déguisemens aussi meurtriers que criminels.

Seroit-ce donc mettre des entraves à cette
liberté si chère à tout citoyen, que de défendre
aux femmes enceintes de porter de pareilles
cuirasses, et de punir celles qui contrevien-
droient à la loi avec une sévérité digne d'un
attentat aussi formel contre les droits de l'humanité et la société (1)?

_____

(1) Il paroît que le docteur Mahon n'a pas retouché
cet article depuis quelque tems, et en France, deux ans
voient bien des changemens dans les modes. Aujourd'hui
les femmes ne portent plus de cuirasse, elles ne se sanglent
plus par en bas; mais, en récompense, elles sont presque

Platner a aussi observé, avec beaucoup de raison, que les chaussures à talons hauts sont préjudiciables aux femmes enceintes ; parce qu'alors le corps étant obligé de se porter en avant, les muscles droits sont dans un état de tension continuelle, et font beaucoup souffrir le fœtus sur lequel ils ne cessent de presser. Elles sont de plus un obstacle à garder l'équilibre, qui joint à celui qui naît de la grossesse elle-même, expose les femmes à des chûtes, et à tous les accidens qui en sont les suites. Si donc les lois de police prescrivoient un modèle de chaus-

toutes nues. Je laisse aux moralistes à calculer combien ces modes sont contraires aux bonnes mœurs. Je laisse aux amans à décider si les femmes ont bien trouvé le moyen de faire des conquêtes, mais je dirai que cette mode a donné une infinité de rhumes, a causé des phthisies et beaucoup d'autres infirmités, tels que rhumatismes, etc. Il n'est pas sans inconvénient, pour les femmes enceintes et celles qui nourrissent, d'avoir le sein découvert. Les cheveux tombans sur les yeux produisent souvent des ophtalmies. Enfin, que dirai-je de ce qu'on appelle la *ceinture de Vénus*, ce cordon dont se serrent les femmes pour donner au sein cette élasticité que souvent leur a fait perdre le libertinage ? Les poumons ne peuvent se développer, les femmes ne peuvent respirer qu'avec peine, et il est survenu à plusieurs des échymoses, qui ont dégénéré en ulcères.

sures aux femmes enceintes, les Françaises auroient-elles plus de droit de crier à la tyrannie que les Athéniennes et les Spartiates, qui étoient si jalouses et si fières de la liberté de leur patrie ?

C'est une pratique constante de la plupart des femmes, de se faire saigner si-tôt qu'elles s'apperçoivent qu'elles sont grosses ; et elles se croiroient même menacées de toute sorte d'accidens, si elles n'avoient pas recours plus ou moins fréquemment à cette précaution. Il est possible, sans doute, que dans quelques tempéramens sanguins, lorsque les règles cessent promptement d'avoir lieu, et que la matrice et l'embryon n'absorbent pas la quantité de sang qui étoit versée chaque mois, il se manifeste des symptômes de pléthore et de refoulement, qui exigent une évacuation artificielle. Mais, en général, c'est une chose déplorable de faire si souvent dépendre le sort de tant d'individus d'un système ingénieux, et de taxer d'imprudence la nature elle-même, qui ne suspend, sans doute, le cours des règles après la conception, que pour fournir plus abondamment au développement du fœtus et de ses membranes, et, en accumulant le sang dans les vaisseaux de l'utérus, augmenter la chaleur de cet organe en même-tems que

toutes ses dimensions. L'expérience des meilleurs médecins atteste que les mères, qui durant le cours de leur grossesse sont sujettes à
des évacuations menstruelles copieuses, donnent le jour à des êtres foibles, maigres, énervés, et qui n'ont qu'une existence éphémère.
Ce malheur arrive encore plus souvent à celles
qui ont recours à des évacuations artificielles.

Les filles, et même les femmes, qui veulent
se faire avorter, n'ignorent pas qu'on y parvient quelquefois par de fréquentes saignées ;
et que, semblables à une place assiégée que
l'on réduit par la famine, les mères peuvent,
en s'affoiblissant, laisser périr leur fruit. Si
l'avortement n'a pas lieu chez les femmes enceintes à la suite de ces saignées répétées à
différentes époques de leur grossesse, il en résulte toujours un affoiblissement dans la constitution, un dérangement dans les fonctions
de la digestion, la déperdition des forces nécessaires pour parvenir au terme d'une grossesse heureuse, et pour repousser les attaques
de différentes maladies nerveuses.

L'unique moyen de réprimer un abus aussi
énorme, seroit de défendre à tous ceux qui
n'ont aucun droit d'exercer la Médecine, comme sages - femmes, baigneurs et autres,

de prescrire des saignées.à des femmes enceintes, ou de les pratiquer eux-mèmes, sans l'aveu et l'ordre d'un médecin. La loi doit être encore plus sévère à l'égard des filles nubiles chez lesquelles aucun symptôme (par exemple d'inflammation), n'indique le besoin de la saignée, et sur-tout de la saignée du pied.

La même vigilance est d'une nécessité indispensable pour proscrire l'usage des purgatifs, et sur-tout de ceux qui ont beaucoup d'énergie, quand ils sont sollicités ou par des femmes grosses, ou par des filles nubiles.

Quand une femme enceinte éprouveroit quelque dérangement tant soit peu extraordinaire, le mari seroit tenu de lui procurer, autant qu'il dépendroit de lui, les secours que sa situation requiert : et la loi devroit le rendre responsable de toutes les suites fâcheuses qui pourroient être attribuées, avec certitude, à son imprudence ou à une négligence plus criminelle encore. D'après les lois romaines, celui qui abandonnoit sa femme dans son état d'infirmité, et qui sembloit, par-là, aimer mieux la voir périr que guérir, étoit privé de tous les droits qu'il avoit sur sa dot. Un homme ne mérite-t-il pas d'être puni avec une plus grande sévérité, quand il est assez négligent,

ou assez méchant, pour abandonner aux coups
d'une maladie dangereuse une femme enceinte, et voir, par cette insouciance, deux
êtres intéressans exposés ensemble au péril le
plus grave? L'excuse ordinaire est qu'on ne
s'imaginoit pas qu'il y eût du danger. Mais le
magistrat ne doit point s'en contenter, parce
que tous doivent savoir que les maladies les
plus fâcheuses commencent souvent d'une manière douce et bénigne; qu'étant sans expérience, ce n'est point à eux à juger de la nature d'une maladie, et de la gravité des symptômes qui l'accompagnent; que ce qui n'est
point dangereux en d'autres circonstances,
peut l'être à l'égard d'une femme grosse, et
que la conservation de deux individus mérite
et même exige des précautions plus délicates
et plus multipliées.

J'ai déjà parlé, dans un autre endroit, de
la pratique criminelle, si commune chez les
anciens, de se faire avorter, pour conserver
plus long-tems la fraîcheur de la jeunesse, ou
pour éviter la charge d'une trop nombreuse
famille. (*Voyez* AVORTEMENT, *Méd. lég.*)
La réforme des mœurs, et la facilité plus
grande d'élever les enfans, seroient, sans
doute, les moyens les plus sûrs de proscrire
cet abus meurtrier, puisque les lois n'ont pas

toujours ceux d'empêcher qu'il ne se sous-
traie à leur vigilance. Mais il peut aussi pro-
venir quelquefois de lois faites inconsidéré-
ment. En voici un exemple. Dans plusieurs
pays protestans, deux jeunes amans, qui sont
convaincus de s'être livrés, par anticipation,
aux plaisirs de l'amour, sont punis par des
censures ecclésiastiques. Leur passion aveugle, et qui ne sait pas se contenir dans des
bornes légitimes, les en rend dignes sans contredit : mais, n'est-il pas à craindre qu'une
peine déshonorante ne porte ceux qui la méritent à chercher à couvrir une première faute
par une autre bien plus grave ? Cette péniten-
ce publique, usitée dans certaines églises,
doit répandre un nuage de douleur et d'afflic-
tion sur l'ame sensible d'une femme enceinte ;
et, indépendamment de l'impression fâcheuse
qu'un chagrin prolongé peut produire sur son
enfant, des faits multipliés prouvent que la
crainte fondée de devenir la fable du public,
l'engage à tramer le complot de céler sa grossesse, et de mettre en usage les manœuvres
propres à anéantir le fruit dont la maturité seroit pour elle un opprobre.

Tous les gouvernemens doivent donc examiner, avec attention, si l'avantage précaire
d'éviter un mal moral, en maintenant de pareilles

reilles lois, peut contre-balancer le mal physique certain qui résulte pour la société des
avortemens multipliés que la crainte de ces
mêmes lois fait commettre. Aux yeux de quiconque verra avec indulgence les erreurs auxquelles le penchant souvent irrésistible de la
nature entraîne les hommes, dix enfans con-
çus prématurément, c'est-à-dire, avant que
les formes civiles et religieuses aient été remplies, paroîtront, sans doute, un moindre délit que celui par lequel un être innocent
est étouffé avant de naître. La publicité de la
faute n'est-elle pas un aiguillon de plus pour
chercher à s'y soustraire, en soustrayant la
cause elle-même ? Et, alors, les théologiens
et les consistoires n'auront-ils pas à se repro-
cher d'avoir occasionné les effets de cette espèce de diffamation dont sont menacés des
amans trop imprudens ? Ces considérations ont
engagé plusieurs églises protestantes à commuer en une amende la peine canonique : et
l'humanité a triomphé d'une sainteté fantasti-
que, dont l'empire tyrannique avoit causé un
si grand nombre d'homicides.

FEMMES EN COUCHES.

LA situation dans laquelle se trouvent les femmes, lorsque le terme de leur grossesse approche, ou est arrivé, intéresse vivement toute ame sensible, et inspire alors pour elles cette tendre sollicitude, qui n'a pas besoin d'être excitée par aucune autre passion. Cependant comment est-il arrivé, qu'à l'exception de ce qui a pu se faire depuis environ cinquante ans en faveur des femmes en couches, les peuples modernes soient restés si fort au-dessous des anciens sur un objet aussi important pour la société ? Le mépris et l'avilissement dans lesquels l'état du mariage semble tombé de nos jours, seroit-il la principale cause de l'étrange indifférence que tant de gens manifestent pour les personnes du sexe, lorsqu'elles remplissent leurs plus nobles fonctions ?

Les jurisconsultes ont agité la question, savoir si une femme grosse, ou en couches, seroit (quant aux effets civils) réputée dans un état de santé ou d'infirmité : et ils ont décidé qu'à moins d'un dérangement non ordinaire, pour cette situation, on devoit adopter la première opinion. Ne pourroit-on pas soutenir cependant que, quelque naturel que soit l'œuvre de l'accouchement, et en général tout ce qui tient à la propagation de l'espèce, comme l'allaitement, etc.; il seroit injuste, et souvent barbare, d'astreindre une femme, soit dans l'un, soit dans l'autre de ces deux cas, à toutes les fonctions, sans distinction, dont s'acquitte une femme dans l'état ordinaire? Une femme dans l'état de santé est celle qui, dans tous les cas possibles, a la faculté de remplir les devoirs propres à son sexe. L'humanité et la justice ne paroissent-elles pas se réunir pour exiger que les femmes grosses, ou en couches, jouissent de tous les priviléges que les législateurs ont accordés aux malades, et qu'on ne les envisage soit dans l'état de santé, soit dans celui de maladie, qu'autant que sous l'un ou l'autre point de vue, il en résultera pour elles quelque avantage, et jamais aucun inconvénient?

Les privilèges accordés, chez les anciens, aux femmes en couches n'étoient pas très-considérables. Lycurgue défendit de mettre des inscriptions sur les tombeaux de leurs époux, même dans le cas où ils seroient morts pour la défense de la patrie, ni sur ceux des fem-

mes qui auroient perdu la vie dans le travail
de l'enfantement. Les Romains suspendoient
des couronnes à la porte de leurs maisons,
sans doute pour en écarter le bruit et le tumulte, qui sont quelquefois si préjudiciables
aux femmes en couches. Leurs lois ne permettoient de donner la question aux femmes
que quarante jours après l'accouchement. Ce
délai n'est pas même toujours suffisant aux
yeux des médecins, et il est bien surprenant
que Zacchias ait cru qu'on pouvoit le raccour-
cir des deux tiers, et même des trois-quarts,
lorsqu'on ne se proposoit que d'intimider les
accusées (a). Est-ce que la terreur des supplices (car la question en est un), n'est pas capable de nuire infiniment à une femme, lorsque la nature est encore occupée à rétablir les
parties internes de la génération, et à favoriser une sécrétion qui, à la vérité, n'est pas
très-considérable quinze et même dix jours
après l'accouchement, mais qui ne laisse pas
cependant d'être encore assez abondante ? Les
mêmes lois romaines défendoient, même les
quarante jours expirés, d'infliger aucune peine
afflictive à une accouchée, avant d'avoir trouvé une nourrice à son enfant. Un juriscon-

(a) *Quæst. Med. leg.*, l. VI, t. II, qu. 2, n°. 8.

sulte de nos jours a fait un ouvrage, ou disser-
tation, pour prouver qu'une femme en couches, malade, pouvoit tester validement, sans
employer les formalités ordinaires, sinon de
rendre dépositaires de ses dernières volontés,
et la sage-femme, et les autres personnes de
son sexe qui lui donnent des soins. Regardera-
t-on, comme un des priviléges des femmes en
couches, la coutume de quelques nations,
chez lesquelles les maris se mettoient au lit à
la place de l'accouchée ? Elle avoit lieu autrefois en Espagne, au rapport de Strabon le
géographe. On lit dans l'histoire générale des
Voyages, qu'aussi-tôt qu'un Indien, dans l'île
de Cayenne, apprend que sa femme vient d'accoucher, il quitte sur-le-champ son travail, et
même la guerre où il est engagé, s'enveloppe
la tête de linges, et se couche comme s'il étoit
saisi par les douleurs de l'enfantement : alors
ses voisins viennent le visiter et cherchent à le
consoler et à l'encourager de la manière du
monde la plus ridicule.

Ç'a été une opinion assez généralement répandue de tout tems, et même chez les peuples les plus éclairés, qu'il existoit des ennemis invisibles de la propagation de l'espèce humaine qui s'approchoient des femmes à certaines époques, leur faisoient voir les figures

X 3

les plus étranges, et cherchoient à avoir avec
elles le commerce le plus intime. Telles étoient
chez les Romains les divinités champêtres appelées Faunes, et les Incubes. On cherchoit
à éloigner ces êtres malfaisans par certaines
pratiques auxquelles chacun attachoit, selon
son idée, plus ou moins de valeur. Chez nous,
aujourd'hui, bien des femmes en couches
s'abstiennent de recevoir la visite de personnes
inconnues, de regarder dans la rue, de se
tenir à la porte de leurs maisons, ou d'entrer
dans leurs cuisines : et il n'est personne qui
n'ait entendu dire à quelques-unes d'elles, que
de pareilles rencontres leur ont causé beaucoup d'inquiétude pendant tout le tems de leurs
couches, et que les histoires de charmes répandus sur d'autres femmes leur ont fait appréhender qu'on ne leur jetât pareillement des
sorts aussi fâcheux. Ne devroit-on pas chercher à détruire de semblables idées qui ont
quelquefois une influence très-préjudiciable
sur la santé des accouchées, en appelant à son
secours le peu de principes de physique qui
seroient à la portée de leur esprit, et ceux
de morale d'après lesquels elles se regarderoient comme des êtres protégés par le créateur, et destinés par lui à perpétuer la race
des hommes sur la terre ?

C'est encore, en quelque sorte, en dépit du respect et de la tendre sollicitude que les femmes en couches inspirent, que l'on continue à les croire immondes pendant un certain tems après l'accouchement. Selon les lois de Moïse, une femme qui avoit mis au monde un enfant mâle, étoit réputée telle pendant quarante jours ; et pendant quatre-vingt si c'étoit une fille : elle ne pouvoit, durant tout ce tems, ni toucher à rien de consacré au Seigneur, ni même entrer dans le temple. (*Lévitique*, chap. 12.) Les Grecs regardoient une accouchée comme une chose aussi immonde qu'un cadavre : et une sorte de purification étoit en usage chez eux. Il est vrai que chez eux la loi ne l'ordonnoit pas comme chez les Hébreux. Les Siamois obligent leurs femmes de se tenir, pendant quatre semaines devant un grand feu, et de présenter à sa chaleur, tantôt un côté du corps, et tantôt l'autre côté. Les Kalmoucks, dit M. Pallas, ont fixé un espace de quarante jours, pour dissiper ce qu'une accouchée peut, selon eux, avoir d'impur.

Ces usages de tant de peuples différens (nous aurions pu en rapporter un bien plus grand nombre d'exemples) ne seroient-ils point fondés sur la persuasion universelle dans laquelle

on est, qu'il seroit préjudiciable à une accouchée de reprendre trop promptement ses occupations ordinaires. Quoique l'accouchement
ne soit pas dans tous les pays une opération
également scabreuse, cependant elle entraîne
toujours certaines révolutions *dans la machine* qui, quoique dans l'ordre de la nature,
rendroient dangereux, pour la plupart des
femmes, le mépris de ces lois dont nous avons
parlé. Mais quelle a pu être la raison qui a engagé le législateur des juifs à doubler le tems
de la purification d'une femme devenue mère
d'une fille? Le climat y entreroit-il pour quelque chose? Nous n'appercevons point de traces
d'un usage semblable parmi les autres peuples
de l'Asie. Hyppocrate, qu'on ne taxera assurément pas de superstition, a dit que l'écou-
lement des lochies, après la naissance d'une
fille, dure quarante-deux jours, et trente jours
seulement si c'est un enfant mâle (*a*). Ce
grand homme avoit-il donc adopté un préjugé,
lui que l'observation semble avoir toujours
guidé, et dont l'observation confirme tous les
jours les préceptes immortels?

On est sans doute en droit de conclure, de

_____

(*a*) Voyez *Op. Hippocr. de naturâ pueri*, tom. V,
pag. 315, éd. de Chartier.

l'exposé que nous venons de faire des usages
des peuples les plus opposés, que cette partie
de la santé des personnes du sexe mérite de
fixer l'attention la plus sérieuse, et que tout
homme né sensible doit concourir de tout son
pouvoir à la formation des établissemens qui
peuvent assurer davantage le sort des femmes
en couches. La femme est de toutes les femelles
des animaux celle qui, dans ces circonstances,
a le plus besoin de secours étrangers : ce qu'on
doit attribuer en très-grande partie à l'énorme
grosseur de la tête du fœtus relativement au
reste de son corps, et à l'extrême sensibilité
du genre nerveux. Aussi remarque-t-on en général que les femmes qui ont la fibre forte,
telles que celles de la campagne, éprouvent
moins de douleurs et de fatigue dans leurs
couches, que ces frêles bourgeoises qui sont
sans aucune énergie pour s'acquitter d'une fonction si importante ; et qu'une sensibilité contre nature, l'érétisme des nerfs, ou bien la
nullité des forces, ou enfin par celle des
douleurs de l'enfantement, une sorte de pa-
ralysie, réduisent à la dernière nécessité,
quoiqu'il ne s'agisse que d'une opération naturelle.

Ce que rapportent quelques voyageurs de
l'étonnante facilité avec laquelle les femmes

accouchent dans certains pays, n'est pas fondé
sur des observations très-exactes ; ou ce qui
se passe sous nos yeux doit être attribué à
des différences extrêmes résultant du climat, du tempérament, de la force du corps,
et des vices de l'éducation physique. Cependant-
dant il est certain que les accouchemens qu'une
position contre nature du fœtus rend laborieux,
sont tels pour toutes les femmes sans exception, et qu'une heureuse terminaison n'est
guères due à un tempérament mieux disposé.
Un enfant qui se présente plus ou moins de
travers au passage, ne peut pas plus le franchir
chez une femme saine et robuste que chez une
autre, avant qu'une main secourable n'ait
changé cette position. Or, dira-t-on qu'il y a
des climats ou de pareils accidens n'aient jamais lieu plus ou moins fréquemment ?

Le besoin absolu qu'ont les femmes d'être
assistées dans leurs couches étant bien démontré, est-il un abus plus funeste dans ses conséquences que celui de laisser ou de confier à
des mains ignorantes l'administration de ces
secours ? Et n'est-ce pas un devoir essentiel
des administrateurs de la chose publique, de
veiller à ce que chaque communauté soit pourvue d'une sage-femme instruite, et chaque district d'un accoucheur capable de terminer les

accouchemens les plus difficiles ? Combien de femmes qui prévoyant l'abandon dans lequel elles seront laissées, perdent l'espérance de faire des couches heureuses ? Combien d'autres se félicitent de ne pas devenir mères, ou même d'être délivrées avant terme ? Combien enfin emploient des moyens illicites pour éviter la grossesse ? Cette dernière cause de dépopulation est malheureusement plus énergique qu'on ne le croit communément.

En supposant les secours convenables mis à la portée des femmes en couches, il faudra encore prendre des mesures pour engager celles-ci à ne jamais différer de les employer et à ne pas attendre pour appeller la sage-femme que le travail soit à sa fin. Car il n'est pas rare de rencontrer des femmes qui se font un triomphe d'être accouchées avant l'arrivée de la sage-femme ou de l'accoucheur, et qui même recherchent cette espèce d'aventure. Cependant, ne voit-on pas quelquefois des enfans mourir au moment de leur naissance, faute des secours qu'ils recevroient d'une sage-femme ? Plusieurs, sortant du sein de leurs mères avec force, sont tombés sur le carreau et se sont froissés gravement. En pareilles circonstances, si le cordon ombilical se rompt, l'enfant peut périr d'hémorrhagie ; et la se-

cousse, que l'arrière faix éprouve, est capable
de faire naître une perte énorme, ou une chûte
de matrice, etc. Une femme qui néglige d'appeller du secours expose donc sa vie et celle
de son enfant. Si la position de celui-ci est
désavantageuse, elle se fatigue inutilement,
parce que tous ses efforts ne lui feront point
franchir le passage. Son état devient de plus
en plus fâcheux, si la sage-femme n'arrive pas,
parce que les eaux ayant percé depuis long-
tems, il n'est bientôt plus possible de retourner
l'enfant, qui périt ainsi avant de naître. Une
mauvaise honte, qui empêche les femmes en
couches de permettre qu'on s'assure de l'état
de l'orifice interne de la matrice, de celui des
eaux, et de la position du fœtus, jusqu'à ce
qu'elles y soient contraintes par l'excès des
douleurs, attire les mêmes inconvéniens que
le manque total de secours.

Ce seroit donc une loi fort utile que celle
qui obligeroit les chefs des familles à appeller
la sage-femme sitôt que les douleurs pour
accoucher se manifesteroient ; et qui les puni-
roit, si un accouchement avoit lieu, même
heureusement, sans que celle-ci y fut présente, à moins que l'accouchement n'eut été ino-
piné et très-prompt. Et pour rendre l'exécution
de cette loi plus certaine, la sage-femme elle-

même seroit tenue de dénoncer si un accouchement s'étoit fait sans qu'elle y eût été appelée, ou sans qu'on lui eût permis de remplir ses fonctions. Elle seroit, en quelque sorte, créée dépositaire de la sûreté publique.

Mais il seroit nécessaire de défendre en même-tems, excepté dans les cas d'accouchemens imprévus, de se servir d'autres personnes que d'accoucheurs, ou de sages-femmes approuvées. Rien de plus commun, en effet, sur-tout dans les campagnes, que ces commères qui s'offrent à faire l'office d'accoucheuses. Quelques purs que soient leurs motifs, elles ne peuvent donner des soins que dans les accouchemens où l'art n'entre pour rien, et encore sont-elles remplies de tant de préjugés, qu'elles ne favorisent ordinairement que les bévues, et ne s'accordent entr'elles que pour exclure ceux dont les lumières seroient alors de quelque utilité, ou les décourager par le peu d'espérance du succès, en n'ayant enfin recours à eux que lorsque l'accouchée est dans la situation la plus triste.

Les effets civils résultant d'un pareil abus méritent encore la plus grande considération. Quelle confiance la société peut-elle avoir dans des femmes qui ne sont point autorisées parelle, qui le plus souvent sont plus que

suspectes de vouloir servir des intérêts particuliers, lorsqu'il sera question de rechercher
la légitimité d'un enfant ; de constater son
âge, le moment de sa mort ; soit pendant
l'accouchement, soit depuis, et on doit même
le dire, la cause de sa mort.

Si, comme on n'en peut douter ; certains accouchemens exigent que l'homme le plus consommé dans son art déploie toute son adresse ;
les connoissances ordinaires des sages-femmes
se trouvent pour lors insuffisantes. Il est donc
nécessaire que dans chaque district il y ait
des accoucheurs capables de venir à leur secours dans ces cas extraordinaires. Il seroit
même très-avantageux pour les femmes en
couches, que les sages-femmes fussent as-
treintes à appeler un accoucheur dans tous
les cas un peu difficiles ; et principalement
lorsqu'elles jugeroient nécessaire d'employer
les instrumens ; dont l'usage devroit pour
plus de sûreté leur être interdit. Cette obligation où elles seroient, leur donneroit plus
d'empire sur l'esprit des parens ou amis des
femmes en couches : et d'ailleurs la taxe de
l'accoucheur seroit très-modérée, ou même
nulle à l'égard des pauvres, l'administration
lui payant des appointemens fixes. On re-
chercheroit aussi rigoureusement, par tous

les moyens convenables, la cause de la mort d'une femme en couches : et si elle avoit succombé par négligence, on infligeroit aux coupables une punition exemplaire.

Chaque communauté seroit pourvue pour l'usage des pauvres non-seulement d'un lit de travail, d'une mécanique simple et commode, mais encore d'autres machines utiles que souvent les sages-femmes n'ont pas le moyen d'avoir en propriété. Telles sont une seringue d'étain ou de métal, des ciseaux mousses, des aiguilles courbes, du gros fil pour la ligature du cordon ombilical, de l'agaric, de l'alun, un flacon d'ammoniaque, des pessaires, et des suçoirs pour faire le bout des mamelles, ou prévenir leur engorgement.

Enfin, lorsque le travail tarde à se terminer, que la femme en couches éprouve de l'impatience ou une foiblesse le plus souvent imaginaire, ou bien lorsque la sortie de l'arrière-faix ne suit pas de près celle de l'enfant, on voit bientôt, dit M. Frank, un sanhédrin de commères, former le projet d'employer des médicamens chauds ou cordiaux, lesquels ont plutôt la fatale propriété d'exciter des hémorrhagies, des fièvres de différent genre, et des inflammations d'entrailles, que celle de hâter la fin de l'accouche ment. Le remède à un si grand abus, seroit d'interdire, sous les peines les plus sévères, soit aux sages-femmes elles-mêmes, soit à toute autre personne qu'aux médecins et aux accoucheurs, l'administration d'aucun remède interne, spécialement des remèdes incendiaires. Le vin, donné modérément, est le seul cordial dont on puisse tout au plus tolérer l'usage dans de pareilles mains.

Lorsqu'un accouchement est complettement terminé, l'état de la mère exige encore des soins dont l'omission lui deviendroit souvent funeste. M. Tissot le compare avec raison à celui d'un homme qui auroit reçu une large blessure, et qu'un défaut de régime pourroit conduire à sa perte. Il est vrai que l'on voit nos robustes paysannes, quelques jours seulement après leurs couches, retrouver toutes leurs forces, et se remettre à leurs occupations ordinaires: que même dans certains pays les femmes à peine délivrées, vont se plonger dans l'eau, et reprendre aussi-tôt les travaux de leur sexe. Mais il seroit absurde de vouloir tirer de ces exemples des règles de pratique applicables aux femmes qui ont été élevées mollement, et dont la nature foible et débile peut à peine suffire au travail de l'enfantement. C'est ce tempérament enervé, et souvent incapable de résister

résister aux fatigues de la maternité, qui est la cause d'une mortalité plus grande parmi les femmes en couches dans les villes que dans les campagnes, quoique les premières soient plus secourues que les autres de toutes les manières. Cette mortalité n'est assurément point dans l'ordre de la nature : elle est dûe à une multitude d'abus en tout genre, qu'une bonne administration extirperoit, si l'on écoutoit davantage les réclamations que les bons médecins n'ont jamais cessé de faire au nom de l'humanité souffrante.

Pour revenir à notre sujet, il seroit à souhaiter que les sages-femmes fussent assez au fait des signes qui présagent les maladies particulières aux femmes en couches, pour avertir à tems ceux qui les entourent de recourir aux médecins. Et la défense qui leur seroit faite, ainsi qu'à toutes autres personnes, de s'immiscer dans le traitement de ces maladies, est d'autant plus importante que des complications multipliées le rendent très-difficile. Telle est la supression des lochies; telle est la fièvre miliaire; telle est la fièvre puerpérale; telles sont les inflammations des différens viscères, etc.

Ce qui, principalement dans les dernières classes des citoyens, devient la cause de la

perte d'un grand nombre de femmes en
couches, ce sont les excès de table qui se
commettent à l'occasion du baptême, indépendamment de la part que ces femmes y
prennent, on les voit souvent pendant que
l'enfant est à l'église, se lever, et s'exposer
à la fatigue la plus immodérée pour préparer
le festin. Il n'est pas à présumer qu'en France
des réglemens positifs puissent remédier à un
pareil mal, comme on a tenté de le faire dans
quelques pays de l'Allemagne où l'influence
d'un gouvernement despotique se subdivise
à l'infini. Mais que ne doit-on pas espérer de
l'instruction que l'on cherche à répandre de
plus en plus dans les campagnes ; l'excès des
alimens et de la boisson, leur qualité échauf-
fante, le tapage d'une troupe de convives,
souvent pris de vin, leurs cris, leurs disputes
quelquefois ensanglantées : tels sont les inconvéniens de ces parties de débauches ; et de ces
inconvéniens naissent fréquemment les maladies dont nous venons de parler.

On doit éviter aux femmes en couches tout
ce qui pourroit être pour elles un objet de
répugnance ou d'effroi. Par exemple, si le
nouveau né a des défauts naturels, il faut les
cacher entièrement à la mère, ou, au moins,
les lui affoiblir le plus qu'il sera possible. On

écartera les chats et les autres animaux domestiques, qui, dans l'état d'irritabilité excessive où elle se trouve, peuvent, soit en se battant, soit même par leurs jeux, exciter chez elle une émotion préjudiciable. Il seroit avantageux de supprimer cette clochette funèbre, dont le son annonce, dans beaucoup d'endroits, le passage d'un convoi funéraire. On cachera sur-tout aux femmes en couches la perte d'une femme morte en pareilles circonstances. En général, les idées tristes font sur les femmes en couches l'impression la plus fâcheuse.

Le repos et la tranquillité d'esprit étant deux choses extrêmement nécessaires aux femmes en couches, ces visites si nombreuses qu'elles reçoivent, où l'on ne débite que des inepties et des propos inconsidérés, souvent très-dangereux, où l'affluence du monde produit inévitablement la détérioration de l'air, sur-tout dans les habitations étroites et peu aérées des gens de la campagne, devroient être prohibées, au moins dans les premiers jours qui suivent l'accouchement.

Il en est de même du bruit aux environs des maisons, des danses, des querelles, des décharges de mousqueterie, etc. Il y a à Harlem une loi pareille, qui honore l'humanité

Z 2

des magistrats de cette ville. Cette loi défend
l'entrée de la maison même aux suppôts
de la justice. Etoit - ce aussi là l'objet de
l'usage où étoient les Romains d'attacher une
couronne à la porte des maisons où il y avoit
une femme en couches ?

Foribus suspende coronas ,
Jam pater es. (Juvénal , Sat. IX.)

On desireroit donc que toute poursuite judiciaire fut suspendue contre une femme en
couches et contre son mari , soit afin de prévenir
ces révolutions morales si fâcheuses , soit pour
ne pas l'exposer, elle et son enfant, à manquer
des choses les plus nécessaires.

Une ordonnance de l'Electeur de Saxe prescrit de déterminer dans chaque endroit un lieu
particulier , où , en cas d'incendie , d'inonda-
tion subite, etc. , on déposera les malades ,
les enfans, les vieillards : les femmes grosses,
et celles qui sont en couches , ont assurément
les mêmes droits aux mêmes précautions.

Celles qu'en tems de guerre des généraux
amis de l'humanité , prendroient en leur faveur , seroient aussi honorables pour ces
guerriers , qu'avantageuses aux femmes en
couches.

Enfin , les administrateurs de la chose publi-

que devroient venir d'une manière spéciale au
secours de celles qui manquent de moyens de
fournir aux premières nécessités de la vie. On
conserveroit à la fois l'existence et la santé à
deux êtres précieux. On avoit formé à Paris,
il y a environ quinze ans, un établissement
sous le nom de *Hôtel de Santé*, dans lequel
on recevoit des femmes pour y faire leurs
couches, les unes pour un prix modéré et
proportionné au séjour qu'elles y faisoient,
les autres, c'est-à-dire les pauvres, gratuitement. Mais celles-ci étoient obligées de s'en
aller immédiatement après l'accouchement,
ce qui avoit par soi-même de grands inconvéniens; et d'ailleurs ces femmes manquoient
du nécessaire pour la suite de leurs couches.
Il y a à l'Hôtel-Dieu de cette même ville, des
salles particulièrement destinées aux femmes
prêtes à accoucher : on les reçoit à toute heure
de la journée, et on les garde le tems suffisant. De pareils établissemens existent en Angleterre, en Allemagne et dans d'autres villes
de France, etc., et sont des écoles de
pratique pour former des accoucheurs et des
sages-femmes. Mais, combien de femmes en
couches ne peuvent profiter de ces institutions
de bienfaisance ? Ces grands rassemblemens

Z 3

ne sont-ils pas, par le concours de certaines circonstances, des causes et des foyers de mortalité ? Une mère de famille peut-elle quitter, pour s'y refugier, plusieurs autres enfans qui ont besoin de ses soins et de sa vigilance ? N'est-ce pas avec peine qu'elle se verra confondue avec ces femmes, que l'inconduite seule aura amenées dans le même lieu ?

L'empereur Léopold, lorsqu'il étoit Grand-Duc de Toscane, avoit connu et évité ces inconvéniens. Ce Prince, ami de l'humanité et le père de son peuple, qui savoit comment il faut faire le bien, pour qu'il soit le plus grand possible, faisoit donner, sur sa cassette, une somme de six livres à chaque pauvre femme en couches de Florence ; et il payoit en outre une sage-femme dans chaque quartier de la ville, à la charge de préférer aux femmes qui pouvoient reconnoître ses soins, celles que leur pauvreté empêcheroit de le faire, sans jamais rien recevoir de ces dernières, sous aucun prétexte. Il y avoit aussi un chirurgien et un accoucheur obligés, sous les mêmes conditions, d'administrer des secours dans les cas difficiles. Enfin l'hôpital royal de Sancta-Maria Nova fournissoit gratuitement tous les médicamens nécessaires.

Telle est la manière de soulager les femmes en couches, de laquelle nous croyons devoir résulter le plus d'avantages et le moins d'inconvéniens. Ne seroit-il pas même à desirer, pour le dire en passant, qu'on l'appliquât à toutes les maladies, dont la portion indigente de la société est si souvent et si profondément attaquée ?

C'est le moyen le plus sûr de prévenir une infinité de crimes commis dans les ténèbres, et d'encourager la population. Ne doit-on pas craindre, en effet, que la perspective de la misère qui les attend, n'engage souvent des infortunées à étouffer le germe qu'elles ont conçu, ou à éviter de devenir mères par toutes les voies qu'elles peuvent imaginer ? Quelle consolation n'éprouveront-elles pas, au contraire, lorsqu'elles apprendront que la patrie à laquelle elles vont donner des enfans et des citoyens, viendra certainement à leur secours ? On ne doit point s'en rapporter uniquement à l'activité que l'humanité inspire quelquefois. Pourroit-on, par exemple, croire sérieusement qu'on a le droit d'exiger qu'une sage-femme, qui vit avec peine de son état, refuse une femme en couches riche, pour aller chez une autre dont elle n'a rien à attendre ? Cela seroit même absurde. Mais, en salariant des sages-femmes, l'état acquierra ce droit, et les administrateurs pourront l'exercer rigoureusement.

Il seroit à désirer qu'un sage gouvernement employât des mesures pour engager le plus grand nombre des mères à nourrir leurs en-fans ; et que par des réglemens sévères, il dé-fendit aux femmes nourrices de faire coucher leurs nourrissons à côté d'elles dans le même lit. Le nombre des enfans, qui périssent victimes de cette fatale coutume, consacrée par le préjugé, la superstition, et une ten-dresse mal-entendue, est incroyable.

Nous terminons cet article par quelques ré-flexions touchant les *relevailles*. Cet usage transmis des Juifs aux Chrétiens, n'a son origine que dans l'idée d'impureté que presque toutes les nations se sont formée de l'état d'une femme en couche ; et le terme, ou l'é-poque jusqu'à laquelle cette cérémonie a été reculée par les législateurs, est une preuve de leur sagesse et de leurs lumières. Ils con-noissoient le dérangement que l'œuvre de l'accouchement produit dans les organes sexuels, et la durée ordinaire de ce dérange-ment, que l'expérience a déterminé être de quarante jours, ou de six semaines. Mais, en général, un mois suffit pour le rétablissement complet d'une femme qui a accouché, soit d'un enfant mâle, soit d'une fille. S'il y a quelquefois des différences sensibles, elles proviennent ou de ce que l'accouchement a été plus ou moins laborieux, ou de ce que la mère est d'une complexion plus ou moins forte. Les femmes adonnées à des travaux pénibles ont des suites de couches moins prolongées, de même qu'elles ont des règles moins abondantes que celles qui mènent une vie désœuvrée. L'allaitement diminue aussi la durée et la quantité des lochies, en occasionnant le reflux des humeurs vers le sein : ce qui, pour le dire en passant, prévient aussi l'apparition des fleurs blanches.

La femme est infiniment plus susceptible alors d'impressions quelconques morales et physiques, soit à raison de la perte énorme qu'elle a faite, soit à cause de la foiblesse ou de la sensibilité du système des nerfs qui a été violemment secoué. Il n'y a que le calme de l'ame et le repos de la machine qui puissent rétablir l'égalité dans la circulation, et ramener les parties internes à leur état habituel. L'expérience journalière apprend, en effet, aux médécins combien de femmes sont victimes de leur imprudence. La suppression des lochies, même à une époque déjà éloignée de l'accouchement, occasionne des maladies aiguës de toute espèce, des fièvres exanthématiques, des métastases, et des stases, principalement dans la saison de l'hiver, où le froit humide saisit facilement des parties qui n'ont pas encore repris leur ressort, et qui sont mal garanties. Un travail forcé engendre aussi des descentes. Enfin, si les femmes n'ont pas d'abord des maladies bien caractérisées, elles éprouvent des incommodités interminables, un état d'infirmité chronique qui finit par leur être funeste. Aussi est-il prouvé par les calculs politiques, consignés dans les mémoires de l'académie de Stockholm, que les femmes périssent principalement de vingt à trente-cinq ans, et plus par les couches que par toute autre maladie.

Il seroit donc à désirer que l'administration s'occupât des mesures à prendre pour réprimer un abus dont les suites sont étendues, soit qu'elle y employât des moyens coactifs à l'égard des chefs de famille qu'elle déclareroit responsables, soit par la voie de l'instruction qui seroit plus sûre, plus douce, et plus dans l'esprit de la constitution d'un peuple libre.

OPÉRATION CÉSARIENNE. (1).

LES femmes grosses sont exposées à des maladies et à des accidens, auxquels elles succombent souvent avant de parvenir au terme de l'accouchement. Plusieurs ont une grossesse fort heureuse, tout paroît se disposer pour la terminaison la plus désirable; elles éprouvent déjà les douleurs qui annoncent une prochaine délivrance, lorsque tout-à-coup ces espérances s'évanouissent; au lieu de donner la vie à un nouvel être, la mère expire, et sa perte est presque toujours suivie de celle de l'enfant renfermé dans son sein.

Plus d'une cause est capable de produire un changement de scène aussi terrible qu'inattendue. Quelquefois, au milieu des violentes douleurs qui semblent naître de l'accouche-

_____

(1) Dans cet article, le docteur Mahon ne traite de cette opération que comme faisant partie de la *Médecine légale* et *de la Police médicale*; par conséquent, il n'agite pas la question si cette opération est préférable à d'autres dans le cas d'accouchement laborieux.

ment, et en même-tems l'avancer, la mère est subitement frappée d'apoplexie. Cette apoplexie est produite par l'interruption du cours du sang, et, sur-tout, par la compression de l'aorte descendante : ce qui force les fluides de s'accumuler dans les vaisseaux de la tête, de les dilater outre-mesure, et de briser ceux du cerveau, que leur extrême fragilité empêche de résister.

Chez les femmes dont le genre nerveux est très-irritable, ce sont les douleurs elles-mêmes qui produisent ces accidens mortels, en excitant des convulsions qui arrêtent la circulation, ou en totalité, ou dans une partie essentielle à la vie.

Chez d'autres, une hémorrhagie qui est due ordinairement au détachement du placenta, ou à son adhérence à l'orifice de la matrice, ou enfin à la rupture de l'utérus, entraîne, pour ainsi dire, avec elle, le principe vital.

Mais, quelle que soit la cause de la mort de la mère, il est toujours extrêmement difficile de déterminer, avec sûreté et précision, l'instant où elle cesse de vivre. On sait combien, en général, il y a d'incertitude dans les signes de la mort, et combien ils ont quelquefois de ressemblance avec les effets de certaines maladies. Cette incertitude est bien plus grande à l'égard des personnes du sexe, et sur-tout dans des circonstances où les divers accidens qu'elles éprouvent présentent des phénomènes qu'il est si aisé de confondre avec les apparences de la mort. Combien de fois n'a-t-on pas vu des femmes, qui même n'étoient pas grosses, tomber, par l'effet d'une affection hystérique, dans des évanouissemens tellement prolongés, qu'on ne pouvoit les distinguer d'une véritable mort, et être ensuite rappelées à la vie et à un entier usage de toutes leurs fonctions ? Cela ne peut-il pas avoir lieu, encore plus facilement, dans celles qui sont enceintes, dont la sensibilité se trouve exaltée par l'état dans lequel elles se trouvent, et sur-tout par la violence des douleurs, qui sont si propres à faire croître, et, à plus forte raison, à aigrir les affections hystériques, de quelque espèce qu'elles soient ? Qui osera évaluer la quantité de sang qu'une femme doit perdre, pour ne laisser aucun espoir de revenir d'une syncope qui l'a fait regarder comme morte ? On en voit succomber à une hémorrhagie de quelques livres, tandis que d'autres ont résisté à des évacuations énormes. Et s'il est vrai encore que de pareilles pertes influent moins sur les femmes que sur les hommes, comment prononcer que l'une vit encore, et

que l'autre n'est déjà plus ? Ce fut une décision de ce genre trop précipitée, qui causa
tous les malheurs de Vesale. Quel exemple
est plus fait pour intimider que celui du premier anatomiste de son siècle ? Et on peut dire
que, malheureusement, il n'est pas l'unique.

Au moment où une femme prête d'accoucher succombe réellement, ou bien en apparence, soit sous les coups d'une maladie quelconque, soit par la violence des douleurs, on peut
toujours douter raisonnablement que l'enfant
qu'elle porte ait subi le même sort. En effet,
quoique le plus ordinairement la mort de l'un
suive celle de l'autre, cependant on en a vu
assez souvent donner des signes de vie et de
force ; et même quelquefois, quoique ces
signes n'aient pas eu lieu, contre tout espoir,
on les a tirés vivans du sein de leurs mères
déjà mortes. Non-seulement on a des exemples d'enfans ainsi vivans ; mais on en cite
qui se sont (1) eux-mêmes frayé la route sans
aucun secours étranger. Valère-Maxime rap-

_____

(1) Il est aisé de voir que le docteur Mahon ne veut
pas faire entendre que l'enfant s'est frayé la route par
ses forces et ses mouvemens, comme l'ont prétendu quelques accoucheurs ; il dit seulement qu'aucun secours ne
les avoit extraits du sein de la mère. Il est trop instruit

porte qu'un certain Gorgias fut, avant de naître, porté au bûcher, et que son apparition inattendue hors du corps de sa mère, interrompit la pompe funèbre. Harvée avoit vu une femme mourir avant la fin du jour; elle fut laissée pendant la nuit dans une chambre isolée : le lendemain il trouva entre ses cuisses un enfant qui étoit sorti seul de la matrice. Wrisberg cite trois observations d'enfans qui naquirent encore renfermés dans leurs membranes; ils vécurent ainsi, l'un sept minutes, et les deux autres neuf : alors les enveloppes ayant été déchirées, ils commencèrent à respirer.

Il est très-vraisemblable qu'un enfant, dans une pareille circonstance, entretient, par l'action de ses propres organes, la circulation qui auparavant dépendoit, au moins en partie, du jeu des organes de la mère; et que, dans l'impossibilité où il est encore de jouir de la res-

---

pour prétendre que les efforts de l'enfant aident l'accouchement.

La matrice, en état de plénitude, jouit, plus qu'aucun autre muscle, de la puissance de contraction, même après la mort; il n'est donc pas étonnant qu'un accouchement se fasse même naturellement après la mort de la femme.

piration, le sang, qui ne passe point par les
poumons, va de l'oreillette droite à l'oreillette
gauche par le trou botal, et du commencement
de l'artère pulmonaire à l'aorte par le canal
artériel. Cette circulation, toute foible qu'elle
est, suffit pour empêcher la dernière étincelle
de la vie de s'éteindre. Et, si elle paroissoit
l'être, les mêmes secours, au moyen desquels
on parvient à la ranimer dans les noyés et dans
les autres asphyxiés, peuvent la rappeler chez
les enfans qui viennent de naître, et qui présentent le simulacre de la mort.

L'observation porte donc à conclure :

1°. Q'il est facile de croire morte une femme
grosse qui ne l'est pas encore, et qu'en général, on ne peut avoir de signes certains de sa
mort qu'au bout de vingt-quatre heures.

2°. Que, le plus souvent, l'enfant contenu
dans son sein expire en même tems qu'elle, ou
peu de tems après elle.

3°. Que quelquefois aussi il peut lui survi-
vre, même durant un espace de tems assez
considérable.

D'où résultent ces conséquences de pratique : La première, qu'il faut tout mettre en
œuvre peur extraire du sein d'une mère son
enfant qui peut être encore animé d'un souffle
de vie ; la seconde, que tous les moyens à em-

ployer

ployer ne sont point égaux ni indifférens, mais que l'on doit préférer celui qui, en sauvant l'enfant, n'achèveroit pas la perte de la mère, dans la supposition qu'elle n'auroit pas succombé entièrement.

Dans les tems même les plus reculés, on avoit reconnu la nécessité de retirer du ventre de la mère, déjà morte, l'enfant que l'on présumoit être encore vivant. L'ancien législateur de Rome, Numa-Pompilius, en avoit fait une loi expresse, dont le texte est même parvenu jusqu'à nous; et l'on retrouve, dans les anciens auteurs, des passages qui attestent que l'opération césarienne a été pratiquée de tout tems. Ainsi Apollon tira Esculape du ventre de sa mère, Coronis, qu'il avoit tuée d'un coup de flèche. Énée, dans Virgile, tue Lycas *exsectum jam matre peremptâ.* La loi, contenue dans le Digeste, n'est pas applicable seulement aux femmes qui meurent avec des signes certains d'une grossesse avancée, mais encore à celles que l'on pourroit soupçonner, lorsqu'elles meurent à la suite d'une couche; afin de constater si elles ont succombé à l'accouchement seul, ou accompagné de poison; s'il y a eu suicide ou assassinat.

Par quel malheur une loi si sage est-elle tombée en désuetude et en oubli? Il faut avouer

cependant qu'on s'en souviendroit encore
moins, sans le zèle religieux du clergé catho-
lique, à qui sa tendre inquiétude pour le salut
éternel des enfans qui risquent de mourir sans
baptême, n'a rien permis de négliger pour
procurer ce bienfait céleste à ceux qui se
trouvent renfermés dans le sein de leurs mères expirantes ou mortes.

Mais, d'un autre côté, on ne sauroit se dissimuler que ce même zèle a souvent été porté
trop loin ; et que bien des pasteurs, n'ayant
pas une somme de lumières proportionnée,
attendoient à peine qu'il y eût des indices probables de la mort d'une femme grosse, pour
presser, avec la dernière véhémence, l'opération. Il s'en est même rencontré qui auroient
voulu qu'on la pratiquàt lorsque la mère n'a-
voit pas encore rendu les soupirs qu'on croyoit
être les derniers, ou au moment même qu'elle
les rendoit.

Rien ne seroit donc plus avantageux que de
remettre en vigueur l'ancienne loi, en indi-
quant en même-tems, avec une précision telle,
les moyens de l'observer, qu'on préviendroit
les malheureux événemens qui doivent leur
naissance, soit à un zèle inconsidéré, soit à
trop de négligence. Autrement, on verra souvent les scènes les plus atroces se renouveller

dans les cas d'accouchemens laborieux et contre nature : et les homicides se multiplieront, parce que l'autorité suprême ne dirigera pas ceux à qui d'anciens préjugés feront employer de préférence une méthode aussi barbare que défectueuse. Notre siècle a vu publier, sur cette matière, un règlement plein de sagesse et d'humanité. En 1749, le roi de Naples et des deux Siciles déclara par une loi, que quiconque, par artifice, violence, négligence, empêcheroit, ou même retarderoit, au détriment du fœtus, l'opération dite césarienne, seroit regardé comme homicide. La même loi prescrit à tous les juges de poursuivre les délinquans avec la dernière sévérité, de les emprisonner, et de les juger selon toute la rigueur des lois, *de les condamner aux mêmes peines que les assassins.* (*Habeantur criminis homicidii patratores, etc. ad pœnas damnari valeant quibus homicidia coercentur.*)

Au reste, la nature elle-même semble avertir tous ceux qui peuvent être témoins de la mort d'une femme enceinte, du devoir qui leur est imposé de tout tenter pour sauver son fruit. Néanmoins, les pasteurs sont tenus, par-dessus tous les autres, d'avertir les parens et les amis de ce qu'ils doivent faire, et de renouveller dans leurs cœurs le sentiment qui

A a 2

nous porte tous à suivre les préceptes de l'humanité. Ils ne sont pas les seuls, sans doute, qui croient, en le faisant, obéir à la voix de leur conscience. Mais quels obstacles les uns et les autres ne rencontrent-ils pas de toutes parts ? Un mari, des parens, des amis regardent comme un acte de cruauté d'ouvrir le corps d'une femme morte : souvent l'éloquence même des ministres de la religion vient échouer contre un préjugé fatal ; et des momens précieux pour la conservation d'un citoyen qui alloit naître, sont perdus sans retour.

Tous les citoyens devroient donc être prévenus par une sévère injonction, que, dans de pareilles circonstances, ils sont obligés d'avertir incontinent, et même avant que la mère expire, les gens de l'art qui sont le plus à portée de donner leurs soins, et que de ne pas se conformer à ce devoir, c'est se rendre coupable d'homicide. Les supérieurs ecclésiastiques et les magistrats contribueroient, soit par leurs exhortations, soit par leur autorité, à prévenir tous les obstacles que l'on pourroit faire naître pour empêcher ou différer l'opération, à laquelle les officiers de santé procéderoient aussi-tôt que la mort de la femme seroit indubitable.

Voici quels sont les signes, sans l'existence desquels nous pensons qu'ils devroient suspendre l'exercice de leur ministère.

Il faut que la mort présumée de la mère ait été précédée ou d'une maladie grave, ou de symptômes le plus ordinairement mortels;

Que des épreuves de toute espèce n'aient pu faire reparoître la fonction de la respiration;

Que des mains exercées ne s'apperçoivent d'aucune circulation, d'aucun batement dans les endroits où ces phénomènes sont le plus sensibles;

Que tout mouvement soit anéanti, excepté ceux de l'enfant dans la matrice;

Que la chaleur naturelle soit éteinte en totalité, ou, du moins, en raison de la durée de l'accident qui a fait périr la malade; et dans ce dernier cas, elle s'éteint ordinairement avant le dernier moment;

Que l'on ait employé sans succès tous les secours usités contre les différentes espèces d'asphyxies. Cette dernière précaution est bien moins nécessaire, lorsqu'une maladie grave, accompagnée de ses symptômes ordinaires, est censée avoir été la cause de la mort. Il ne faut point alors différer l'opération : car la certitude de la mort est bien mieux fondée, ainsi que la crainte de laisser écouler un tems précieux.

Enfin, il faut réunir la plus grande somme possible de probabilités ; et c'en est une bien puissante à ajouter aux autres, que d'être assuré que la mère n'étoit sujette ni aux évanouissemens, ni aux autres accidens nerveux qui simulent la mort.

L'opération étant indiquée et décidée, quelle méthode faut-il employer ? Est-ce celle connue sous le nom *d'opération césarienne* ? Est-ce une autre méthode ? Quelquefois la mère expire tout-à-coup, avant que les douleurs aient poussé l'enfant dans le passage avec une force qui l'y tienne immobile. Je ne vois pas que, dans ces circonstances, on soit absolument forcé d'avoir recours à l'opération césarienne. Ne peut-on pas saisir la tête avec le forceps, ou, si une autre partie se présente, tirer l'enfant, après l'avoir changé de position ? Ce qui se pratique chez une femme vivante ne sauroit-il avoir lieu chez une autre, quoiqu'elle soit morte, puisque la disposition respective des parties est la même, et que d'ailleurs l'expérience a prouvé la possibilité des mêmes manœuvres ? Ainsi, hors le cas d'une extrême nécessité, un accoucheur sera obligé

de tirer l'enfant du corps de sa mère, sans recourir à aucune section, puisqu'elle pourroit
avoir des conséquences si redoutables.

Mais si l'extrême disproportion entre le fœtus
et les voies par lesquelles il peut sortir, ne
laisse aucun espoir d'éviter l'opération, à
quoi l'accoucheur doit-il se résoudre ? Il est
évident que, dans le doute si la mère est réellement morte, il doit procéder avec autant de
circonspection que s'il opéroit sur une femme
vivante. Cependant, des faits certains, et déjà
nombreux, ayant prouvé, de nos jours, que dans
certains cas on peut, par le moyen de la section
de la symphyse des os pubis, extraire de la matrice des enfans qu'on ne parvenoit autrefois à sauver que par l'opération césarienne : dès-là que
cette section de la symphyse n'est nullement
mortelle pour les mères, ne doit-on pas se
servir de toute sa sagacité pour discerner quelles sont les circonstances dans lesquelles elle
seroit préférable à l'opération césarienne ?

Cette dernière devient quelquefois d'une
nécessité indispensable ; c'est lorsque l'enfant
n'est pas dans la cavité de la matrice, mais
dans l'ovaire, ou dans la trompe de Fallope,
ou même dans la cavité du ventre.

Il seroit donc nécessaire qu'il y eût des accoucheurs chargés spécialement de pratiquer

A a 4

cette opération sur les femmes qui meurent étant grosses. Car, quoique l'on cite quelques exemples de femmes même vivantes opérées avec succès par des mains peu exercées, cependant l'expérience commune démontre que ces opérations ne sont qu'un massacre dégoûtant, et que ceux qui l'exécutent soupçonnent à peine que celles qui en sont le sujet peuvent être encore vivantes (1).

C'est pour éviter de semblables malheurs que le sénat de Venise a promulgué, dans les termes les plus sévères, une loi qui défend de faire cette opération par une incision cruciale, ainsi que cela se pratique quand on ouvre un cadavre, mais de faire une incision longitudinale simple, afin que si la mère n'étoit pas morte, on ne s'ôtât pas l'espérance et les moyens de la sauver. Cette loi porte encore : Que le Collége de Médecine présentera au Sénat les noms de ceux qui sont le plus capables de faire cette opération, et que la liste en sera affichée dans toutes les pharmacies, pour que les citoyens sachent où ils pourront trou-

_____

(1) Sur tout cet article, et particulièrement sur la section de la symphyse du pubis, je crois qu'il est bon de consulter l'excellent Ouvrage de Baudelocque, sur l'Art des accouchemens, chap. VI, art. IV.

ver des secours. Il y aura, dans tous les lieux
de la domination Vénitienne, au moins un
officier de santé capable de remplir cette fonction : et les chefs de la chirurgie exigeront,
de tous les chirurgiens des campagnes,
qu'ils possèdent les connoissances nécessaires.
Les Médecins seront chargés de l'inspection ;
et, tous les ans, ils enverront les procès-
verbaux des opérations qui auront été faites
dans leurs districts, lesquelles seront publiées
dans le tableau général des grossesses et des
naissances. D'un autre côté, on défend aux
Curés, aux sages-femmes, aux gardes-mala-
des, et à toute autre personne sans expérience, de faire l'ouverture d'une femme morte
durant sa grossesse, quelle qu'ait été la cause
de sa mort, et malgré l'impossibilité de trouver assez promptement un chirurgien. Cette
restriction peut, sans doute, être funeste, à
quelques enfans : mais combien n'épargnera-
t-elle pas d'assassinats de femmes grosses,
qui paroissent mortes, et ne sont réellement
qu'asphyxiées. Il faut convenir que la position
des officiers de santé, qui sont requis pour
s'acquitter d'un devoir si redoutable, est bien
déchirante. Ils ont à redouter en même-tems,
et les suites d'une trop grande précipitation,

et celles d'une trop grande circonspection.
Doivent-ils s'exposer à perdre un tems précieux, en essayant d'abord d'extraire le fœtus
par les manœuvres qui constituent l'art des
accouchemens ? S'abandonneront-ils ensuite à
l'idée flatteuse que la section de la symphyse
des os pubis, pourra les dispenser d'avoir recours à une des plus dangereuses et des plus
cruelles opérations de la chirurgie ? Et s'ils
n'ont pas d'autre ressource, quels préjugés,
quelles réclamations, quels dangers même
n'ont-ils pas à surmonter ? Quelle fonction de
leur état est plus capable d'émouvoir leur sensibilité, que celle par laquelle ils scrutent les
sources de la vie, pour n'y trouver le plus
souvent que la mort ? Ne sont-ils pas même
obligés de pousser leurs recherches ultérieure-
ment, puisqu'ils doivent mettre au grand jour
les fautes, ou plutôt les crimes, que l'ignorance audacieuse commet tous les jours, et
qui, sans leur zèle, resteroient ensevelis avec
leurs malheureuses victimes dans l'oubli du
tombeau ?

C'est une question intéressante, si l'on
doit ouvrir toutes les femmes enceintes, qui
meurent avant d'accoucher, ou que l'on pré-
sume être mortes ; ou bien, s'il faut faire une

exception à l'égard de celles qui n'étoient pas encore parvenues à une certaine époque de leur grossesse ?

Zacchias décide, sans hésiter, qu'on ne sauroit espérer de tirer vivant, du sein de sa mère, par l'opération césarienne, un fœtus de sept mois et même de huit, puisqu'il est extrêmement rare que, même au-dessus de cette époque, on parvienne à en sauver par ce moyen. Et c'est d'après ce principe, que les loix n'assimilent point, quant aux effets civils, l'enfant qui vient au monde à ce terme de cette manière, à celui qui, à la même époque, naît par les voies ordinaires.

Mais si la grossesse n'est pas encore à mi-terme, et que la mère n'ait jamais été avertie de la vie de son enfant par des mouvemens bien sensibles, il y auroit de la témérité à tenter l'opération, puisqu'alors il n'existeroit que des signes incertains, que des probabilités de l'existence d'un nouvel être. D'ailleurs, peut-on croire que, si la mère n'a pu résister aux accidens qui l'ont fait périr, l'enfant lui-même ait conservé le léger souffle de vie qui l'animoit, ensorte qu'on ait quelqu'espérance de le trouver encore vivant, pour l'empêcher de périr ?

Si la mère étoit déjà parvenue au sixième

mois, la question change de face : les mouvemens du fœtus sont assez sensibles et assez
forts, pour qu'on puisse espérer une heureuse issue de l'opération pratiquée à tems,
et avec l'habileté nécessaire. Je ne pourrois
pas citer, il est vrai, des exemples à l'appui
de cette assertion. Mais, combien peu de
femmes mortes enceintes ont été opérées à
tems ? Et ce délai, quelque court qu'on le suppose, ne suffisoit-il pas pour laisser éteindre
cette légère étincelle de vie qui restoit encore au fœtus ? Si les exemples de Licetus et
de Brouzet semblent militer contre cette opinion, ce ne peut être qu'en apparence. En
effet, en supposant toujours qu'on ne laisse
perdre aucun moment, n'a-t-on pas le droit
de soutenir qu'une semblable opération préjudicie moins au fœtus qu'un accouchement naturel, tant soit peu difficile et prolongé ? Une
longue maladie, qui aura précédé la mort de
la mère, diminuera certainement les probabilités en faveur de la vie de son enfant. On
sait cependant que des femmes, dans un état
d'infirmité, peuvent donner le jour à des enfans sains et robustes.

La raison et l'humanité se trouvent donc
d'accord pour prescrire l'obligation de ne négliger aucune des précautions qu'exige l'opé-

ration césarienne, afin qu'elle soit suivie du
plus de succès possible, et pour sauver les
mères, et pour tâcher de conserver les enfans
qui sont deja dans le sixième mois, et donnent
des signes certains de leur existence. On ne
sauroit objecter que sur un très-grand nombre,
fort peu échappent à une mort prompte ; et parviennent à prolonger leur carrière. D'ailleurs,
puisqu'il en naît de vivans avant le tems de
leur maturité, pourquoi n'apprendrions-nous
pas à faire, pour le développement des individus de l'espèce humaine, qui se trouvent à
une pareille époque, ce que les Egyptiens font
depuis si long-tems, et avec un si grand succès, pour celui de leurs poulets ? Que l'on
joigne à ces considérations celles qui naissent
de l'incertitude où l'on est si souvent de la véritable date de la grossesse ; elles nous four-
niront sans doute des motifs de plus.

Enfin, si on a souvent proposé des récompenses à ceux qui sauveroient un citoyen
d'une mort certaine, ne pourroit-on pas présenter le même encouragement aux officiers
de santé qui délivreroient, par une opération
quelle qu'elle fût, un fœtus renfermé dans le
sein de sa mère, et qui doit y périr inévitablement ? Seulement il conviendroit de s'assurer que, pour sauver l'un, ils n'auroient

pas porté à l'autre des coups mortèls , soit parce qu'ils auroient négligé de constater la mort avant l'opération , soit parce qu'ils n'auroient pas opéré avec toutes les précautions que l'art leur prescrivoit. En effet, ils seroient alors vraiment répréhensibles, et mériteroient moins d'être récompensés que punis par une administration équitable, qui, en même-tems qu'elle sait reconnoître les services rendus à l'humanité souffrante, est garant de la santé de tous les citoyens à toutes les époques de leur existence.

PEINES AFFLICTIVES.

LES peines afflictives ne doivent pas être plus graves, ni plus douloureuses, pour ceux qui les subissent que la loi ne l'a voulu : et, cependant, c'est ce qui résulteroit nécessairement de certaines circonstances physiques, dans lesquelles se trouvent quelquefois les condamnés. Les législateurs avoient prévu cet inconvénient redoutable ; et de tout tems les médecins furent consultés, soit pour déterminer, soit pour constater les cas dans lesquels il convient de différer, ou d'adoucir l'exécution d'une sentence.

1°. Le plus frappant de tous ces cas, et celui à l'égard duquel il n'est point étonnant que toutes les nations se soient comme entendues pour rendre hommage en même-tems et à la justice et à l'humanité, est celui d'une femme grosse, envers laquelle les lois sont forcées de sévir. Il est évident, en effet, que non-seulement la peine de mort, mais même toute autre peine afflictive ne peut lui être infligée, sans nuire à la créature innocente qu'elle porte dans son sein. On doit même craindre, avec beaucoup de fondement ; que la seule annonce du sort fatal auquel elle est destinée, ne préjudicie notablement à son enfant. » Les » Egyptiens, au rapport de Diodore de Sicile, » pensoient qu'il étoit souverainement injuste » que l'innocent partageât la peine due au » coupable ; que deux individus fussent punis » d'un crime commis par un d'eux seulement ; » que celui qui n'étoit encore susceptible d'au-» cune intention quelconque fût traité comme » s'il étoit coupable d'une action qui en sup-» pose nécessairement une mauvaise, et, sur-» tout, qu'un enfant qui appartient également » au père et à la mère, fut enlevé à tous les » deux, tandis que la mère seule méritoit d'en » être privée ».

Mais, après ce que nous avons dit ailleurs sur cet objet, nous croyons inutile de nous étendre davantage ici.

2°. L'impénitence d'un criminel est, pour différer le châtiment qui lui est dû, un motif qui ne peut faire impression que sur l'esprit d'un théologien : et je pense que Hebenstreit n'en a parlé, que parce que telle étoit l'opinion de son frère, ministre de la religion protestante. Il suffiroit donc, pour échapper à la justice des hommes, d'être endurci dans le crime :

crime : et l'impénitence finale seroit un sur
garant de l'impunité !

3°. La maladie est-elle une raison suffisante
de différer la punition d'un coupable ? Les
sentimens ont été partagés. Voici le nôtre. Ne
seroit-ce pas diminuer la somme des souffrances auxquelles tout homme semble réservé en
naissant, que d'accélérer la fin de l'existence
d'un individu, qui seroit malade et condamné
par la loi à périr ; et même la diminution de
ses facultés, soit corporelles, soit intellec-
tuelles, qui est presque toujours l'effet de la
maladie, ne doit-elle pas rendre ce dernier
moment moins terrible pour lui ? Pourquoi
attendre qu'un criminel soit dans des circonstances telles, qu'il puisse, en quelque sorte,
savourer et les douleurs et l'ignominie de son
supplice? Ne seroit-ce pas agir alors par un
sentiment d'humanité mal entendu ?

Les peines afflictives autres que la mort sont
ou perpétuelles, ou pour un tems déterminé.
Telles sont les travaux publics, l'exil, la
prison. Nous pensons que, même dans le
premier cas, on doit épargner aux criminels
toute rigueur que la loi n'ordonne pas formellement. En effet, quoique leur peine doive
durer autant que la vie, il n'est personne
qui ne sache que chez certains individus l'exis-

tence se prolonge malgré les traitemens les
plus durs, ensorte que le supplice de ces mi-
sérables deviendroit plus rigoureux sans être
moins long. D'ailleurs l'amour de la vie n'est-il
pas tellement inné chez l'homme, que
presque toujours il préfère à la mort l'existence la plus pénible et la plus douloureuse,
et qu'il craint en quelque sorte de voir finir
ses maux lorsqu'ils ne doivent finir qu'avec
lui-même ?

A plus forte raison doit-on tous les ménage-
mens que la loi ne défend pas, à ceux de ces
infortunés qu'elle ne punit que pendant un
tems limité, afin que quand il seront rappelés
dans le sein de la société, pour y jouir de
nouveau des avantages dont jouissent tous les
autres citoyens, le délabrement de leur
santé ne les rende pas incapables de lui être
utiles. Ainsi la privation de la liberté, prononcée par la loi, ne doit point être une
détention dans un cachot obscur, humide,
infect : l'exil ne leur sera point indiqué dans
un pays dont les qualités malfaisantes altèrent
promptement la constitution et les forces des
individus qui y vivent et où ils manqueroient
des ressources nécessaires pour subvenir à
leurs besoins : ils ne seront point surchargés
de travail dans les ateliers publics. De même

encore , un criminel qui seroit condamné au
fouet, doit trouver dans l'humanité et dans la
justice des hommes, soit un adoucissement
à sa sentence, soit une commutation de sa
peine, s'il est affligé d'une maladie de peau
capable de rendre son supplice ou dangereux,
ou plus douloureux que ce n'étoit l'intention
du législateur.

Nous ne croyons pas devoir nous appesantir
davantage sur cette question de Médecine
légale. L'application des principes que nous
avons posés aux différens cas qui peuvent se
présenter est aisée à faire. Que ce soit toujours
l'humanité et la justice qui la dirigent; et
alors on risquera plutôt d'adoucir les peines
portées par la loi, que de les outrer (1).

_____

(1) C'est avec joie que les amis de l'humanité voient
que le gouvernement, et les magistrats préposés par
lui, s'occupent du sort des prisonniers, et font
leur possible pour rendre leur malheureuse condition
supportable. Un sage qui voudroit apprécier la bonté d'un
gouvernement, et le degré de civilisation d'un peuple,
pourroit presque s'en tenir à cette seule marque, pourvu
que cette douceur ne tînt pas à la foiblesse.

De tous les moyens employés pour empêcher les prisonniers de devenir pires qu'ils ne sont, le travail est
certainement le meilleur. C'est dans l'oisiveté que le mé-

chant trame les odieuses toiles où il doit surprendre la vertu.

Que l'on fasse donc travailler les prisonniers ; que le produit de leurs travaux leur soit exactement distribué, pour qu'ils puissent se donner quelques douceurs ; que ce produit ne soit point un objet de calcul pour quelques administrateurs, et les prisons deviendront une véritable école de vertu.

C'est avec bien du plaisir que nous citons le préfet de la Seine-Inférieure (le cit. BEUGNOT), qui a pris un Arrêté digne des louanges et de l'admiration de tous les philosophes.

Il a établi, dans les prisons de Rouen, des ateliers de filature de coton, et on peut regarder ces prisons plutôt comme des manufactures, que des lieux de gêne. Mais il ne s'en est pas tenu là. Sachant que c'est l'ignorance qui enfante souvent le crime, il fait instruire les prisonniers ; on leur apprend à lire, à écrire, à calculer ; on leur prêche même la morale de la religion : certainement, si ceux qui se trouvent dans ces prisons ont encore quelques germes de vertus, ils sortiront de ce lieu plus instruits, plus vertueux, et plus utiles à leur patrie, qu'ils n'étoient avant leur détention.

INOCULATION.

Depuis le tems qu'on dispute sur *l'inoculation*, il est arrivé ce qu'on a toujours vu dans les découvertes utiles ; les docteurs se disputoient, les intrigues, les cabales, la mauvaise foi étoient tour-à-tour employées : cependant les observateurs sages évaluoient les faits dans le silence, ils n'interrogeoient que la nature, et en ajoutant à ce que la tradition leur avoit appris, ce que leur propre expérience leur enseignoit, ils marchoient à grands pas dans la carrière, lorsqu'à peine les autres se doutoient qu'elle fût ouverte. La vérité, qui ne va que lentement, gagne toujours à être examinée sans passion ; elle est rarement le résultat des disputes polémiques.

On ne peut douter que l'enthousiasme, peut-être même l'intérêt, n'aient séduit de part et d'autre ; on n'a vu que fort tard le véritable état de la question, et ce n'est pas même aux gens de l'art qu'on en doit la connoissance. Un homme de génie (M. d'Alembert) a substitué aux déclamations peu raisonnées, la rigou-

Bh 3

reuse analyse des faits ; et l'on a vu *l'inoculation*, dépouillée de tout ce qui lui est étranger, se présenter comme un moyen utile à l'état et consolant pour le particulier qui l'adopte.

On a multiplié les calculs et les tables, pour indiquer le rapport qu'il y a entre les victimes de la petite vérole naturelle et de l'artificielle. Ces premières conséquences, tirées des faits qu'on avoit sous les yeux, sont devenues presque nulles par les connoissances acquises. On a ajouté au choix et à la préparation du sujet, le choix de la matière qui doit servir à *l'inoculation*, la méthode de s'en servir ou d'inoculer, l'espèce de traitement requis durant la maladie, et par d'heureuses vues, secondées de l'expérience, on est parvenu à moins redouter les inconvéniens que *l'inoculation* présentoit au premier abord.

Plusieurs accidens ont été l'effet de la précipitation avec laquelle on se décidoit, à-peu-près comme on a vu l'antimoine produire de funestes effets dans des mains imprudentes. Mais c'est la marche des hommes dans la carrière des connoissances ; peut-on citer un grand remède en médecine dont les premières épreuves n'aient pas été funestes ? Sans parler de l'antimoine, il est naturel de supposer que tout remède, efficace en petite quantité, a dû souvent être funeste à plusieurs hommes , avant qu'on fût parvenu à en déterminer la dose, et à connoître les circonstances qui l'indiquoient et celles qui l'excluoient.

Il est très-essentiel , dans la question sur l'inoculation , de distinguer l'intérêt général de celui des particuliers. Lorsqu'il ne s'agit point de sauver l'état d'un danger pressant ou de sa destruction , le citoyen n'est pas obligé de lui faire le sacrifice de sa vie. Il importe peu à l'état que, dans un danger commun à tous les hommes, tel ou tel se dévoue , pourvu que le plus grand nombre se sauve. Mais le particulier n'a pas les mêmes vues; son existence est pour lui le terme de la nature et des devoirs, il n'apperçoit rien au-delà qui puisse le dédommager du sacrifice de sa vie ; et nulle loi, sans être injuste ou barbare , ne peut le forcer à subir ce sort s'il ne s'y résout volontairement.

Pourquoi s'étonner qu'un père et qu'une mère délibèrent sur *l'inoculation* de leur enfant ? L'amour paternel, de tous les sentimens le plus profond et le plus vif , ne sait point calculer. Rien n'est comparable au plaisir d'un père qui contemple son fils, et l'idée qu'il peut le perdre soulève son cœur avec indignation.

B b 4

Tant que cette possibilité n'est liée qu'au hasard ou à la somme des choses contingentes, il se flatte qu'il sera compris dans le nombre de ceux qui sont épargnés : mais dès qu'il apperçoit quelqu'apparence de certitude dans la possibilité du danger, il s'effraie, et rien ne peut le rassurer contre cette crainte. Il n'en est pas des vérités de sentiment comme des vérités logiques ou métaphysiques. Celles-ci persuadent l'homme qui réfléchit , lorsqu'elles se lient à la chaîne naturelle des rapports, que l'expérience bien vue et souvent répétée a fait saisir ; elles n'ont le plus souvent d'autre obstacle à surmonter que la froide incertitude ; et malgré leur exacte conformité avec la nature des choses , elles luttent souvent en vain contre l'homme bouillant qui se passionne. Les autres, au contraire, ne sont jamais discutées avec le sang froid qui éloigne la préoccupation ; le sentiment dont on est pénétré colore tous les objets ; un instinct involontaire s'oppose à la lumière qui peut percer ; et si par hasard , à travers le choc des raisons et des sentimens, on vient à bout de se convaincre que la crainte est peu fondée , un mouvement dont on n'est pas le maître, inspire toujours la méfiance , et fait retomber dans la première indécision.

Combien d'hommes se sont passionnés de bonne foi dans des questions purement oiseuses et systématiques! Ils se sont refusés à l'évidence même, lorsqu'il en résultoit des conséquences contradictoires avec leur opinion favorite.

La distance est immense entre le degré d'assentiment qu'excite l'amour du système et la force qui lie le père à son fils. L'habitude ou les préjugés d'éducation font adopter et chérir l'usage d'élever les enfans de telle ou telle manière; un père se résout à faire ce que tant d'autres font, parce qu'il suppose qu'on a bien raisonné avant lui; et il s'épargne la peine de penser sur nouveaux frais, parce qu'il se méfie de sa raison. Cette méfiance est inévitable dans ces circonstances, et c'est peut-être dans les seuls objets de sentiment que l'homme a la modestie de ne s'en pas faire accroire. Le médecin le plus dogmatique et le plus confiant pour les autres, tremble lorsqu'il est malade, et ne voit qu'incertitude dans ses principes, lorsqu'il s'agit d'en faire l'application sur son corps. Il appelle alors ses confrères à son secours, il cesse de raisonner pour entendre; et si leur avis est, *par bonheur*, uniforme, il éprouve une joie intérieure que

ses propres lumières ne lui ont jamais causée.
Telle est la force du témoignage général.

Mais comme parmi les objets de sentiment,
il en est beaucoup dont les nuances se lient à
l'opinion ou au préjugé, il est important d'é-
clairer les hommes sur leurs vrais intérêts.
Cette entreprise, si difficile pour quelques
nations, ne doit-être l'effet ni de la force, ni
du simple raisonnement ; elle ne peut réussir
que par l'exemple et le courage. Présentez
aux hommes un moyen qui améliore leur
sort, détruisez avec soin leurs objections
spécieuses, méprisez les autres et confirmez
par des exemples clairs et sensibles le bien
que vous leur annoncez ; le temps fera le
reste. Les contradictions sont un relief pour
le vrai, elles engagent dans des détails dont
la perfection est l'effet, elles excitent l'atten—
tion des hommes indifférens, elles lassent
enfin ou épuisent le premier obstacle que
l'habitude opposoit, et familiarisent avec
l'idée d'une nouvelle conduite.

On a souvent vu, par ce mécanisme, de
froides vérités substituées à d'anciennes erreurs scellées par le tems, et qui étoient devenues, par l'habitude, des objets de sentiment.

Notre *légèreté* , qui nous fait varier les modes , ne s'étend que sur les objets indifférens : nous résistons avec force aux nouveautés d'un autre genre ; cette frivolité , si long-tems reprochée aux Français, tient beaucoup à l'extérieur ; mais je crois qu'il est peu de nation aussi constante ou aussi uniforme dans tout ce qui concerne les principaux usages ou les habitudes ; il seroit aisé de citer une foule d'objets sur lesquels nous n'avons jamais varié , tandis que nos voisins ont successivement passé par les dégrés les plus dissemblables. *Je* conviens néanmoins que cette uniformité , qui est un éloge dans quelques cas , n'est pas à beaucoup près aussi louable dans d'autres ; nous avons souvent résisté au bien qu'on nous offroit, par la seule habitude où nous sommes de résister aux nouvelles opinions. Nous n'avons jamais peut-être placé le courage à créer ou à faire un parti : le ridicule est chez nous si près de la nouveauté , et nous en sommes si prodigues , qu'il est sans exemple , dans notre histoire , qu'un homme qui débitoit une opinion nouvelle et utile ait été accueilli avec reconnoissance. Il faut donc se résoudre à supporter des contradictions inévitables, et nous ne sommes pas en droit d'exiger qu'un père ait le courage

de secouer, sur un objet aussi intéressant que
l'inoculation, la prévention qu'il a pour
mille choses qui le touchent de moins près.
Nous devons donc borner nos efforts à combattre la pusillanimité des uns par le détail
des avantages, et la prévention des autres
en détruisant, autant qu'il est possible, les
objections qu'ils opposent.

L'une des causes d'alarmes pour les pères
de famille, est celle qui suppose qu'en inocu-
lant la petite vérole à un enfant sain, on peut
aussi lui communiquer les différens virus ou
les vices originaires qu'ont ceux sur lesquels
on a pris la matière de *l'inoculation*. J'aime-
rois autant qu'on dit qu'un vieillard qui
communique la peste à un jeune homme, lui
communique aussi sa vieillesse, ou qu'un
galeux scorbutique ou écrouelleux communique à-la-fois à ceux qui le touchent, la
gale et le scorbut ou les écrouelles. Cette
vaine objection dont on m'a souvent opposé
la force, peut être considérée comme une
preuve du peu d'attention des adversaires de
l'inoculation dans le choix des obstacles. On
n'a voulu que répandre un effroi général; il
semble même qu'on eût en vue d'ameuter les
esprits, en leur faisant entrevoir les conséquences les plus dangereuses. Je demanderois

à ces hommes si prévenus sur l'origine des causes des maladies les plus rebelles, s'ils ont vu les maladies vénériennes se communiquer d'un sujet à l'autre, accompagnées de tous les virus qui se trouvent compliqués dans quelques sujets : si la goutte, l'épilepsie, les écrouelles passent à-la-fois avec le virus vénérien dans le corps de ceux qui ont commerce avec d'autres personnes infectées de ce virus et atteintes de quelqu'une de ces maladies ? Qu'on examine avec attention la manière d'inoculer, le choix qu'on peut en faire, les précautions qu'on est le maître de prendre, et je suis persuadé qu'il ne restera pas l'ombre de vraisemblance à cette objection aussi absurde que hasardée. La matière de la petite vérole se porte vers la peau, et toutes les observations concourent à prouver qu'elle n'a d'autres qualités que celle de ce virus particulier. La complication de cette maladie avec d'autres est sensible pour tout médecin éclairé, et c'est aussi pour cette raison qu'il importe aux citoyens de ne se fier pour ce choix qu'à des hommes qui soient accoutumés à distinguer les différentes formes sous lesquelles cette maladie peut se produire. La petite quantité de matière dont on se sert pour *l'inoculation* et sur-tout le tems où on la recueille, inspirent une parfaite sécurité sur les suites. Je me dispense d'entrer dans un détail plus circonstancié, pour prouver que chaque maladie de l'espèce de la petite vérole porte son caractère individuel, que l'humeur quelle évacue et qui a déja subi ce que les médecins appelent la *coction*, sortant par le couloir naturel et spécialement affecté à cette espèce de maladie, n'a d'autre vice ou d'autre qualité que celle de la maladie même; et en admettant en leur entier les théories des matières morbifiques, qui circulent et ne se trouvent que dans le sang ou les humeurs, cette conséquence n'en est que plus lumineuse et mieux fondée. J'en appelle à la simple observation et je réclame le témoignage des praticiens qui ont su tirer des conséquences immédiates du seul assemblage des faits.

On a demandé si le peu de boutons qui suivent quelquefois *l'inoculation*, constituent une vraie petite vérole et si elle met à l'abri du retour. Les plus raisonnables des adversaires de *l'inoculation* admettent qu'elle garantit de la petite vérole naturelle, tant que le nombre des boutons est considérable et que la marche de la maladie s'annonce par les symptômes ordinaires. Les pères sont aussi rassurés sur le sort de leurs enfans et vivent dans une sécurité parfaite sur l'avenir ; mais ils sont allarmés lorsque *l'inoculation* n'a pas été suivie d'une petite vérole abondante et manifeste.

Il est vrai qu'assez souvent on a tenté l'*inoculation* sur des sujets réfractaires, pour ainsi dire ; et sans assigner la cause de cette singularité, l'on s'est vu dans la nécessité de répéter l'opération plusieurs fois, et même sans succès : ainsi les inoculateurs savent qu'il est des cas où *l'inoculation* n'a pas toujours son effet ; mais un médecin un peu expérimenté les distingue. Le petit nombre de boutons n'a rien de commun avec ces cas ; il suffit d'un seul bouton bien reconnu pour mettre à l'abri de la récidive ; ceux qui n'ont pas éprouvé d'autre effet de *l'inoculation*, ou qui même n'ont présenté aucune pustule à l'extérieur, mais qui ont offert les autres symptômes caractéristiques de la petite vérole, n'ont jamais pris la petite vérole par contagion, quoiqu'ils aient couché dans un même lit avec d'autres sujets attaqués de la petite vérole naturelle. La matière d'une petite vérole naturelle n'a pas le moindre degré d'énergie au-dessus de celle qu'on prend dans le seul bouton qui paroît dans *l'inoculation* ; l'une et l'autre sont également propres à inoculer, elles sont également-

ment contagieuses, et l'inoculation répétée
sur plusieurs sujets, sur lesquels elle avoit
réussi, a toujours été sans succès. (M. Ri-
chard). Enfin, s'il faut recourir aux autorités, qu'on parcoure les écrits et les registres
rapportés en faveur de *l'inoculation*, on y
verra que sur plusieurs milliers d'inoculés on
n'a pas encore une seule observation bien
constatée de la récidive. Il faut supposer au
moins le sens commun dans un peuple aussi
éclairé que les anglois; il n'est pas probable
qu'un moyen pernicieux ou inutile se fût per-
pétué chez eux et se fût même étendu durant
une longue suite d'années, si le succès le plus
évident ne l'avoit accompagné. Si la petite
vérole qui suit *l'inoculation* ressemble en tout
à la petite vérole naturelle, pourquoi ne voudroit-on pas qu'elle eût aussi le privilége de
n'attaquer qu'une fois le même sujet? » Il y a
douze cents ans que la petite vérole est connue en Europe; et il y a douze cents ans qu'on
dispute si on peut l'avoir deux fois «. Méad,
Boerhaave, Chirac, Molin, après une longue
pratique dans les trois plus grandes villes de
l'Europe, Paris, Londres, Amsterdam, assu-
rent n'avoir jamais vu la petite vérole attaquer
deux fois le même sujet. En supposant même
cette récidive possible, elle seroit d'un seul
sur

sur soixante et dix mille inoculés, selon le calcul de Lacondamine, qui d'ailleurs suppose, à cet égard, beaucoup plus que le fait ne démontre. (Les exemples rapportés à ce sujet roulent également sur des petites véroles naturelles et artificielles, et en les admettant tous indistinctement, on ne voit pas qu'il en résulte le moindre argument plausible contre l'utilité de l'*inoculation*). Mais le petit nombre de boutons peut-il être un sujet d'alarme, lorsqu'au contraire on devroit s'en féliciter ? La petite vérole naturelle est censée bénigne, et l'on est tranquille sur les suites lorsqu'elle est dans ce cas; pourquoi n'en sera-t-il pas de même dans l'*inoculation* ? Une réflexion de Gatti, prouve bien évidemment l'insuffisance de cette objection. Lorsqu'il ne succède qu'un seul bouton ou une pustule à l'*inoculation*, à l'endroit même de la piqûre, n'est-il pas clair que si la piqûre n'eût pas suffi pour communiquer le virus, la matière qui se ramasse ensuite sous la peau pour former ce bouton suffiroit certainement pour faire une seconde *inoculation* plus efficace ? Cette matière est puisée dans le corps même du sujet, elle est placée le plus avantageusement possible, pour communiquer la contagion; et lorsqu'elle ne s'é-

TOME III. C c

tend pas au-delà, c'est, sans doute, parce que
le virus est épuisé.

Le nombre considérable des récidives de
la petite vérole tant naturelle qu'artificielle ,
rapportées par les auteurs qui ont écrit contre
l'inoculation, est capable de répandre le doute
le plus accablant sur la plupart des questions
de médecine ; cette controverse , si long-tems
agitée, et si peu prête à finir , est, comme le
dit d'Alembert , le scandale de la médecine ;
elle suppose que cette maladie , malheureuse-
sement si commune , n'a pas encore été assez
bien observée, pour que les médecins conviennent unanimement de ce qui en fait le véritable caractère. Ce reproche , qui n'est que trop
vrai, à beaucoup d'égards, retombe moins sur
la médecine que sur les médecins eux-mêmes.
Rien de si commun que de voir de prétendus
observateurs décider dogmatiquement , dès
leur première visite, qu'un enfant a la petite
vérole, lorsqu'il n'a que quelqu'une des maladies cutanées ou éruptives qui lui ressemblent. Leur décision précipitée , qui les annonce comme des hommes supérieurs en dis-
cernement, les engage à soutenir leur opinion,
malgré l'évidence qui lui est contraire : ils se
font une espèce de point d'honneur de ne pas

se rétracter ; et comme ils n'ont d'autres juges que des témoins ignorans ou inexperts, ils sont crus sur leur parole. De-là résultent les contradictions multipliées dont la médecine fourmille, et c'est aussi par-là qu'il faut expliquer pourquoi, dans le déluge d'ouvrages dont nous sommes inondés, il en est si peu qui portent cette empreinte de vérité naïve, qui doit être le seul mérite de la bonne médecine d'observation. *Je me crois perdu*, disoit un des grands hommes de ce siècle, *lorsque le médecin qui me soigne, baptise ma maladie dès sa première visite.*

Nous n'avons pas assez vu, et nous ne sommes pas assez sûrs de notre jugement, pour oser nous croire infaillibles ; le médecin qui prononce sur le sort de son malade à la première inspection et dès le commencement de la maladie, est semblable à un juge qui condamneroit à mort sur des indices saisis au premier interrogatoire. Peut-être seroit-il utile qu'on introduisît en médecine des formes aussi détaillées que dans l'exercice de la justice criminelle ; elles autoriseroient le médecin à paroître ignorant sans exposer sa réputation, elles lui fourniroient le tems nécessaire pour réfléchir et comparer les symptômes, elles garantiroient enfin l'espèce humaine des imprudences meurtrières des charlatans, et mettroient dans tout son jour le médecin philosophe, dont le scepticisme est toujours malignement interprété. L'utilité de l'expectation en médecine est trop avérée pour qu'on eût à craindre que le délai dans les remèdes fût généralement pernicieux.

Si les particuliers pris séparément peuvent retirer quelque fruit de *l'inoculation*, à plus forte raison l'état doit-il y trouver son avantage, et protéger cette pratique par tous les moyens possibles. On a quelque peine à saisir le vrai motif de l'arrêt du parlement, qui défend à la partie la plus précieuse de la nation d'user d'une méthode reconnue pour bonne. En effet, les particuliers sont dans l'impossibilité de se déplacer, soit par la nature de leurs occupations, soit par le peu d'étendue de leurs facultés : on ne voit d'autre bien dans cette prohibition, que celui de calmer la fermentation qu'avoient excitée les clameurs des anti-inoculistes, et de rassurer les crédules citoyens qui s'étoient laissés effrayer. Ces raisons ne subsistent plus, le public est accoutumé aux oppositions des uns et aux succès des autres ; il est presque devenu juge par la quantité de faits arrivés sous ses yeux ; et cette révolution, que les vérités long-tems combattues amènent enfin, est sur le point de se terminer.

Les principales raisons qui troublèrent la paix publique, et portèrent l'autorité à regarder *l'inoculation* comme pernicieuse, furent de deux sortes ; les unes théologiques, les autres prises dans la médecine même.

Les premières sont de toutes les inconséquences la plus absurde ; les ministres éclairés de la religion ont avoué que ce qui concerne la santé du corps n'a aucun rapport avec leur ministère : pluseurs d'entr'eux ont approuvé et même fait l'apologie de cette méthode, et il ne reste aux anti-inoculateurs déclarés, que la honte d'avoir voulu abuser des moyens les plus respectables pour étayer leur opinions. Je n'ai rien à ajouter à ce qu'a dit d'Alembert sur ce sujet ; ceux qu'une conscience scrupuleuse rend irrésolus ou méfians, peuvent s'y convaincre qu'il n'y a aucun rapport entre *l'inoculation* et la faculté de théologie.

Une objection importante, non en elle-même, mais parce qu'elle a fait bannir *l'ino-culation* de l'enceinte de la capitale, est celle que *l'inoculation* étend et multiplie la contagion du virus variolique. C'est cette objection qui paroît avoir donné lieu à l'arrêt du parlement, et c'est aussi, par ce seul côté que la question de *l'inoculation* peut trouver place dans un ouvrage destiné à examiner les rapports de la médecine avec la législation (1).

Wagsta avoit, depuis long-tems, accusé *l'inoculation* de répandre le virus variolique, en même tems qu'il nioit que la maladie donnée par l'insertion fût une vraie petite vérole ; on réfuta victorieusement ses calculs et ses preuves, et l'on démontra sur-tout sa mauvaise foi. On a renouvelé, depuis, cette singulière prétention ; on a cité quelques épidémies cruelles dont les ravages s'étoient accrus ; on n'a pas manqué de les attribuer aux *inoculations* faites par quelques médecins, comme si de deux choses simplement coexistantes, l'une devoit être nécessairement la cause de l'autre. *L'inoculation* présentée alors comme un attentat à la vie des citoyens et à la tranquillité publique, a été déférée aux magistrats, dont la vigilance éclairée et alarmée tout à la fois, a cru important d'écarter les causes de la contagion, sans proscrire une pratique reconnue utile.

----

(1) Je regarde en effet cette objection comme la plus forte contre l'inoculation.

On a répondu et prouvé depuis long-tems, que les épidémies qu'on avoit citées comme un exemple de la contagion produite par *l'inoculation*, n'étoient rien moins que concluantes; on a heureusement reconnu que ces épidémies avoient commencé avant qu'on s'avisât d'inoculer, et en cela le hasard a fourni une réponse décisive; je dis le hasard, car enfin il étoit possible qu'on inoculât avant ces épidémies, et dans cette circonstance même on n'en eût pas été plus fondé à les regarder comme un effet de *l'inoculation*, puisque la coexistence ne suffit point pour démontrer la relation de deux choses, mais qu'il faut une liaison entr'elles pour l'établir. Combien d'épidémies cruelles n'a-t-on pas vu et ne voit-on pas encore indépendamment de *l'inoculation*? Plus de deux mille enfans moururent de la petite vérole à Montpellier en 1744, avant même qu'on pensât à *l'inoculation*, et qu'on s'y doutât de ses avantages. Il n'y a point de partie de l'Europe qui ne présente, dans son histoire, des exemples d'épidémies meurtrières avant que *l'inoculation* fût connue. La petite vérole ne cesse jamais entièrement dans les grandes villes telles que Paris, Londres; elle se ranime par intervalles avec vigueur, et s'étend sur un grand nombre de sujets; mais

nous ignorons quelles sont les causes de cette
activité nouvelle qu'elle paroît acquérir dans
certaines circonstances (1) ; ces causes ne
paroissent pas dues à la concentration du
virus, s'il est permis de s'exprimer ainsi, dans
un même lieu ; on voit quelquefois dans l'Hôtel-
Dieu de Paris, plusieurs centaines de petites
véroles à la fois, sans qu'il paroisse que
le voisinage de cette maison s'en ressente.
Ce quartier où elle est située n'est pas plus
sujet à cette maladie que les autres quartiers
de Paris, quoiqu'il soit certain qu'il y a
toujours quelque petite vérole dans l'enceinte
de l'Hôtel-Dieu (2); on convient même que

---

(1) Il est certain qu'il s'est manifesté des épidémies
varioliques en certains pays, en certains tems, avant
l'inoculation. Mais il reste toujours certain et avéré que
la petite vérole est une maladie épidémique ; que nous
n'en portons pas le germe avec nous, mais que nous ga-
gnons cette maladie par les miasmes, par l'air, par l'attouchement ; il est donc conséquent de dire que dans un pays
où beaucoup d'individus n'ont pas encore eu la petite vérole, l'inoculation d'un enfant, dans ce pays, peut communiquer ce virus à tous ceux qui seront sujets à respirer
le même air, et vivre avec cet enfant inoculé.

(2) Pour que cet argument fut concluant, il faudroit
prouver que, dans les maisons environnantes, il se trouve
beaucoup d'individus qui n'ont point été attaqués de cette

cette maladie ne se communique pas d'une salle à l'autre dans cet hôpital. Personne ne s'est encore avisé, dans les petites véroles naturelles, d'interdire toute communication entre ceux qui sont atteins et ceux qui ne le sont pas ; les médecins, les chirurgiens, les prêtres, les gardes malades se répandent indifféremment dans tous les quartiers, après avoir assisté les personnes attaquées de la petite vérole ; on est sans méfiance sur cet article (1), et pourquoi voudroit-on être moins indulgent pour la petite vérole artificielle ? N'est-il pas démontré que c'est la même maladie, et que s'il y a quelque différence, ce n'est qu'en ce que l'artificielle est presque toujours moins considérable que l'autre ? La petite vérole inoculée est contagieuse sans doute, et personne ne le conteste ; mais elle ne l'est pas plus que la petite vérole natu-

---

maladie ; et je puis presqu'assurer qu'il en est très-peu, et que les enfans gagnent cette maladie dès leurs premières années.

(1) C'est peut-être à tort. Je crois que très-souvent un médecin sortant d'une maison où existe une maladie épidémique, la communique dans celles où il va après, ou il faudroit renoncer au système des épidémies.

relle (1) , et une foule de raisons plausibles
démontrent cette assertion. Il paroît que *l'inoculation* est de toutes les barrières la plus
puissante que l'on puisse opposer aux progrès
de la contagion naturelle , parce qu'en affran-
chissant à-la-fois , si l'on veut, une partie des
citoyens de cette cruelle maladie, elle les met
hors d'état de la contracter de nouveau , et
conséquemment de la communiquer. La plupart des maladies qui emportent rapidement
ceux qu'elles attaquent sont, comme l'observe
Bordeu , la preuve d'une contradiction manifeste dans les principes des médecins anti-
inoculateurs. Ils conviennent qu'une saignée
faite la veille, ou le jour même, sauveroit un
apoplectique, qu'une violente pleurésie peut
être guérie par une saignée faite à propos ,
qu'un convalescent qui meurt après avoir
mangé, auroit échappé, si au lieu de manger, il eût pris médecine. Ces conséquences
sont fondées sur les principes reçus et la
théorie qu'ils admettent leur en démontre la
légitimité : il est clair que *l'inoculation* ,
présentée avec tous les avantages qu'on ne

(1) On ne soutient pas qu'elle le soit plus , mais elle a
le même inconvénient de se communiquer.

peut méconnoître , est à la petite vérole ce que les remèdes proposés sont aux maladies dont je viens de parler ; on ne peut contester l'un, sans s'exposer à contester les autres , où sans tomber dans une contradiction manifeste.

Par quelle injustice les Médecins se refuseront-ils à la propagation d'une méthode admise unanimement par nos voisins , approuvée et mise en pratique par les plus grands Médecins de l'Europe , tandis qu'ils se permettent tous les jours des essais sur des remèdes douteux , et par-là même suspects ? La ciguë, la jusquiame, la bella-dona sont employées sous différentes formes , et dans une foule de maladies , sans qu'on s'avise de réclamer contre ces remèdes dangereux ; on suppose quelques lumières aux Médecins qui en font usage. Il n'y a point d'épidémie nouvelle , durant laquelle un praticien ne tâtonne , pour ainsi dire, au commencement , avant que de se décider sur un traitement régulier et suivi ; on combine , on prend connoissance des seules circonstances , on n'écoute que l'observation ou l'expérience ; et l'on s'obstinera dans la seule petite-vérole à être uniforme , opiniâtre et aveugle : cette inconséquence est digne de la barbarie des siècles qui nous ont précédés.

Le traitement de la petite vérole est encore

un objet de discussion parmi les Médecins : les uns n'emploient que les remèdes échauffans , les autres ne veulent que les rafraîchissans. Ils s'appuient tous sur leur expérience, ils allèguent des théories probables , et ne manquent jamais de raisons. On laisse entière liberté au Médecin qui exerce sa profession ; il lui est permis de s'en tenir à l'une des deux méthodes indifféremment, quoiqu'il paroisse évident que l'une des deux est essentiellement mauvaise ; et lorsque dans cette perplexité un inoculateur annonce un troisième parti plus favorable, bien moins suspect , on éveille contre lui seul une attention , que des abus sans nombre avoient pu exciter ; on devient intolérant sur un bien presque incontestable , sans s'appercevoir qu'on tolére tous les jours des maux qu'on ne peut contester.

FIN DU TROISIÈME ET DERNIER VOLUME.

A ROUEN. De l'Imp. de Mᵐᵉ. ROBERT , derrière les Murs-Saint-Ouen, nº. 4. (FRIMAIRE, an X.)

TABLE

DES ARTICLES

CONTENUS DANS LE TROISIEME VOLUME.

POLICE MÉDICALE.

FIN DE LA TABLE DU TOME III.

ERRATA.

PAGE 126, LIGNE 14, Les secondes ; *lisez* les seconds.

POLICE MÉDICALE.

PAGES 27, LIGNES 22, Ot tache ; *lisez* on tache.

52,   4, L'activité de ; *lisez* l'activité que.

61,   7, Leur rend impossible les paisibles fonctions, de ; *lisez* leur rend impossibles les paisibles fonctions de.

82,   5, Avec elle ; *lisez* avec elles.

95,   23, Paroxime ; *lisez* paroxisme.

104,   8, Son infection à ; *lisez* son infection et.

197,   14, Qu'innattendue ; *lisez* qu'inattendu.

217,   1, Ne doivent ; *lisez* ne doivent.

218,   24, Sébenstreit, *lisez* Hébenstreit.

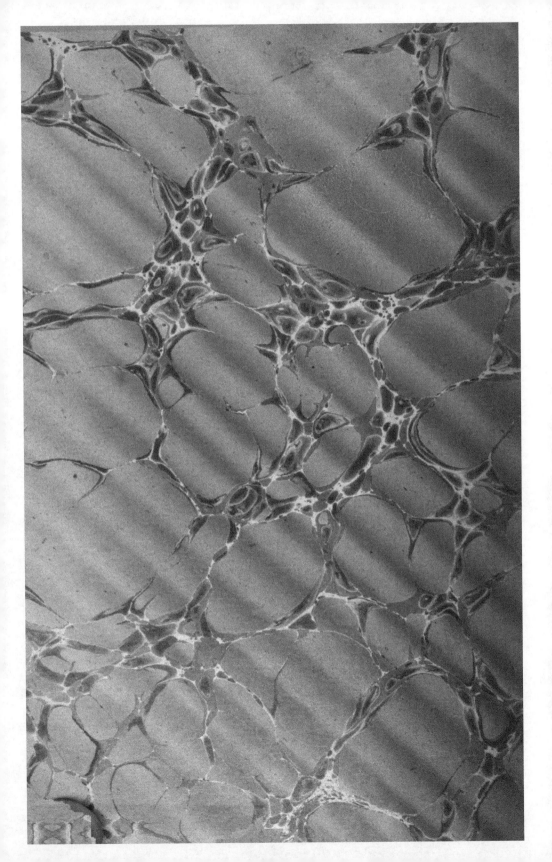

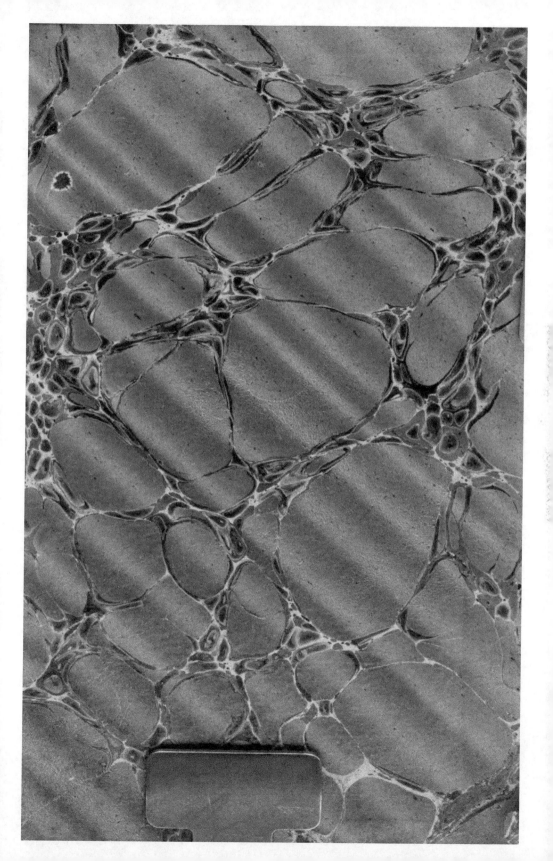

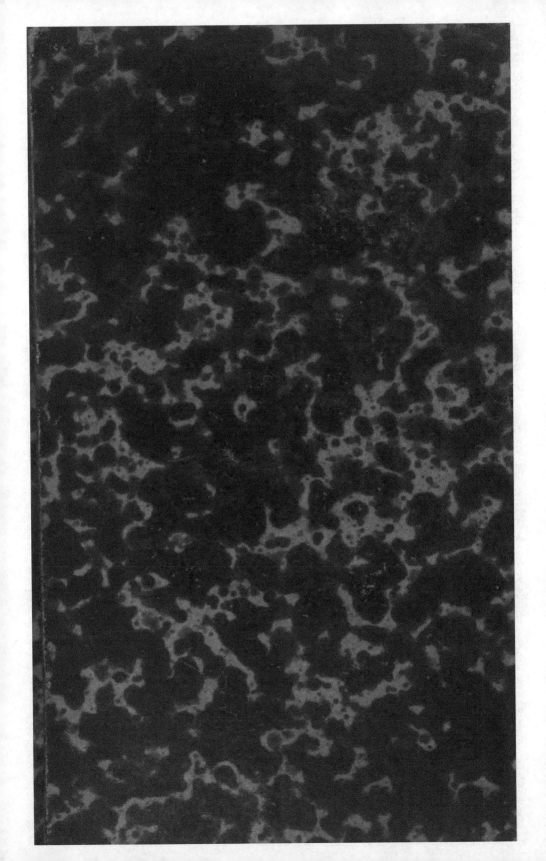

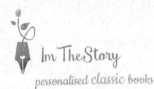
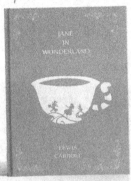

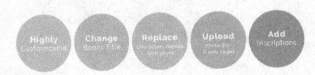

CPSIA information can be obtained
at www.ICGtesting.com
Printed in the USA
BVHW081811220819
556561BV00019B/4132/P